U0854576

国家级实验教学示范中心
中国科学院教材建设专家委员会规划教材
全国高等医药院校教材
供预防医学专业及后期转化专业使用

预防医学实习指导

主　编　王朝旭　樊立华

主　审　孙长颢

副主编　闻　颖　姜丽英

编　者（以姓氏笔画为序）

王　永　王　帆　王迎晨　王茂清　王朝旭
田文静　刘宇鹏　刘丽燕　孙彩虹　李丹娜
李　霞　李　鑫　吴永会　应长青　张　旸
张慧颖　周海波　赵亚双　胡付兰　侯绍英
闻　颖　姜丽英　姜　珊　夏　薇　郭福川
唐玄乐　梁　爽　董淑英　鲍春丹

科学出版社
北　京

· 版权所有　侵权必究 ·
举报电话:010-64030229;010-64034315;13501151303(打假办)

内 容 简 介

本书是从21世纪我国公共卫生事业的发展及卫生改革的需求和适应课程体系改革的需要出发,以培养预防医学高级人才为目标,以“三基”训练为基础,将预防医学专业的基础课程(卫生化学、卫生微生物学和卫生毒理学)和专业主干课程(儿童少年卫生学、营养与食品卫生学、劳动卫生学、环境卫生学与流行病学)原有的实验教学形式和内容进行了必要的调整与改革,编写了本教材。主要内容除了必要的基础实验外,整合了原有单科实验教学内容,增加了大量的综合实验与案例分析等。本教材既注重基础理论、基本知识、基本技能训练,更注重培养学生创新能力及实际工作能力。

本教材可供预防医学本科生和硕士生使用,也可作为预防医学科研工作者的参考书籍。

图书在版编目(CIP)数据

预防医学实习指导 / 王朝旭,樊立华主编 . —北京:科学出版社,2012.5
国家级实验教学示范中心 · 中国科学院教材建设专家委员会规划教材 · 全国高等医药院校教材
ISBN 978-7-03-034219-5

Ⅰ. 预… Ⅱ. ①王… ②樊… Ⅲ. 预防医学-医学院校-教材 Ⅳ. R1

中国版本图书馆 CIP 数据核字(2012)第 085503 号

责任编辑:胡治国 / 责任校对:包志虹
责任印制:李　彤 / 封面设计:范璧合

版权所有,违者必究。未经本社许可,数字图书馆不得使用

科 学 出 版 社 出版
北京东黄城根北街 16 号
邮政编码: 100717
http://www.sciencep.com
北京凌奇印刷有限责任公司 印刷
科学出版社发行　各地新华书店经销
*
2012 年 5 月第　一　版　开本:787×1092　1/16
2022 年 1 月第三次印刷　印张:16 1/4
字数:464 000

定价:59.80 元

(如有印装质量问题,我社负责调换)

前　　言

为适应21世纪公共卫生事业发展，培养高素质的公共卫生与预防医学复合型人才的需要，我们针对当前预防医学教学中存在的弊端，对预防医学专业培养方案进行了修订，对预防医学专业实验课程体系、教学内容、教学方法、实验教学考核等进行了相应的调整，本实验教材是为适应预防医学实验教学的改革而编写的。

本教材的编写思路是从实际工作出发，以课题为主线，以问题为中心，打破学科间壁垒，改变传统“验证性”实验教学模式，将实验教学、理论教学与社会实践相结合；保持学科发展的连续性和教学秩序的稳定性，体现科学性、先进性和实用性；教材中既包含了综合实验的内容，也涵盖了典型的公共卫生突发事件案例的处理；既注重基础理论、基本知识，基本技能训练，更注重学生创新能力和实际工作能力的培养。

教材中的大部分内容已经过多年的教学实践并不断修改、补充和调整，但由于时间和学术水平所限，疏漏和错误之处在所难免，衷心希望使用本教材的广大师生和同仁提出批评指正。

王朝旭　樊立华

2012年2月

目　　录

实习一　预防医学现场调查研究设计与数据统计分析

（一）现场调查研究设计

在预防医学现场调查研究中，有些研究不需要对观察对象施加任何干预措施，只是对被调查的对象的实际情况进行调查，此种方法称现场调查研究。一般以涉及探索行为为目的，了解观点、态度、信念、期望、状况特点及指示程度等方面的研究。

现场调查研究设计的基本内容如下：

1. 明确调查目的和指标　根据研究的目的，调查指标分为两类：

（1）了解总体参数，说明总体特征（如某病患病率、环境中某有害物质的平均浓度）。

（2）研究事物间的相关联系，探索病因（如某病的相关危险因素等）。

一般而言，结合需要和可能选择灵敏度高、特异度高，有客观检查做依据的指标。

2. 调查研究分类

（1）按调查对象分：普查、抽样调查和典型调查。了解总体参数选择普查或抽样调查，说明事物典型特征可用典型调查。

（2）按抽取样本的方式分：概率抽样调查（简单随机抽样、系统抽样、分层随机抽样、整群抽样）；非概率抽样（偶遇抽样、判断抽样、定额抽样、雪球抽样）。

（3）按调查时间顺序分：回顾性调查、现况调查和前瞻性调查。

（4）按资料来源分：初级资料调查（实地调查）和次级资料调查（文案调查）。

（5）按组织形式分：专项调查、连续性调查和搭车调查。

3. 确定调查对象和数量

（1）调查对象：是指所要研究的总体，即根据调查目的确定观察哪些对象。对象要具体明确，观察单位要清晰，不能相互包含，不能模糊不清。

（2）调查范围：明确空间范围（哪些地区的事物）和时间范围（什么时间发生的现象）。

（3）样本含量的估计：样本例数过少时，所得指标不够稳定，用于推断总体的精度差，检验效能低；而样本例数过多，则造成不必要的浪费，也给调查的质量控制带来更多的困难，在保证一定精度和检验效能的前提下，确定最少的观察单位数。

样本量的估计分为两类：一类是作参数估计时样本含量的估计，另一类是做指标比较时的假设检验中样本含量的估计。

4. 调查的组织和实施　由于现场调查情况十分复杂，调查者应周密考虑。

（1）预调查：正式调查前，应做小范围的调查，只有预调查成功后，才能批量印刷调查表并正式使用。

（2）要做好以下几项工作：①组织领导和广泛地宣传动员；②调查点的良好人际关系和支持；③调查员的选择和培训；④任务分工与经费运算；⑤调查表的准备；⑥质量控制方案。

5. 调查研究的质量控制　调查研究的质量控制贯穿于研究设计、研究实施以及结果分析与总结的各个环节，各个环节产生误差和偏倚，均可影响研究的精确性与真实性。

6. 实际工作中，经常采用抽样调查法和问卷调查方法

（1）抽样调查方法：见表 1-1。

表 1-1 四种基本抽样方法比较

抽样方法	优点	缺点	适用范围
单纯随机抽样	简单直观，是其他抽样的基础；均数（或概率）及标准误计算方便	例数较多时，编号麻烦，实际工作中难以办到；当总体变异大时，代表性不如分层抽样；样本分散，难以组织调查	是其他抽样方法的基础，主要用于总体不大的情形
系统抽样	简便易行；易得到按比例分配的样本；样本在总体中的分布较均匀	观察单位按顺序有周期趋势或单调递增（减）时易产生偏差	主要用于按抽样顺序个体随机分布的情形
整群抽样	便于组织；节省经费；容易控制调查质量	样本例数一定时，抽样误差大于单纯随机抽样（因样本未广泛散布于总体中）	主要用于群间差异较小的情形
分层抽样	减少抽样误差；便于对不同层采用不同抽样方法；不同层可独立分析	分层变量选择不当，层内变异较大，层间均数相近，分层抽样就失去意义	主要用于层间差异较大的对象

（2）问卷调查方法：调查表就是把调查项目按提问的逻辑顺序列成供调查使用的表格。调查表的一般结构如下：①调查表的名称和编号；②一般项目：姓名、性别、出生日期、出生地、民族和文化程度等；③调查研究项目：这一部分是按一定顺序编排的，如疾病史，职业暴露史和家族遗传史等；④结尾部分：通常是调查员对调查可信程度的估计等；⑤结束部分：包括调查员签字、调查日期。

调查表的填写应力求简单清楚，多用选择、填空以及简单的符号（如“√”，“—”，“○”，“×”等）或数字，少用文字回答。必要时编写填写说明。

调查表实例

编号：□□□□□□□

某地人群糖尿病知信行调查表

填表指导：本调查表是为了解某地人群对糖尿病知识、态度、行为而设立的，不记名，请您填写真实情况。有线条的地方据实填写，其余在选项的标号上打钩"√"即可。谢谢您的配合！

一、一般情况：

1. 年龄：(1)20～40　(2)40～49　(3)50～59　(4)60～69　(5)>70

2. 民族：(1) 汉族　(2) 朝鲜族　(3) 回族　(4) 满族　(5) 蒙古族　(6) 其他

3. 职业：(1) 工人　(2) 农民　(3) 军人　(4) 干部　(5) 科技人员、医务、教师
(6) 商业、企政（服务人员）　(7) 家庭妇女　(8) 离退休人　(9)待业人员
(10) 学生　(11) 其他

4. 现身高____cm，现体重____kg，近两年体重变化：(1) 上升　(2) 下降____kg　(3) 无

5. 文化程度：(1) 初中文化以下　(2) 高中或中专　(3) 大专及本科以上

6. 家庭总收入：(1) <1000 元/月　(2) 1000～2000 元/月　(3) >2000 元/月

7. 您享受的医疗保险制度：(1) 公费　(2) 全民医保　(3) 医疗保险　(4) 全自费

8. 患病年份：(1) <1 年　(2) <5 年　(3) 5～10 年　(4) 10～15 年　(5) >15 年

9. 其他患病史：(1) 高血压　(2) 冠心病　(3) 脑梗死　(4) 心肌梗死　(5) 高血脂
(6) 肾脏疾病　(7) 脂肪肝　(8) 其他　(9) 无

10. 糖尿病家族史：(1) 有　(2) 无

请选择最适合的答案（可多选）：

11. 有关糖尿病的知识主要来源于：
(1) 专业书籍　(2) 广播电视　(3) 报纸杂志　(4) 医护人员　(5) 病友

续表

(6) 营养讲座　(7) 亲人朋友　(8) 其他
您期望的营养信息来源为____________
12. 您控制血糖的方法是:(1) 控制饮食　(2) 药物　(3) 经常锻炼　(4) 其他
二、知识
1. 多饮、多食、多尿并伴有体重下降为糖尿病的常见症状吗?　(1) 是　(2) 否　(3) 不清楚
2. 肥胖的人易患糖尿病吗?　(1) 是　(2) 否　(3) 不清楚
3. 糖尿病可导致下列哪些严重并发症?
(1) 糖尿病足病　(2) 糖尿病肾病　(3) 糖尿病眼病　(4) 糖尿病心脏病　(5) 糖尿病皮肤病
4. 您是否知道食物交换分法:　(1) 知道　(2) 模糊　(3) 不知道
5. 您是否会算自己的理想体重:　(1) 会　(2) 不会
6. 您是否会计算每日食物摄入量与具体安排:　(1) 会　(2) 模糊　(3) 不会
7. 您是否知道糖尿病的禁忌食物:　(1) 知道　(2) 模糊　(3) 不知道
8. 您是否只控制主食:　(1) 是　(2) 不是
9. 您是否知道提供优质蛋白的食物:　(1) 知道　(2) 模糊　(3) 不知道
10. 您是否了解富含膳食纤维的食物是哪些:　(1) 知道　(2) 模糊　(3) 不知道
11. 您是否了解富含矿物质的食物是哪些:　(1) 知道　(2) 模糊　(3) 不知道
12. 您是否了解富含胆固醇的食物是哪些:　(1) 知道　(2) 模糊　(3) 不知道
13. 您是否了解富含脂肪的食物是哪些:　(1) 知道　(2) 模糊　(3) 不知道
14. 您是否了解富含维生素的食物是哪些:　(1) 知道　(2) 模糊　(3) 不知道
15. 您是否知道低血糖的症状和处理措施:　(1) 知道　(2) 模糊　(3) 不知道
三、态度
1. 为达到健康愿意改变原有的饮食习惯吗:　(1) 愿意　(2) 否
2. 能否接受家人的监督:　(1) 能　(2) 否
3. 您能关注自己的体重吗:　(1) 能　(2) 否
4. 需要时是否愿意减肥以达理想体重:　(1) 愿意　(2) 否
5. 愿意戒烟、戒酒吗:　(1) 愿意　(2) 否
6. 愿意接受糖尿病健康宣教吗:　(1) 愿意　(2) 否
四、行为
1. 过去半年饮酒情况:　(1) 不饮酒　(2) 每月一次左右　(3) 饮酒
2. 您对自己体重监测情况:　(1) 一周左右　(2) 一月左右　(3) 不太测量
3. 炒菜时选择的烹调油:　(1) 植物油　(2) 动物油　(3) 动植物混合油
4. 经常吃的动物性食物:　(1) 猪肉　(2) 牛羊肉　(3) 鸡鸭鱼肉　(4) 不吃肉
5. 口味与一般人比:　(1) 较重　(2) 较轻　(3) 较一致
6. 您进食速度与一般人比:　(1) 快　(2) 不快
7. 您爱吃零食吗:　(1) 是　(2) 不是
8. 经常做菜的方法:　(1) 炒　(2) 煎炸　(3) 炖
9. 工作外体力活动时间:　(1) 1 小时以内　(2) 1 小时以上　(3) 没有活动
10. 最近看糖尿病的书籍情况:　(1) 看　(2) 不看
11. 血糖监测间隔时间:　(1) 1 周左右　(2) 1 个季度左右　(3) 一年及以上
12. 配备血糖仪情况:　(1) 有　(2) 无
13. 您所吃的主食总类:　(1) 细粮为主　(2) 粗粮为主　(3) 粗细粮搭
14. 您摄入牛奶的情况:　(1) 每天吃　(2) 经常吃　(3) 偶尔吃　(4) 不吃
15. 您摄入蔬菜的情况:　(1) 每天吃　(2) 经常吃　(3) 偶尔吃　(4) 不吃
16. 您摄入水果的情况:　(1) 每天吃　(2) 经常吃　(3) 偶尔吃　(4) 不吃
17. 吃水果时是否扣除相应的主食:　(1) 是　(2) 不是　(3) 不清楚
18. 每日进食的食物种类:　(1) 1～3 种　(2) 4～6 种　(3) 7～8 种

审核员签字:　　　　审核日期:

调查表注意事项：调查表要简单易懂，符合逻辑；避免使用有歧义和断定性词语；避免一问多答的问题；避免笼统、抽象和令受访者难堪的问题；避免引导性提问；提问不宜过多，要由简单逐步到复杂；定量指标半定量化要注意划分的层次。

（二）数据统计分析原则

整理资料是将原始资料进行科学加工，使之系统化、条理化，便于进一步分析。

1. 数据的类型

（1）定量数据：测量每个观察单位某项指标的大小而获得的资料，分为离散型和连续型数据，如年龄、身高、血压等。

（2）定性数据：将观察单位按某种属性或类别分组计数，分组汇总各组观察单位数后而得到的资料，分为分类变量和有序变量，如性别、职业、满意度等。

2. 原始资料的收集方式

（1）直接观察法：在现场，调查员直接对调查对象进行观察、检查、测量或计数来获得资料，如体检。

（2）采访法：包括当面访问、调查会及信访、电话询问等。

3. 数据资料的管理

（1）录入计算机常使用的软件有 Epi Info、Epidata、SPSS、FoxPro、Excel、Visual、FoxPro（VFP）等。推荐使用 Epidata。

（2）录入后处理

1）对错误和不合理的数据进行统计学处理。

2）数据的分组：有质量分组，按被研究特征的类别来分组，如观察单位的性别、职业、疾病分类；数量分组，按被研究事物特征的数量大小分类。

3）根据研究目的，建立新变量。根据要求给新变量赋值。

4. 统计分析 数据统计分析常用统计软件在计算机上来实现。常用的分析统计软件有 SAS、SPSS、STAT。推荐使用 SPSS。

（1）统计描述：包括统计指标、统计表和统计图对资料的数量特征及其分布规律进行测定和描述。

1）定量资料详见表 1-2，定性资料详见表 1-3。

表 1-2 定量资料统计描述方法小结

分布	名称	适用
集中趋势	算术均数	对称分布资料；尤其是正态或近似正态分布资料
	几何均数	等比资料、对数正态分布资料
	中位数	偏态资料、分布不明资料、分布一端或两端出现不确定值的资料
	众数	资料不限
	调和均数	对称分布资料；尤其是正态或近似正态分布资料
离散趋势	极差	资料不限
	四分位间距	资料不限
	方差和标准差	对称分布资料；尤其是正态或近似正态分布资料
	变异系数	量纲不同的变量间或均数差别较大的变量间变异程度的比较

表 1-3　定性资料统计描述小结

分类	意义	举例
频率型	通常近似的反映某一事件出现的大小	发病概率、患病概率、死亡概率
强度型	一段时间内的平均概率	发病率、死亡率、出生率
结构型	说明各构成部分在总体中所占的比重和分布	构成比
相对比型	任意两个相关联的变量之比	相对危险度

2）统计表：采用国、内外统一的"三线"表。将统计数值或统计指标用表格的形式列出成为统计表。列表原则：重点突出，简单明了、主谓分明、层次清楚。在表达最终结果时，一般均数有效位数与原始数据一致，标准差或标准误有时需多增加一个位数。百分比一般保留一位小数。

3）统计图：将统计数据或统计指标用图形的方式表达称为统计图。常用统计图见表 1-4。

表 1-4　统计图小结

类型	意义
直条图	用等宽直条的长度来表达参与比较的指标的大小
百分条图	用直条的长度或面积表达事物各组成部分在全体中的比重
圆图	用同一圆形中的扇形面积表达事物各组成部分在全体中的比重
线图	用线段的升降表达一事物的量随另一事物的变化的趋势，或某事物的量随时间变化的过程
半对数线图	表达事物间相对变化速度的比较
直方图	表达连续性定量变量的频数分布
散点图	用点的密集程度和趋势表示两变量间的相关关系
统计地图	用不同的纹线或颜色说明指标的高低，描述某事物现象在行政区域上的分布情况

（2）统计推断

1）正态性和方差齐性检验：正态性检验使用图示法（*P-P* 法、*Q-Q* 法）或统计检验法（W 检验、D 检验、矩法）。方差齐性检验使用 *F* 检验和 Bartlett 检验。

2）定量数据统计方法：见表 1-5。

表 1-5　定量数据统计方法小结

设计类型	资料满足条件	统计方法
单组设计	正态	*t* 检验
	非正态	符号检验、变量变换
配对设计	差值服从正态分布	*t* 检验
	差值不服从正态分布	符号检验
成组设计	两组服从正态分布且方差齐	*t* 检验
	两组不服从正态分布或方差不齐	符号秩和检验（Wilcoxon 检验）
单因素多水平设计	各组服从正态分布且方差齐	完全随机设计方差分析
	各组不服从正态分布或方差不齐	Kruskal-Wallis 检验
配伍组设计	各组服从正态分布且方差齐	随机区组方差分析
	各组不服从正态分布或方差不齐	Friedman 检验

3）定性数据统计方法：一般用 χ^2 检验、秩和检验和 Ridit 分析。

4）两变量关联性分析：利用散点图初步判断两个变量是否有线性关系，利用表 1-6 方法计算相关系数，并作假设检验。

表 1-6 变量关联性分析小结

资料	满足条件	类型
定量资料	正态	线性相关
	不服从正态	秩相关
定性资料		Pearson 列联系数
	双向无序、单向有序、双向有序	Spearman 相关系数

5）回归分析：线性回归、Logistic 回归和 Cox 回归。

（李丹娜）

实习二　可见分光光度计主要性能检定

(一) 实验目的

(1) 掌握可见分光光度计的检定方法和仪器的使用。

(2) 熟悉可见分光光度计的主要性能和技术指标。

(3) 了解可见分光光度计的基本结构。

(二) 方法原理

可见分光光度计是根据物质的分子对可见光区电磁辐射的吸收特征和吸收程度对物质进行定性或定量分析的仪器。其测量原理依据 Lambert-beer 定律。

$$A=\lg\frac{I_0}{I_t}=-\lg T=\varepsilon bc$$

为了确保可见分光光度计分析的灵敏度和准确度,需要定期对仪器检定,通过对一些特定技术指标的评价,了解仪器是否处于良好状态。

不同型号仪器的性能和技术指标不同,可以按照仪器说明书中的标准进行评价。

(三) 仪器试剂

1. 仪器与器材　可见分光光度计;1cm 玻璃吸收池;镜头纸;滤纸;洗瓶;一次性吸管;烧杯;镨钕玻璃滤光片,具有 2nm、4nm、6nm 带宽下测得的吸收峰波长标准值;可见光区光谱中性滤光片,透光度标称值分别为 10%、20%、30%。

2. 试剂

(1) 氯化钴溶液:准确称取 4.0373 克氯化钴($CoCl\cdot 6H_2O$),用 0.1mol/L 盐酸溶液溶解,并稀释至 100ml,摇匀,此溶液钴的质量浓度为 1.00×10^4 mg/L,作为标准储备液;以此溶液配制 2000μg/ml、6000μg/ml、10000μg/ml 的溶液。

(2) 亚硝酸钠溶液:准确称取经干燥至恒重的亚硝酸钠 5.00g,用蒸馏水溶解后,稀释至 100ml,摇匀,此溶液亚硝酸钠的浓度为 50.0g/L。

(四) 操作步骤

1. 外观与初步检查

(1) 仪器应有以下标志:仪器名称、型号、制造厂名、出厂编号与出厂时间、工作电压与频率等。

(2) 仪器平稳置于工作台上,各紧固件均应紧固良好,各调节器、按键和开关均能正常工作。电缆线的接插件均应紧密结合,接触良好。

(3) 仪器各标志与指示应清晰无误,刻线与数字应完整。

(4) 样品室应密封良好,无漏光现象。样品架应推拉自如、正确定位。

(5) 仪器处于工作状态时,光源发光应稳定无闪烁现象。当波长置于 580nm 处时,在样品室内能看到正常的黄色斑点。

(6) 仪器光谱范围的两端,光量调节系统应能使透光度超过 100%。

(7) 吸收池的透光面应光洁,无划痕和斑点,任一面不得有裂纹。

2. 波长准确度与波长重复性鉴定　镨钕玻璃滤光片吸收峰的参考波长值见表 2-1。

表 2-1 镨钕玻璃滤光片吸收峰参考波长值

光谱带宽	参考波长值(nm)						
2	431.3	513.7	529.8	572.9	585.8	739.4	807.7
5	431.8	513.7	530.1	574.2	585.7	740.0	807.4
8	432.1	513.9	529.6	574.9	585.8	740.4	807.0

将镨钕玻璃滤光片置于样品室内的适当位置，按均匀分布原则，选择3～5个吸收峰参考波长，逐一作连续3次测量(从一个波长方向)，记录吸收峰波长测量值。波长准确度和重复性的计算公式分别为：

$$\Delta_\lambda = \frac{1}{3}\sum_{i=1}^{3}\lambda_i - \lambda_r$$

$$\delta_\lambda = \max\left|\lambda_i - \frac{1}{3}\sum_{i=1}^{3}\lambda_i\right|$$

式中，Δ_λ 为波长准确度，nm；δ_λ 为波长重复性，nm；λ_i 为波长测量值，nm；λ_r 为波长标准值，nm。

技术指标：$\delta_\lambda \leqslant 0.4$nm。

3. 线性误差检查 以蒸馏水为参比，测量2000μg/ml、6000μg/ml、10 000μg/ml氯化钴溶液于510nm处的吸光度，重复测定3次，记录吸光度值，取其平均值代入公式计算。

$$K = \frac{A_1 + A_2 + A_3}{C_1 + C_2 + C_3}$$

$$A'_1 = C_1K, A'_2 = C_2K, A'_3 = C_3K$$

$$A'_1\text{ 线性误差} = \frac{A_1 - A'_1}{A'_1} \times 100\%$$

$$A'_2\text{ 线性误差} = \frac{A_2 - A'_2}{A'_2} \times 100\%$$

$$A'_3\text{ 线性误差} = \frac{A_3 - A'_3}{A'_3} \times 100\%$$

式中，C_1、C_2、C_3是同一溶液的3种不同浓度；A_1、A_2、A_3是测得的相应吸光度；K 是理想直线的斜率；A'_1、A'_2、A'_3是浓度为 C_1、C_2、C_3在理想直线上的吸光度。

4. 透光度准确度和重现性检定 用透光度标称值分别为10%、20%、30%左右的光谱中性滤光片，分别在440nm、546nm、635nm波长处，以空气为参比，分别测量各滤光片的透光度，连续测量三次(每次测量前对零点与100%进行校正)。透光度准确度和重复性分别按下列公式计算：

$$\Delta_T = \frac{1}{3}\sum_{i=1}^{3}T_i - T_r$$

$$\delta_T = \max\left|T_i - \frac{1}{7}\sum_{i=1}^{7}T_i\right|$$

式中，Δ_T 为透光度准确度；δ_T 为透光度重复性；T 为每一滤光片第 i 次透光度的测量值；T_r 为每一滤光片在相应波长下的透光度标准值。

技术指标：$\delta_T \leqslant 0.15\% \sim 0.5\%$(根据仪器型号不同而定)。

5. 杂散辐射率 以蒸馏水为参比，测定50g/L的 $NaNO_2$溶液在360nm处的透光度，即为仪器在此波长处的杂散辐射率。

技术指标：杂散辐射率≤0.1%。

6. 吸收池的配套性检定 在仪器波长700nm处，同一光径吸收池中分别注入蒸馏水，测各吸收池的透光度值。透光度不大于±0.5%的吸收池可以配套使用。

$$\Delta T\% = T\%_{max} - T\%_{min}$$

7. 稳定度检测(7220G 型分光光度计)

(1) 零点(0%)稳定度:关盖,将吸收池推杆推至最顶端,按"0%"键,调节透光度为 0%,观察 3min,记录读数。示值的最大漂移量,即为零点稳定度。0%/3min:0.3%/3min。

(2) 光电流稳定度(100%):开盖,将吸收池推杆推至最顶端,按"100%"键,调节透光度为 100%时,观察 3min,记录读数。示值的最大漂移量,即为光电流稳定度。100%/3min:0.5%/3min。

(五) 注意事项

(1) 不同型号的仪器其技术指标要求会有一定的差别。

(2) 放置仪器的工作台应稳定,周围无强电场干扰,无强电流及腐蚀性气体。

(3) 仪器鉴定处不应有强光直射。

(六) 思考题

(1) 检查分光光度计的上述性能,有何实际意义?

(2) 配套使用的同一光径的吸收池,其透光度的差异对测定结果有何影响?

(王茂清)

实习三　原子吸收分光光度法测定锌含量及方法评价

（一）实验目的

(1) 掌握火焰原子吸收分光光度法测定发中锌的基本原理和操作技术。

(2) 熟悉原子吸收分光光度计的工作原理及检测方法评价。

(3) 了解头发样品的预处理方法。

（二）方法原理

发样经预处理制备成样品溶液，在空气-乙炔火焰中，锌能较好的转变成基态原子蒸气，在波长 213.9nm 下测定其吸光度，与标准溶液比较，可求出样品中锌的含量。

（三）仪器试剂

1. 仪器与器材　原子吸收分光光度计；锌空心阴极灯；电子天平；电热板；100ml 三角锥形瓶；10ml 具塞比色管；1ml、5ml、10ml 移液管；100ml、500ml 烧杯；100ml 容量瓶；不锈钢剪刀；硫酸纸；一次性吸管；记号笔。

2. 试剂

(1) 锌标准应用液（国家标准物质）：1μg/ml；硝酸溶液（优级纯）：0.1mol/L。

(2) 混合消化液：硝酸与高氯酸（优级纯）(4+1)；30%过氧化氢溶液（分析纯）。

（四）操作步骤

1. 样品处理　取枕部靠近皮肤的头发 0.5g 左右→洗涤→冲洗→烘干→冷却→剪碎→称取 0.2g 于 100ml 锥形瓶内，加两颗玻璃珠及混合消化液 4ml，于电炉上逐步升温消化至冒白烟，再加 30%过氧化氢溶液 1ml，消化至澄清透明，取下放冷，加 5ml 纯水，加热除去多余的酸，当三角锥瓶中液体剩下约为 1ml 左右时取下放冷，转移至 100ml 容量瓶中，用 0.1mol/L 的硝酸溶液多次洗涤三角锥瓶，与消化液合并定容，待测定。同时做空白溶液的消化，定容至 100ml，备用。

2. 标准溶液的配制　于 6 支 10ml 具塞试管中，分别加入锌标准应用液 0ml、2.00ml、4.00ml、6.00ml、8.00ml 和 10.00ml 用 0.1mol/L 的硝酸溶液定容至刻度，混匀。配成锌浓度分别为 0.00μg/ml，0.20μg/ml，0.40μg/ml，0.60μg/ml，0.80μg/ml，1.00μg/ml。

3. 测定

(1) 开机：开计算机→开原子吸收仪→设置参数（见下表），空心阴极灯预热 20min→开排风装置→开启空气压缩机→开启乙炔气：先开总阀，再开分阀，后者压力为 0.07MPa→点火→喷蒸馏水→测定。

按仪器设定条件，分别在锌灯下测定上述溶液的吸光度值，绘制吸光度值对锌含量的标准曲线，见下表。

元素	波长(nm)	灯电流(mA)	狭缝(nm)	燃烧器高度(mm)	空气流量(L/min)	乙炔流量(L/min)
Zn	213.86	2.0	0.2	0	8.0	1.4

(2) 测定标准系列吸光度：单击“新建”菜单，选择“校正曲线法”，“一次曲线（不过零点）”，输入浓度，设置“测量次数”为 3。先用蒸馏水调仪器零点，再用 0.1mol/L 硝酸溶液作为空白，然后点击“开始”按钮测定，溶度从小到大依次检测，记录标准曲线公式，线性相关系数。

4. 样品测定　取一定量样品消化液，按测定标准曲线的条件测定其吸光度值，同时测定空白溶液。将样品溶液测定值减去空白溶液测定值后，用线性方程计算对应浓度。

5. 结果计算 按下式计算发中锌含量：

$$m=\frac{c_x \cdot V}{W}$$

式中：m 为发中锌含量，μg/g；c_x 是通过标准曲线查得样液锌浓度，μg/ml；V 为试样溶液的体积，ml；W 为发样的质量，g。

6. 方法评价

(1) 检验方法重现性(相对标准偏差)：配制浓度为 0.30μg/ml 的锌标准溶液，连续测定 6 次，记录吸光度值，并计算平均值和 RSD%。

(2) 加标回收率检验方法准确性：将已知量的标准溶液(0.20μg/m)加入样品溶液中，在与测定样品的同样条件下测定其吸光度值，根据吸光度值求出浓度后，计算加标回收率。

(五) 注意事项

(1) 锌在环境中大量存在，极易造成污染，影响实验的准确性，必须同时做试剂空白实验，给予扣除。

(2) 头发清洗时间不能太长，以免将发内的锌洗出，造成结果偏低。

(六) 思考题

(1) 讨论本实验湿法消化的样品的优缺点。

(2) 如果测定的吸光度值不够理想，可以通过调整仪器的哪些条件加以改善？

(王茂清)

实习四　离子选择电极法测定自来水中氟含量及仪器条件优化

（一）实验目的

（1）掌握离子选择电极法测定水中氟离子浓度的原理及实验方法。

（2）掌握标准曲线法和标准加入法原理及操作。

（3）熟悉实验条件优化的一般步骤。

（二）方法原理

氟电极以 LaF_3 单晶膜为 F^- 敏感膜电极。以氟离子选择电极为指示电极，饱和甘汞电极（SCE）为参比电极，一起插入试液中，组成原电池：

$$(-)\text{氟 ISE} \mid F^- \text{试液} \parallel \text{SCE}(+)$$

此电动势 E 与溶液中的氟离子活度 a_{F^-} 呈 Nernst 响应，即：

$$E = K' + \frac{2.303RT}{F}\lg a_{F^-}$$

25℃时，

$$E = K' + 0.059\lg a_{F^-}$$

实际工作中，通常向标准溶液和待测溶液中加入总离子强度调节缓冲剂（TISAB），使测定体系的离子强度相一致，达到离子的活度系数基本相同，此时，离子的活度可用浓度代替，即：

$$E = K'' + 0.059\lg c_{F^-}$$

电池电动势与离子浓度的对数呈线性关系。测定氟离子所用的总离子强度调节缓冲剂，除了有消除活度系数影响的作用外，还可维持溶液的酸度恒定，防止 OH^- 及 Al^{3+}、Fe^{3+} 等离子的干扰。

（三）仪器试剂

1. 仪器与器材　酸度计（或离子计）；氟离子选择电极；饱和甘汞电极；电磁搅拌器和磁芯搅棒；塑料小烧杯；10ml、50ml 移液管；2ml、5ml 吸量管；100ml 容量瓶；1000ml 烧杯。

2. 试剂

（1）氟标准储备液（1.000×10^{-1} mol/L）：称取 NaF（120℃烘 1h）0.420g 溶于水中，转移至 100ml 容量瓶，水定容至刻度，摇匀，储于聚乙烯瓶保存。

（2）TISAB：取 57ml 冰乙酸，58 gNaCl，12g 枸橼酸钠，加入到盛有 500ml 水的大烧杯中，搅拌溶解，慢慢加入 6mol/L NaOH 溶液（约 125ml）调节 pH 为 5.0～5.5（5.25 左右），冷至室温后，加水至 1L。

以上试剂，均为 A. R 级。所用水均为去离子水。

（四）操作步骤

1. 仪器调试及氟电极检查　按仪器使用说明书调好仪器的指示刻度。连接氟电极和饱和甘汞电极，将两电极浸入去离子水中，在电磁搅拌下不断清洗电极，需多次更换去离子水，直至水中空白电位值符合电极出厂空白值指标。数值低于出厂空白值指标的氟电极，不能使用。

2. 标准溶液系列的配制　准确吸取 10.00ml 0.100mol/L NaF 溶液和 10.00ml TISAB 液于 100ml 容量瓶中，加去离子水定容至刻度，摇匀。用逐级稀释法配制成浓度为 1×10^{-2} mol/L、1×10^{-3} mol/L、1×10^{-4} mol/L、1×10^{-5} mol/L、1×10^{-6} mol/L 、1×10^{-7} mol/L、1×10^{-8} mol/L 的一系列标准溶液各 100ml，逐级稀释时需加入 9ml TISAB。然后分别倒入 7 个小烧杯中（注意：小烧杯要润洗，或使用干燥的烧杯）。

3. 标准曲线的绘制　由低浓度到高浓度依次测定步骤 2 中 10^{-8}～10^{-2} mol/L NaF 标准溶

液的电动势 E(mV)值，在半对数坐标纸上作 $E-\lg c_{F^-}$(mol/L)标准曲线或用计算器计算出 $E-\lg c_{F^-}$ 曲线的回归方程。

4. 仪器重现性测定 对浓度为 1×10^{-5} mol/LNaF 的标准溶液进行 6 次重复测定，记录电动势 E(mV)值，并计算平均值和 RSD%。

5. 水样中氟含量的测定 准确移取 50.00ml 水样于 100ml 容量瓶中，加入 TISAB 10ml，去离子水稀释至刻度。倒入一干净的干烧杯中，插入两电极，在搅拌下待电位稳定后测得电位值 E_1，加入 1.000×10^{-3} mol/L 的标准氟溶液 0.10ml 后，再测得电位值 E_2，为减小测定误差，一般“加标量”可根据使 $\Delta E=E_1-E_2$ 在 10～40mV 为宜计算。

6. 结果处理

(1) 根据绘制的 $E-\lg c_{F^-}$ 曲线，估计方法的线性范围和检测下限。

(2) 根据 6 次测定的 1×10^{-5} mol/LNaF 标准溶液电动势 E(mV)值，计算平均值和 RSD%，评价仪器的重现性。

(3) 用标准曲线法求水样中 F^- 含量，以 mg/L 表示。根据所测的 $E-\lg c_{F^-}$ 曲线及 E_1，从曲线上查得被测水样中 F^- 浓度，按下式计算：

$$c=c_{F^-}\times\frac{100}{50}\times M_{F^-}\times1000$$

(4) 用标准加入法求水样中 F^- 含量，以 mg/L 表示，按下式计算：

$$c=c_s\frac{V_s}{V_0}(10^{\Delta E/S}-1)^{-1}\times M_{F^-}\times1000$$

上两式中：c 为水中氟的浓度，mg/L；c_{F^-} 为从曲线上查的被测水样中 F^- 浓度，mol/L；c_s 为加入的 F^- 标准溶液的浓度，mol/L；V_s 为加入的 F^- 标准溶液的体积(ml)；V_0 为水样体积，ml；M_{F^-} 为氟的摩尔质量；$\Delta E=E_2-E_1$。

(5) 比较两种定量方法的结果，讨论两种方法的优缺点。

(五) 注意事项

(1) 使用前，将氟电极放在含 1×10^{-4} mol/L 或更低浓度的 F^- 溶液中浸泡 30min 左右，然后用去离子水清洗至电位值在 −300mV 左右。连续使用的中间空隙应浸泡在去离子水中。电极暂不使用宜风干保存。电极晶片要小心保护，切勿与尖锐物碰撞。如有油污，可用脱脂棉依次涂乙醇和丙酮轻拭，再以去离子水洗净。

(2) 安装电极时应将参比电极略低于氟电极，以保护电极敏感膜。

(3) 测量完标准溶液系列之后，应将电极在去离子水中清洗，使空白电位值与测定前相同，然后再测定样品溶液。

(4) 搅拌速度要适当，不宜太快避免使溶液形成旋涡。

(5) 电极在接触浓的含氟溶液后再测稀溶液时，往往伴有迟滞效应，测定顺序宜由稀溶液到浓溶液进行。

(6) 电极的平衡时间随氟离子浓度降低而延长。测定时，如果电位在 1min 变化不超过 1mV 时，即可读取平衡电位值。

(六) 思考题

(1) 简述 TISAB 组成及各成分的作用。

(2) 氟离子选择电极在使用时应注意哪些问题？

(3) 电位测量时为什么要由稀浓度至高浓度？

(刘丽燕)

实习五　气相色谱法测定水中苯系物及方法评价

（一）实验目的

（1）掌握气相色谱法测定苯系物的原理及实验方法。

（2）掌握方法评价的一般步骤。

（3）熟悉内标标准曲线法的定量方法。

（4）了解气相色谱仪和氢火焰离子化检测器的使用方法。

（二）方法原理

苯、甲苯等苯系物在弱极性或中等极性（OV-101或有机皂土和邻苯二甲酸二壬酯混合固定相等）固定相上的分配系数不同，因而在气相色谱中的保留时间不同，按照沸点顺序先后出柱。用保留时间对样品中的苯系物进行定性分析，用峰面积进行定量分析。

试样中苯系物先经CS_2萃取，然后用氢火焰离子化检测的气相色谱法进行分析。以氯苯作内标，采用内标标准曲线法进行定量。

（三）仪器试剂

1. 仪器与器材　气相色谱仪；色谱柱：玻璃（或不锈钢）柱，内径3～4mm，长2m；固定相：3%有机皂土和2.5%邻苯二甲酸二壬酯，101酸洗白色担体（或102型白色担体），67～80目；或宽口径石英毛细管柱，长30m、内径0.52mm，内壁涂5%OV-101Chromosorb W-HB固定液；检测器：氢火焰离子化检测器；数据记录装置：记录仪/积分仪/色谱工作站；10μl、50μl微量注射器；10ml容量瓶；分液漏斗；1ml、5ml、10ml移液管。

2. 试剂

（1）苯、甲苯、氯苯（均为色谱纯试剂）。

（2）二硫化碳：若在苯系物出峰位置有干扰峰，按下法提纯：①配制甲醛-硫酸溶液：在100ml浓硫酸中慢慢加入1ml 40%甲醛溶液，不断摇匀。②取250ml CS_2放入分液漏斗中，加10ml甲醛-硫酸溶液，充分振摇5min，静置分层后弃去水相。再依次用10ml和5ml甲醛-硫酸溶液洗涤萃取，静止分层后弃去水相，加热蒸馏洗过的CS_2，收集46～47℃馏分。经色谱检查无干扰峰时即可使用。

（3）标准储备液配制：于3支10ml比色管，分别加入1.15μl苯（比重为0.8777）、1.15μl甲苯（比重为0.8650）、2.50μl氯苯（比重为1.107），用CS_2定容至刻度，摇匀。储备液浓度分别为：苯100.9μg/ml、甲苯99.5μg/ml、氯苯276.8μg/ml。

（四）操作步骤

1. 样品处理　用移液管取4份25ml水样（含苯、甲苯20～25μg）于125ml分液漏斗中，其中3份各加入苯、甲苯标准储备液25μl（用于回收率和精密度测定）。然后加5.0ml CS_2，振摇1min（注意多次放气），静置分层，分出下层CS_2层于具塞试管中。取萃取液0.5ml于10.0ml比色管中，加入氯苯10μl，用CS_2定容至5.0ml，备用。

2. 测定

（1）色谱条件：FID检测器；柱温：80℃；检测器温度：180℃；气化室温度：140℃；气体流量：N_2 25ml/min，H_2：60ml/min，空气：550ml/min（H_2和空气最佳流速比约为H_2：空气＝1∶10）。

（2）标准系列的配制：取5支10ml的比色管，分别加入苯、甲苯储备液5μl、10μl、15μl、20μl、25μl，各管中均加入氯苯10μl，用CS_2定容至刻度，摇匀。

（3）标准系列的测定：将标准系列由稀到浓依次进样1.0μl，得各标样的色谱图及各组分的保留时间。

(4) 样品测定:在相同色谱条件下,取按照操作步骤1处理好的水样试液(未加标准储备液)1.0μl,注入色谱柱,测得样品色谱图。

(5) 回收率和精密度的测定:在相同色谱条件下,取按照操作步骤1处理好的3份加标水样试液各1.0μl,分别注入色谱,测得样品色谱图,计算回收率和精密度。

3. 结果处理

(1) 将样品中各组分的保留时间与标样中各组分的保留时间进行比较,对样品中各组分定性分析。

(2) 标准曲线的绘制:由标准系列色谱图分别测量各组分的峰面积,计算苯、甲苯与内标物氯苯的峰面积之比,以峰面积之比对浓度作图,分别得到苯、甲苯的两条内标标准曲线。

(3) 回收率和精密度计算:测量样品萃取液色谱图各组分的峰面积,计算苯、甲苯与内标物氯苯的峰面积之比,根据样品萃取液中相应色谱峰对氯苯的峰面积之比,分别从苯和甲苯的工作曲线中查得苯、甲苯的浓度。

样品中各组分的含量计算如下:

$$c(\mu g/ml)=W\times\frac{10}{V_2}\times\frac{5}{V_1} \qquad \text{(a)}$$

(a) 式中:c 为苯系物浓度,μg/ml;W 为工作曲线上查得的样品管中各组分的浓度,μg/ml;V_1为水样体积 ml;V_2为取样品萃取液体积 ml。

精密度计算:按照公式(a)分别计算3个加标样品试样中苯、甲苯的浓度,计算出RSD%。

回收率计算如下:

$$回收率=\frac{c_1-c_2}{c}\times 100\% \qquad \text{(b)}$$

(b)式中:c_1为加标样品中总苯系物浓度,c_2为待测样品中苯系物浓度,c 为加入的标准品的浓度,μg/ml。

(4)样品中各组分的计算:按照公式(a)计算样品中各组分的含量。

4. 数据记录　按表5-1记录数据。

保留时间:

表5-1　苯:________　甲苯:________　氯苯:________

编号		1	2	3	4	5	样品
进样浓度(μg/ml)	苯	0.10	0.20	0.30	0.40	0.50	
	甲苯	0.10	0.20	0.30	0.40	0.50	
	氯苯	0.55	0.55	0.55	0.55	0.55	0.55
峰面积	苯						
	甲苯						
	氯苯						
峰面积比	苯/氯苯						
	甲苯/氯苯						

(五) 注意事项

(1) 用 CS_2 萃取水样时,因 CS_2 比重大,静置分层后在分液漏斗的下层。从分液漏斗的下部放出下层萃取液时,应打开分液漏斗盖。

(2) CS_2极易挥发,取样后应立即盖好试管塞和容量瓶塞。

(3) 内标标准曲线法定量,各标准管和试样管中加入内标物氯苯的量必须相同,均为10μl。每次测定取的试样量也必须相同。

(4) 进行气相色谱分析时,进样后应立即开始计时和采集数据。

(六) 思考题

(1) 内标标准曲线法定量的依据是什么?为什么各标准管和试样管中加入内标物氯苯的量必须相同?每次测定取的试样量也必须相同?

(2) 试述内标法和外标法定量的优缺点,内标标准曲线法比外标法又有何优越性?

(3) 试解释苯、甲苯、氯苯流出的先后顺序。

(4) 在回收率测定中如何确定加入标准溶液的量?

(刘丽燕)

实习六 尿中马尿酸和甲基马尿酸的检测方法设计与评价

(一) 实验目的

(1) 掌握高效液相色谱法测定尿中马尿酸和甲基马尿酸的方法原理。

(2) 熟悉实验方案初步设计与实验条件优化原则。

(3) 了解高效液相色谱仪的基本结构与使用方法。

(二) 方法提要

马尿酸是甲苯进入人体后的代谢产物,正常人尿中也可检出马尿酸,不同的饮食习惯,服用某些药物或接触其他一些有机物质,均可影响尿中马尿酸的含量,因此,尿中马尿酸是评价甲苯接触量的一种非特异性指标。

甲基马尿酸是二甲苯进入人体后的代谢产物,正常人尿中通常没有甲基马尿酸,但接触二甲苯后,尿中可检出甲基马尿酸,且接触者尿中甲基马尿酸含量与二甲苯接触量明显相关,因此可用于监测二甲苯的接触情况。

本实验以马尿酸和甲基马尿酸的检测为基础,运用所学理论知识和实验技术,讨论如何选择分析方法、设计实验步骤、优化实验条件、确定最佳测试方案;如何对所选分析方法进行评价。

尿液经酸化后用乙酸乙酯萃取其中的马尿酸(HA)和甲基马尿酸(MHA),反相 C_{18} 液相色谱柱分离,紫外检测器检测,以保留时间定性,峰面积或峰高定量。

通过对流动相配比和流速的优化熟悉如何优化实验条件。

(三) 仪器试剂

1. 仪器与器材 Waters 高效液相色谱仪附紫外检测器,Waters C_{18} 色谱柱:4.0mm×125mm,5μm;25μl 微量进样器;离心机,3000 转;10ml 具塞离心管;氮吹仪;涡旋混合器;0.45μm 微孔滤膜及过滤器;1ml 一次性注射器;尿比重计;1ml、5ml 吸量管;一次性吸管;10ml 比色管;100ml 量筒;500ml 烧杯;电子天平;Eppendorf 管(简称 EP 管);普通滤纸。

2. 试剂

(1) 马尿酸、甲基马尿酸为分析纯,甲醇为色谱纯试剂。盐酸、氯化钠、冰乙酸、乙酸乙酯均为分析纯试剂。

(2) 6mol/L 盐酸溶液;高纯氮气;实验用水为二次蒸馏水或超纯水。

(3) 马尿酸、甲基马尿酸混合标准储备液(1mg/ml):分别称取马尿酸和甲基马尿酸各 50.0mg,用纯水溶解,并转移至 50ml 容量瓶中,用纯水稀释至刻度,4℃保存备用。

(四) 操作步骤

1. 样品采集 用聚乙烯瓶收集接触甲苯或二甲苯工人的班末尿,尽快测量比重,按 1%的比例加入浓盐酸,室温下运输。于 4℃冰箱中可保存两周,也可将样品提取,蒸干后于常温下保存。

2. 样品前处理 用 1ml 移液管移取 1.0ml 混匀尿样于 10ml 离心管中,加入 0.1ml 盐酸(6mol/L)溶液,0.3 g 氯化钠,4.0ml 乙酸乙酯。于旋涡混匀器上混合 1min,以 1000 r/min 速度离心 5min。取 0.40ml 乙酸乙酯于 EP 管中,置于水浴中氮气吹干,加 1.00ml 水溶解残留物。

3. 标准系列的配制 取 5 支 10ml 离心管,分别加入马尿酸和甲基马尿酸标准溶液 0、0.05ml、0.10ml、0.20ml、0.30ml、0.40ml,加水定容至 10ml,备用。

4. 操作条件优化

(1) 流动相配比的选择:甲醇:磷酸氢二钾溶液[2.28 克磷酸氢二钾($K_2HPO_4 \cdot 3H_2O$)溶于

1000ml 双蒸水中]比例分别为:15∶85、20∶80、25∶75、30∶70,使用前经超声波脱气、混匀。分别按以上四种流动相配分离马尿酸和甲基马尿酸混合标准溶液,以分离度进行评价。

(2) 流动相流速的选择:分别取流动相流速为 0.6ml/min、0.8ml/min、1ml/min 测定马尿酸和甲基马尿酸,以保留时间选择最适宜流速。

综合以上实验结果,选择最佳分析条件进行样品检测。

5. 标准曲线的绘制 将上述已制备好的不同浓度的马尿酸和甲基马尿酸混合标准系列按照样品的预处理方法进行处理。依据已选定的色谱条件,将高效液相色谱仪调节至最佳状态,取 10μl 已处理好的不同浓度的马尿酸和甲基马尿酸混合标准溶液按浓度由低到高依次进样分析。

以混合标准溶液中马尿酸或甲基马尿酸的浓度(mg/ml)为横坐标,以峰面积为纵坐标绘制工作曲线。

6. 重现性 重复进样三次 0.30mg/ml 的混合标准溶液,计算 RSD 值。

7. 样品测定 在与测定标准溶液完全相同的分析条件下,取 10μl 处理好的样品液注入色谱仪,以保留时间定性,根据样液峰面积,从标准曲线上查出 HA 或 MHA 的含量(μg)。

8. 结果计算

$$c=\frac{a\times 1000}{V}\times \kappa$$

式中:c 为尿中 HA 或 MHA 的浓度,mg/L;a 由标准曲线上查得的 HA 或 MHA 的含量,μg;V 为进样体积,μl;κ 为尿样换算成标准比重的尝试校正系数。

(五) 注意事项

(1) 色谱柱的个体差异较大,在实际操作过程中,可根据各实验室的仪器条件,适当调整流动相的配比和流速,以得到满意的实验结果。

(2) 采样后样品应尽快分析,尿样在分析前应充分摇匀。

(六) 思考题

(1) 为什么用高效液相色谱法测定尿中的马尿酸?高效液相色谱法优点是什么?

(2) 为什么对尿样进行液-液萃取?

(3) 测试工作曲线线性、检出限和准确度等指标的意义是什么?

(王茂清)

实习七　荧光分析法测定尿中维生素 B_2 的含量及方法优化

(一) 实验目的

(1) 掌握荧光分析法的基本原理及方法。

(2) 熟悉荧光分光光度计的使用方法。

(3) 了解用标准加入法进行定量分析和方法评价。

(二) 方法原理

维生素 B_2 又称核黄素为荧光化合物，在一定波长的光波照射下发荧光。在 pH6～7 的溶液中荧光最强，在其他条件恒定时，根据 Lambert-Beer 定律，荧光强度 I_F 与溶液浓度 c 呈线性关系。

$$I_F = Kc$$

尿中共存干扰物质干扰维生素 B_2 的测定，需将其他荧光干扰物质的荧光强度扣除掉，检测尿中维生素 B_2 的荧光强度，再利用标准曲线进行定量分析。

维生素 B_2 溶液在光照下显淡黄绿色，并有强烈荧光。往尿液中加连二亚硫酸钠晶体少许，摇匀，维生素 B_2 被连二亚硫酸钠还原，生成溶解度小的无荧光的二氢核黄素，检测此时尿液的荧光强度为尿液中干扰物的荧光强度，以荧光强度为本底值。再检测没加连二亚硫酸钠的尿液荧光强度，减去本底值后得到的荧光强度，即为尿液中维生素 B_2 的荧光强度。

(三) 仪器试剂

1. 仪器与器材　970 型荧光分光光度计(氙灯光源)；石英样品池；10ml 具塞比色管；1ml、5ml 移液管；500ml 烧杯；500ml 量筒；药匙；镜头纸；滤纸；分析天平。

2. 试剂　1%(V/V)乙酸溶液；10μg/ml 核黄素标准应用液；保险粉(连二亚硫酸钠，$Na_2S_2O_4$)。

(四) 操作步骤

1. 样品采集　实验前口服核黄素 5mg，收集四小时尿液总量，记录尿液总体积 V，备用。

尿负荷实验原理：

水溶性维生素(包括 B 族维生素：B_1、B_2、PP、B_6、叶酸、B_{12}、泛酸、生物素等，和维生素 C)在体内没有非功能性的单纯的储存形式，故储存量很少。当机体饱和后，摄入的维生素从尿排出；反之，若组织中的维生素耗竭，则摄入的维生素将大量被组织取用，故从尿中排出量减少。

2. 配制标准系列　取 8 只 10ml 比色管，按下表进行编号和标准系列的配制，见下表。

编号	0	1	2	3	4	5	6	7
尿样(ml)	1.0	1.0	1.0	1.0	1.0	1.0	1.0	1.0
核黄素标准应用液(ml)	0.00	0.25	0.50	1.00	1.50	2.00	3.00	0.00

核黄素标准应用液(ml)浓度为 10μg/ml，用 1% 乙酸溶液稀释至 10ml，混匀，避光，尽快测定。

标准加入法：又称直线外推法，可以消除测定时的基体干扰，适用于基体组成比较复杂的试样的定量分析。方法是取相同体积试样数份，除一份外，其余分别加入不同含量的待测元素的标准溶液，并稀释至相同体积，在相同条件下测定吸光度值。以加入的待测元素的量为横坐标，相应的吸光度值为纵坐标作图，可得到一直线，将直线反向延长与横坐标相交，交点所对应的待测元素含量的绝对值即为试样中待测元素的含量。

3. 优化实验条件

(1) 开机:开氙灯电源,主机电源,计算机电源,计算机开启后,仪器开始初始化,约 5min 完成。

(2) 光谱扫描:取浓度中等的溶液放入样品池。激发光谱扫描:图谱扫描,参数设置,选择 EX 扫描,设荧光波长为 535nm,激发光波长范围 300～600nm,灵敏度为 1,开始扫描,保存扫描的光谱图。

激发光谱扫描确定激发光波长(λ_{ex}):选择图谱分析,打开保存的图谱,手动选择荧光强度最大时的激发光波长为本实验的测定波长。

荧光光谱扫描确定荧光波长(λ_{ex}):步骤同上,参数设置:选择"EM 扫描",设激发光波长为 λ_{ex},荧光波长范围 450～600nm。

(3) 设定波长:点击快捷键 toλ ,输入光谱扫描得到的能产生最强荧光强度的激发光波长与荧光波长。

4. 测定荧光强度

(1) 测定本底值:用药匙取 3～5mg 保险粉,加入 8 号管中,轻轻摇动至完全溶解,将溶液倒入样品池中。点击"测本底",测量该溶液的荧光强度,其值即为本底值 Fb。

(2) 测定标准系列荧光强度:将"浓度"设为"0",把盛有 0 号管溶液的样品池放入,测量其荧光强度,读数记为 F0。将"浓度"设为"2.5",1 号管溶液倒入样品池中,测量荧光强度,读数记为 F1。2 号到 7 号管依此类推。

注意:①测量时,浓度一定要按照从低到高的顺序。②样品进入光路后,要立即测定其荧光强度,否则核黄素见光分解,测定结果将变小。③输入的"浓度"实为加标质量(μg)。

5. 关机 先关计算机电源,主机电源,氙灯光源。

6. 结果计算

(1) 计算尿样中核黄素质量:INT=0 时的 C 值即为 1ml 尿样中核黄素的质量(μg),记为 ml。

(2) 判断标准:

$m \leqslant 400\mu g/4h$——核黄素缺乏;

$400\mu g/4h < m < 800\mu g/4h$——核黄素不足;

$800\mu g/4h \leqslant m \leqslant 1300\mu g/4h$——正常。

(五) 注意事项

(1) 操作尽可能在避光条件下快速进行。

(2) 收集 4 小时总尿量,并用量筒量尿液体积。

(3) 荧光池为四面透光的光学玻璃,为防止污染,应手持荧光池的边棱。

(六) 思考题

(1) 标准加入法检测样品浓度的优缺点有哪些?

(2) 使用荧光分光光度计应该注意哪些问题?

(3) 使用保险粉还原核黄素,对保险粉的量有什么要求?

(王茂清)

实习八　氢化物发生原子荧光光谱法测定水中硒及方法评价

(一) 实验目的

(1) 掌握氢化物发生原子荧光光谱法测定水中硒的原理和方法。

(2) 熟悉氢化物发生原子荧光仪的使用方法。

(二) 方法原理

水样经混酸(硝酸＋高氯酸)消化，将无机硒和有机硒都氧化成六价硒；再用盐酸将六价硒还原为四价硒。测定时再在盐酸介质中，用硼氢化钾(硼氢化钠)将四价硒还原为硒的氢化物，以氩气作载气将硒化氢从样液中分离开并导入石英原子化器中进行原子化，硒被原子化成基态原子蒸气。以硒特种空心阴极灯作激发光源，使硒原子发出荧光，在一定浓度范围内，荧光强度与硒的含量成正比，据此进行定量分析。由此法测定水中总硒含量。

(三) 仪器试剂

1. 仪器与器材　原子荧光分光光度计；硒空心阴极灯；氩气钢瓶；控温电热板；试剂瓶；容量瓶；刻度吸管；比色管。

2. 试剂

(1) 硒标准储备液(100μg/ml)，称取 0.1000g 硒(光谱纯)溶于少量浓硝酸，加入 2ml 高氯酸，在沸水浴上加热蒸去硝酸(3～4h)，稍冷后加入 8.4ml 浓盐酸，继续加热 2min，然后用纯水定容至 1000ml，储于冰箱备用。临用时用 0.1mol/L 盐酸稀释至 0.500μg/ml 的硒标准使用液。

(2) 浓盐酸(GR)；0.1mol/L 盐酸溶液；混合酸：硝酸-高氯酸(4＋1)。

(3) 硼氢化钾溶液(7g/L)：称取 2g 氢氧化钾溶于 200ml 水中，加入 7g 硼氢化钾并使之溶解，用纯水稀释到 1000ml。用时现配(冷藏可保存 1 周)。载气：高纯氩气；盐酸、硝酸及氢氧化钠为优级纯(GR)，其他试剂为分析纯(AR)，水为去离子水或双蒸水。

(四) 操作步骤

1. 样品采集　收集水样，立即测定。也可在水样中加少许苯甲酸钠后，于 4℃冰箱保存。

2. 样品消化　用移液管吸取 4 份 5.00ml 水样于 100ml 锥形瓶中，其中 3 份各加入硒标准使用液 0.2ml(用于回收率和精密度测定)，并加数粒玻璃珠。沿瓶壁加入 2.00ml 硝酸-高氯酸混合酸，缓缓加热浓缩至出现浓白烟，稍冷后加 5ml 水、5ml 浓盐酸，微沸保持 3～5min。冷却后移入 25ml 比色管中，以少许水洗涤锥形瓶，洗液合并于比色管中，加水定容，同时做空白试验。

3. 标准系列配制　分别吸取硒标准使用溶液 0.10ml、0.20ml、0.40ml、0.60ml、1.00ml 分别于 25ml 比色管中，加纯水至与水样相同体积，加 5ml 浓盐酸，微沸保持 3～5min，冷却后加水定容。得到浓度 2μg/L、4μg/L、8μg/L、12μg/L、20μg/L 的标准溶液。

4. 仪器参考条件　氩气压强 0.02MPa；氩气流量：800ml/min；负高压：250～300V；灯电流：60～100mA；原子化器温度：800℃；KBH_4加液时间 5～6s；积分时间 10s。

严格按照仪器“操作规程”，在教师的指导下使用仪器，接通电源，设定好仪器条件后，预热稳定约 20min。

5. 测量

(1) 样品和标准溶液测定：吸取 5.0ml 样品和标准待测溶液注入仪器氢化物发生器中，加硼氢化钾溶液，测量并记录荧光强度值。以标准待测溶液中硒的含量为横坐标，荧光强度值为纵坐标绘制标准曲线。

(2) 回收率和精密度的测定:在相同实验条件下,吸取5.0ml加标样品溶液注入仪器氢化物发生器中,加硼氢化钾溶液,测量并记录荧光强度值,计算回收率和精密度。

6. 数据处理 样品中硒含量计算:

用下式计算水样中硒的质量浓度(μg/L)

$$c=\frac{m}{V} \tag{a}$$

(a)式中,c 为样品中硒的含量,μg/L;m 为标准曲线上获得的样品中含有硒的质量,μg;V 为水样消化液总体积,L。

精密度计算:按照公式(a)分别计算3个加标样品试样中硒的浓度,计算出RSD%。

回收率计算如下:

$$回收率=\frac{c_1-c_2}{c}\times 100\% \tag{b}$$

(b)式中:c_1 为加标样品中硒浓度;c_2 为待测样品中硒浓度;c 为加入的标准品的浓度,μg/ml。

(五) 注意事项

(1) 硼氢化钾(或钠盐)必须有足够的纯度。所配制的硼氢化钾(或钠盐)溶液必须含有一定量的氢氧化钾(或钠)以保证溶液的稳定性,但氢氧化钾(或钠)的量不能太多,否则会降低反应时间的酸度。

(2) 硼氢化钾(或钠盐)溶液应放在带有黑罩的塑料瓶中,直接光照将引起还原剂分解并产生气泡,影响测定精度,溶液如在常温放置时,必须过滤后使用,溶液最好是现配现用。

(六) 思考题

(1) 氢化物发生-原子荧光光谱法与氢化生发生-原子吸收光谱法测定硒,二者在原理上有何不同?

(2) 试述整个测量过程中硒的价态发生了如何的变化?为什么?

(3) 氢化物发生-原子荧光光谱法还可用于测定哪些元素?

(刘丽燕)

实习九　水中菌落总数及大肠菌群的测定与评价

菌落总数是指被检样品的单位重量(g)、容积(ml)、表面积(cm^2)或体积(m^3)内，所含有的能在某种培养基上经一定条件培养后生成的细菌菌落总数。

大肠菌群是指一群能在35～37℃条件下，24h内发酵乳糖产酸产气，需氧或兼性厌氧的革兰阴性无芽孢杆菌。大肠菌群包括的种属较广泛。既有来自肠道粪便的种系，也有环境中可繁殖存活的种系，其卫生学意义和应用范围也有差异。因此根据其对培养温度的敏感特性，将其分为总大肠菌群(35～37℃)和粪大肠菌群(44～45℃)。

菌落总数和大肠菌群已成为检测饮用水、水源水、食品、药品、化妆品、物体表面、室内空气等常规微生物学指标并制定有相应的卫生标准。有时大肠菌群也可在土壤、腐败的植物等外环境中检出，在结果分析时应当慎重。

水中大肠菌群数是以1L或100ml水中大肠菌群最可能数(MPN)表示；食品中大肠菌群数系以每100ml(g)检样内大肠菌群最可能数(MPN)数表示；土壤是以粪大肠菌群值来表示，即指可检出粪大肠菌群的最小被检样品量，通常用克来表示。

人类生活中不能缺少水，但水又是微生物生存的天然环境。水中微生物种类很多，大部分为非致病性的，部分为致病性微生物。为了保证饮水的卫生质量，必须对水源和饮用水进行定期的细菌学检验，有条件时，还应进行病毒学的检测。本次实验以水为检样，学习菌落总数和大肠菌群的检测方法。

一、菌落总数的测定

菌落总数是指1ml水样在普通营养琼脂培养基中，经37℃ 24h培养后，所生长的细菌菌落的总数。菌落总数主要作为判定水质被细菌污染程度的标志之一(表9-1)。

表9-1　一般水源水中菌落总数与水的清洁程度的关系

水的类别	细菌总数(cfu/ml)	水的类别	细菌总数(cfu/ml)
最清洁水	10～100	不清洁水	10 000～100 000
清洁水	100～1000	极不清洁水	>100 000
不太清洁水	1000～10 000		

我国生活饮用水卫生标准规定1ml水中的菌落总数不超过100个(≤100个/ml)。

(一) 实验目的

掌握菌落总数测定的基本原理和意义。熟悉水样的采集与送检要求及菌落总数测定的操作方法。

(二) 仪器试剂

1. 仪器设备　恒温培养箱。

2. 器材和试剂　无菌1ml吸管7支、10ml吸管2支、无菌平皿12个、营养高层琼脂12支、无菌蒸馏水90ml 1瓶(内盛适量玻璃珠)、无菌蒸馏水9ml 3支，以上材料用量均以一个水样计算。

(三) 操作步骤

1. 生活饮用水

(1) 将水样用力震摇20～25次，使可能存在的细菌凝块得以分散。

(2) 以无菌操作法吸取1ml充分摇匀的水样,注入无菌平皿中,倾注约15ml已融化并冷却至45℃左右的营养琼脂于上述平皿中,并立即旋转平皿,使水样与琼脂充分混匀。每个水样应同时做2个平皿,另取一个平皿只倾注营养琼脂作空白对照。

(3) 待平皿内琼脂冷却凝固后,翻转平皿,使底面向上,置37℃培养24h后取出,计算平皿内菌落数目,两个平板中平均菌落数即为水样1ml中的菌落总数。

2. 水源水

(1) 以无菌操作法吸取10ml充分混匀的水样,注入盛有90ml灭菌水的玻璃瓶中混匀成1∶10稀释液。

(2) 吸取1∶10稀释液1ml注入盛有9ml灭菌水试管中,混匀成1∶100稀释液。按同法依次稀释成1∶1000、1∶10 000等稀释液备用。吸取不同浓度的稀释液时,每次必须更换吸管。

(3) 用1ml无菌吸管吸取2～3个适当浓度的稀释液1ml,分别注入无菌平皿中。以下操作步骤同生活饮用水的检验方法。

(四) 结果记录

按表9-2记录检验结果。

表9-2 菌落总数测定结果记录表

检测时间				
样品名称	饮用水		水源水	
分组	第一组	第二组	第一组	第二组
菌落总数(cfu/ml)				
检验者				

(五) 结果报告

1. 菌落计数及报告方法 作平板菌落计数时,可用肉眼观察,必要时用放大镜检查,以防遗漏。在记下各平板上的菌落数后,应求出同一稀释度的平均菌落数,供下一步计算时应用。在求同一稀释度的平均数时,若其中一个平板有较大片状菌落生长时,则不宜采用,而应以无片状菌落生长的平板作为该稀释度的平均菌落数。若片状菌落不到平板的一半,而其余一半中菌落数分布又很均匀,则可数此一半平板上的细菌菌落数乘以2代表全平板菌落数,然后再求该稀释度的平均菌落数。

2. 各种不同情况下的计算方法

(1) 首先选择平均菌落数在30～300之间者进行计算,当只有一个稀释度的平均菌落数符合此范围时,即以该平均菌落数乘以其稀释倍数报告之(见表9-3,例1)。

(2) 若有两个稀释度,其平均菌落数在30～300之间,则应按两者菌落数总数之比值来决定。若其比值小于2,应报告两个数的平均数,若大于或等于2则报告其中较少的菌落总数(见表9-3,例2及例3)。

(3) 若所有稀释度的平均菌落数均大于300,则应按稀释度最高的平均菌落数乘以稀释倍数报告之(见表9-3,例4)。

(4) 若所有稀释度的菌落数都小于30,则应按稀释度最低的平均菌落数乘以稀释倍数报告之(见表9-3,例5)。

(5) 若所有稀释度的平均菌落数均不在30～300之间,则以最接近300或30的平均菌落数乘以稀释倍数报告之(见表9-3,例6)。

(6) 若所有稀释度均无菌落生长,则以小于1乘以最低稀释倍数报告之(见表9-3,例7)。

(7) 菌落计数的报告：菌落数在 100 以内时按实际数报告，大于 100 时，采用二位有效数字，在二位有效数字后面的数值，以四舍五入方法计算，为了缩短数字后面的零数，也可用 10 的指数来表示(见表 9-3“报告方式”栏)。在报告菌落数为“多不可计”时，应注明水样的稀释倍数。

表 9-3　稀释度选择及菌落总数报告方式

例次	不同稀释度的平均菌落数			两个稀释度菌落数之比	菌落总数(cfu/ml)	报告方式(cfu/ml)
	10^{-1}	10^{-2}	10^{-3}			
1	1365	164	20	—	16 400	16 000 或 1.6×10^4
2	2760	295	46	1.6	37 750	38 000 或 3.8×10^4
3	2890	271	60	2.2	27 100	27 000 或 2.7×10^4
4	多不可计	4650	513	—	513 000	51 000 或 5.1×10^5
5	27	11	5	—	270	270 或 2.7×10^2
6	多不可计	305	12	—	30 500	31 000 或 3.1×10^4
7	0	0	0	—	$<1\times10$	<10

(六) 注意事项

(1) 实验开始前，首先将各稀释管、平皿做好标记，包括：水样名称、稀释度、时间、小组。

(2) 进行水样稀释时，更换吸管的顺序是：每只吸管吹打混匀本稀释度水样，并吸取 1ml 水样注入到下一支无菌水管后(最好不要插入到无菌水中)即弃去，再用新的吸管在下一稀释度重复上述操作。

(3) 预先加热融化的琼脂可以放入 45℃水浴保温。

(4) 倾入琼脂混匀，冷却后，皿盖朝下，倒置放入温箱培养。

(七) 思考题

(1) 利用本实验方法是否可以测得水样中全部细菌?

(2) 本方法为什么主要是检测细菌菌落数，而不是霉菌或者酵母菌?

(3) 菌落总数主要作为判定被检水样被细菌污染程度的标志，以便对水质进行卫生学评价时提供依据，能否根据菌落数高低，判断被检样品致病性强弱?

二、大肠菌群的测定

大肠菌群主要来源于人畜粪便，故以大肠菌群作为水被粪便污染的指示菌，进而判断有无肠道致病菌存在的可能性。水中大肠菌群数是以 1L 或 100ml 水中大肠菌群最可能数(MPN)表示。

水中大肠菌群可用发酵法或滤膜法检测。本次实验采用发酵法。

A. 发酵法

发酵法亦称多管发酵法或三步发酵法，是根据大肠菌群能发酵乳糖产酸产气的特性进行检验的。发酵法包括初步发酵试验、分离培养和证实试验。此法适用于各种水样，为一般实验室常用的方法。

(一) 实验目的

掌握大肠菌群的基本原理和意义；熟悉大肠菌群发酵法的具体操作方法。

（二）仪器试剂

1. 仪器设备 显微镜、恒温箱。

2. 器材和试剂 无菌1ml吸管3支、10ml吸管2支、无菌100ml量筒1个、无菌水9ml 1支、90ml 1瓶、3倍浓缩乳糖蛋白胨培养基、品红亚硫酸钠或伊红亚甲蓝平板、乳糖蛋白胨培养基、革兰染色液。

（三）操作步骤

1. 生活饮用水 按下列3个步骤进行检验。

(1) 初步发酵试验：在2个各装有已灭菌50ml 3倍浓缩乳糖蛋白胨培养液的大试管或烧瓶中(内有倒管)，以无菌操作各加入水样100ml，在10支装有已灭菌5ml 3倍浓缩乳糖蛋白胨培养液的试管中(内有小倒管)，以无菌操作各加入水样10ml。混合后置于37℃恒温箱中培养24h。

(2) 平板分离：经培养24h后，将产酸产气及只产酸不产气的发酵管分别接种于品红亚硫酸钠培养基或伊红亚甲蓝培养基上，再置于37℃恒温箱内培养18～24h，挑选符合下列特征的菌落，取菌落的一小部分进行涂片、革兰染色、镜检。

大肠菌群在品红亚硫酸培养基上的菌落特点：

紫红色，具有金属光泽的菌落。

深红色，不带或略带金属光泽的菌落。

淡红色，中心色较深的菌落。

大肠菌群在伊红亚甲蓝培养基上的菌落特点：

深紫黑色，具有金属光泽的菌落。

紫黑色，不带或略带金属光泽的菌落。

淡紫红色，中心色较深的菌落。

(3) 复发酵试验：上述涂片镜检如为革兰阴性无芽孢杆菌，则挑取该菌落的另一部分再接种于普通浓度乳糖蛋白胨培养液中(内有小倒管)，每管可接种分离自同一初发酵管的最典型的菌落1～3个，然后置于37℃恒温箱中培养24h，有产酸产气者(不论倒管内气体多少皆作为产气)，即证实有大肠菌群存在。

2. 水源水

(1) 将水样作1∶10及1∶100稀释(必要时可再进一步稀释)。

(2) 分别吸取1ml 1∶100稀释水样、1ml 1∶10稀释水样及1ml原水样，分别注入装有10ml普通浓度乳糖蛋白胨培养液的试管中(内有倒管)。另取10ml原水样，注入装有5ml 3倍浓缩乳糖蛋白胨培养液的试管中(内有倒管)。如为较清洁水样，可再取100ml原水样注入装有50ml 3倍浓缩乳糖蛋白胨培养液的大试管或烧瓶中(内有倒管)。以下的检验步骤同上述生活饮用水的检验方法。

（四）结果判定

生活饮用水：根据证实有大肠菌群存在的阳性管(瓶)数查表9-4，报告每升水样中的大肠菌群数。

水源水：根据证实有大肠菌群存在的阳性管(瓶)数查表9-5或表9-6，报告每升水样中的大肠菌群数。

大肠菌群数检数表：

表 9-4　接种水样总量 300ml(100ml 2 份,10ml 10 份)

10ml 水量的阳性管数	100ml 水量的阳性管数		
	0	1	2
	每升水样中大肠菌群数		
0	<3	4	11
1	3	8	18
2	7	13	27
3	11	18	38
4	14	24	52
5	18	30	70
6	22	36	92
7	27	43	120
8	31	51	161
9	36	60	230
10	40	69	>230

表 9-5　接种水样总量 111.1ml(100ml、10ml、1ml、0.1ml 各 1 份)

接种水样总量(ml)				每升水样中大肠菌群数
100	10	1	0.1	
−	−	−	−	<9
−	−	−	+	9
−	−	+	−	9
−	+	−	−	9.5
−	−	+	+	18
−	+	−	+	19
−	+	+	−	22
+	−	−	−	23
−	+	+	+	28
+	−	−	+	92
+	−	+	−	94
+	−	+	+	180
+	+	−	−	230
+	+	−	+	960
+	+	+	−	2380
+	+	+	+	>2380

表 9-6　接种水样总量 11.11ml(10ml、1ml、0.1ml、0.01ml 各 1 份)

接种水样总量(ml)				每升水样中大肠菌群数
10	1	0.1	0.01	
−	−	−	−	<90
−	−	−	+	90
−	−	+	−	90

续表

接种水样总量(ml)				每升水样中大肠菌群数
10	1	0.1	0.01	
−	+	−	−	95
−	−	+	+	180
−	+	−	+	190
−	+	+	−	220
+	−	−	−	230
−	+	+	+	280
+	−	−	+	920
+	−	+	−	940
+	−	+	+	1800
+	+	−	−	2300
+	+	−	+	9600
+	+	+	−	23 800
+	+	+	+	>23 800

(五) 结果记录

按表 9-7 记录检验结果。

表 9-7 大肠菌群数测定结果记录表

检测时间				
	多管发酵法			
样品名称	饮用水		水源水	
分组	第一组	第二组	第一组	第二组
各组水样管数				
初发酵阳性管数				
品红亚硫酸钠或伊红美兰培养基				
革兰染色				
复发酵阳性管数				
大肠菌群数(个/L)				

B. 一步法

大肠菌群三步发酵法操作繁琐、费时费力,不太适合大批量样品检测的需要。一步法操作简便,结果迅速、准确。其基本原理是大肠菌群类细菌在发育过程中产生琥珀酸脱氢酶,它可以还原氯化三苯四氮唑(TTC)使之成为红色,导致大肠菌群的菌落呈红色,这一反应是不可逆的。计算红色菌落的数目并乘以稀释倍数即得大肠菌群数,红色菌落数加上非红色菌落数再乘以稀释倍数即为样品中的细菌总数。

(一) 实验目的

了解大肠菌群一步法实验的基本原理及操作方法。

(二) 仪器试剂

(1) 待测样品:肠杆菌与葡萄球菌的混合菌液。

(2) L 形玻棒，氯化三苯四氮唑(TTC)培养基等。

(三) 操作步骤

(1) 将待测样品用无菌蒸馏水作 1∶10，1∶100，1∶1000，1∶100 000 稀释后，于每一平板中加入 0.1ml，以无菌 L 形玻棒铺平。

(2) 待平板稍干后，置 37℃培养 10～15h，观察结果。

(四) 结果判定

大肠菌群的细菌菌落呈红色，周围微黄；菌落不出现红色为阴性。在此实验中，红色菌落为大肠杆菌，白色菌落为葡萄球菌。计数红色菌落数乘以稀释倍数即为样品中的大肠菌群数，红色菌落加白色菌落再乘以稀释倍数即为样品中的细菌总数。

我国生活饮用水卫生标准规定大肠菌群数每升水中不得超过 3 个，新的卫生标准(待公布)中规定 100ml 水中总大肠菌群不得检出。

(五) 注意事项

检测水源水等水样时，除采用 4 管发酵法之外，还常采用 15 管发酵法，后者精度更高，但稍显繁琐。

(六) 思考题

(1) 用发酵法做水样，特别是水源水、污水等检测时，如果出现所有管(瓶)都没有发酵，或所有管(瓶)都有产酸产气现象，你认为此结果是否满意？

(2) 大肠菌群和粪大肠菌群之间的差异，哪个更具有卫生学意义？

(3) 品红亚硫酸钠或伊红亚甲蓝培养基是鉴别培养基还是选择性培养基？

附　　录

1. 营养琼脂

成分：蛋白胨	10g
牛肉膏	3g
氯化钠	5g
琼脂	15～20g
蒸馏水	1000ml

制法：将除琼脂以外的各成分溶解于蒸馏水内，加入 15%氢氧化钠溶液约 2ml，校正 pH 至 7.2～7.4，加入琼脂，加热煮沸，使琼脂溶化。分装烧瓶，121℃压力蒸汽灭菌 15min。

2. 乳糖蛋白胨培养液

成分：蛋白胨	10g
牛肉膏	3g
乳糖	5g
氯化钠	5g
1.6 %溴甲酚紫乙醇溶液	1ml
蒸馏水	1000ml
pH7.2～7.4	

制法：将蛋白胨、牛肉膏及乳糖加热溶于 1000ml 水中，校正 pH。加入指示剂，混匀，按检验要求分装于有小倒管的试管内。115℃压力蒸汽灭菌 20min。储存于暗处备用。双倍浓缩乳糖蛋白胨培养基除蒸馏水外其他成分加倍。

3. 伊红亚甲蓝琼脂

成分：蛋白胨	10g

乳糖	10g
磷酸氢二钾	2g
琼脂	17g
2%伊红水溶液	20ml
0.65%亚甲蓝溶液	10ml
蒸馏水	1000ml
pH7.2～7.4	

制法:将蛋白胨、磷酸盐和琼脂溶解于蒸馏水中,校正 pH,分装于烧瓶内,121℃压力蒸汽灭菌 15min 备用。临用时加入乳糖并加热溶化琼脂,冷至 50～55℃,加入伊红和亚甲蓝溶液,摇匀,倾注平板。

注:已制成的培养基置冰箱内保存不宜超过两周,如培养基已由淡红色变成深红色,则不能使用。

4. 氯化三苯四氮唑(TTC)培养基

成分:蛋白胨	1.0g
氯化钠	0.5g
1% 去氧胆酸钠溶液	0.5ml
磷酸氢二钾	0.27g
乳糖	1.0g
琼脂	0.5g
牛心浸液	100ml

制法:将上述成分加至 100ml 牛心浸液中,加热溶解,校正 pH 至 7.0～7.2,121℃压力蒸汽灭菌 20min,冷至 60℃后加入 15% TTC 1ml,倒入无菌平皿中,凝固后备用。

(应长青　王迎晨)

实习十　实验动物一般操作技术

（一）目的和意义

目前大部分毒理学试验研究需要以实验动物为研究对象，通过对实验动物的观察、检测和分析来了解受试物的毒作用，获得毒物的毒性、剂量-反应关系，毒作用机制等方面的资料，因此动物实验是毒理学研究中重要的手段之一。

（二）实习内容

1. 健康动物的选择　外观发育正常、无畸形、无外伤及皮肤无感染；体形丰满，被毛浓密，有光泽，贴顺、不蓬乱；胸廓宽阔，脊柱不弓不凹，臀部浑圆而匀称，四肢及背部正常；营养良好，饮食和两便正常，体重不低于该年龄应达到的平均标准；行动灵敏，反应敏捷，不迟钝也不亢进，步态无异常等；眼睛明亮有神；表皮无溃疡和结痂（尤其注意尾巴）；各天然孔道干净，无分泌物。

2. 实验动物性别鉴定

（1）大鼠、小鼠：主要依肛门与生殖孔间的距离区分，间距大者为雄性，小者为雌性。成年雌鼠胸部有成对的乳头。

（2）豚鼠：雄性动物在生殖器圆孔中露出性器官的突起，雌性动物为三角形间隙，成年雌性豚鼠胸部有两个乳头。

（3）家兔：雄兔可见到一圆孔中露出圆锥形稍向下弯曲的阴茎，雌兔此处则为一条朝向尾巴的长缝，呈椭圆形间隙，即为阴道开口处。

3. 实验动物抓取方法

（1）小鼠抓取方法：用右手提起尾部，放在鼠笼盖或其他粗糙面上，向后上方轻拉，此时小鼠前肢紧紧抓住粗糙面，迅速用左手拇指和食指捏住小鼠颈背部皮肤，并用小指和手掌尺侧夹持其尾根部固定手中。

（2）大鼠抓取方法：用右手提起尾部，放在鼠笼盖或其他粗糙面上，向后上方轻拉，此时鼠前肢紧紧抓住粗糙面，迅速用拇、食指捏住鼠耳头颈皮肤，余下三指紧捏住背部皮肤，置于掌心中。

（3）豚鼠抓取方法：先用手掌迅速扣住鼠背，抓住其肩胛上方，以拇指和食指环握颈部，另一只手托住臀部。

（4）兔抓取方法：一般以右手抓住兔颈部的毛皮提起，然后左手托其臀部或腹部，让其体重重量的大部分集中在左手上，这样可避免抓取过程中的动物损伤。

4. 实验动物称重、编号、标记方法

（1）称重：大、小鼠秤的感应量需在 0.1g 以下。

（2）编号：动物编号方法有多种，大、小鼠常用方法如下：

1）染色法：用化学试剂或药品在实验动物体表的不同部位进行涂染。

2）剪耳法：是在动物的耳边缘剪出不同的缺口或打成不同的小孔进行标记的方法，适用于较大的动物。

3）烙印法：用烙印钳或刺针将号码刺在或烙印在动物无体毛或明显部位，如耳、面、鼻部及四肢等，然后用溶在酒精中的黑墨在针刺处涂抹。

4）号牌法：用特制的金属号牌固定在实验动物的耳上或颈项部。

5. 实验动物随机分组方法　将实验动物按体重或根据实验要求随机分配到各实验组和对照组。

6. 实验动物被毛去除方法　方法有三种：剪毛、拔毛和脱毛。

7. 实验动物染毒途径和方法

(1) 经口染毒:灌胃、喂饲、胶囊吞咽。

(2) 经呼吸道染毒:静式吸入染毒和动式吸入染毒。

(3) 经皮染毒:皮肤涂抹、浸尾。

(4) 注射染毒:静脉注射、腹腔注射、肌内注射、皮下注射、皮内注射。

(5) 其他染毒途径。

8. 实验动物生物材料采集和制备

(1) 动物常用采血方法

1) 大、小鼠尾采血方法;适用于需血量少的实验。

2) 眼眶静脉丛采血法。

3) 腹主动脉或股动(静)脉采血法。

4) 断头采血法。

5) 家兔耳缘静脉采血法。

6) 心脏采血法。

(2) 尿液、粪便的采集:可以使用代谢笼收集动物的尿液和粪便。

(3) 胸、腹水的采集。

9. 实验动物的处死方法

(1) 颈椎脱臼法。

(2) 断头法。

(3) 急性大失血法。

(4) 击打法。

(5) 麻醉致死法。

(6) 麻醉后急性放血法。

(7) 空气栓塞法。

(8) 化学药物致死法。

(9) 开放性气胸法。

(张 旸)

实习十一　农药安全性毒理学评价

经过半个多世纪的发展，我国农药工业的生产能力和产量已经处于世界前列，不仅能够保障国内农业和相关领域需要，而且有相当一部分产品出口，成为全球重要的农药生产和出口国。由于技术和贸易保护等方面的原因，中国农药出口到发达国家需要繁琐的认证程序，尤其在实施绿色贸易壁垒的国家。为适应中国农药和农产品进出口贸易快速发展的新形势，获得国际农药实验数据互认是中国农药出口贸易的迫切需要。

为保证农药产品质量、促进农业发展、保护生态环境，凡在我国申请登记的农药均应提供由农业部公告具有相应资质的农药登记试验单位出具的毒理学检测报告，需按照中华人民共和国国家标准《农药登记毒理学实验方法》(GB15670-1995)进行评价。本实验将对某农药进行安全性毒理学评价。

背景资料

××生物科技有限公司研制了一种新型农药，送至某具有相应资质的农药登记实验单位，要求作安全性毒理学评价，以便申请农药登记。

问题 1　该评价单位接到样品后，实验前应搜集哪些信息和做哪些准备工作？

在进行毒性评价之前，必须尽可能地收集受试样品的相关资料。应了解受试物的纯度及杂质成分，了解受试物的化学结构和理化性质，特别是其挥发性(熔点/沸点)、溶解性、pH、稳定性(包括受试物在赋形剂中的稳定性)。查阅文献，检索与受试物化学结构和理化性质相似的化合物的毒性资料，以做参考。

对送检农药样品的要求：对各个毒理学试验应该用同一种、同一批号受试物(必要时，应到当地农药管理部门一般为农药管理检定站)。受试物成分和配方必须固定。如是异构体混合物，异构体比例必须固定。活性成分的百分比和可检测的杂质的浓度也应固定。受试物在储存期内稳定性和在饲料中的稳定性必须进行研究并报告。受试物应一次备齐全部实验的用量。

问题 2　毒理学评价程序中，不同阶段的毒理学实验项目有哪些？

现有的毒理学评价程序中，一般将毒理学安全性实验分为四个阶段实验。

1. 第一阶段　急性毒性实验和皮肤及眼黏膜实验。

(1) 急性毒性实验：急性经口毒性实验、急性经皮毒性实验和急性吸入毒性实验。

(2) 皮肤及眼黏膜实验：眼刺激实验、皮肤刺激实验和皮肤致敏实验。

2. 第二阶段　蓄积毒性实验和致突变实验。

(1) 蓄积毒性实验。

(2) 致突变实验

1) 原核细胞基因突变实验：Ames 实验及大肠埃希菌回变实验。

2) 哺乳动物细胞染色体畸变分析：

体细胞：骨髓细胞微核实验或骨髓细胞染色体畸变分析，两项中任选一项。

生殖细胞：睾丸细胞染色体畸变分析或显性致死实验，两项中任选一项。

3) 其他：根据需要确定，如精子畸形实验、体外培养细胞染色体畸变实验、程序外 DNA 修复合成实验、果蝇隐性致死实验等。

3. 第三阶段　亚慢性毒性实验和代谢实验等。

(1) 亚慢性毒性实验：90 天经口实验、21 天经皮实验(根据需要确定)、21 天或 28 天吸入实验(根据需要确定)、迟发性神经毒性实验(根据需要确定)、两代繁殖实验、致畸实验。

(2) 代谢实验

4. 第四阶段 慢性毒性(包括致癌)实验。

大鼠两年喂养实验或小鼠一年半喂养实验。

问题 3 如何选择毒理学实验项目?

按照申请农药登记的不同情况及生产和销售的需要,选择毒理学实验项目:

(1) 凡属申请正式登记的农药品种,一般需具备四个阶段的全套资料,尤其是新投产、产量大、使用面广的或估计有可疑潜在性危害的农药。进口农药必须提交四个阶段的完善毒理学实验资料,进行必要的毒理学验证实验。

(2) 凡属申请临时登记或用于药效实验的农药,可先提交相当于第一、二阶段的毒理学实验资料。补充登记(改变剂型或改变含量)的农药,需提交第一阶段毒理学实验资料。根据评审结果再确定是否需要补充其他实验项目。

(3) 凡要求将已登记的原药混配成各种剂型的制剂时,一般应先提供急性经口联合毒性的实验资料,以表明有无协同作用,如有明显增强作用,则需进行其他实验。

(4) 根据农药的用途、品种的理化特性,对某些特殊用途的农药(如卫生杀虫药、生物农药、杀鼠药、森林用药等)可按农药安全性毒理学评价程序规定的项目作适当增减(如变更动物的品种、给药途径等)。

问题 4 如何根据一组致突变实验结果判定下一步实验?

(1) 进行 3 项致突变实验的农药,如 2 项或 3 项实验结果为阳性,应进行致癌实验。如仅 1 项实验结果为阳性,应增做另一项同类型的致突变实验,如结果仍为阳性,应进行致癌实验;如结果为阴性,可不继续进行实验。如 3 项结果均为阴性,可不继续进行实验。

(2) 进行 2 项致突变实验的农药,如 2 项实验结果为阳性,应进行第三阶段和第四阶段的相应实验。如仅 1 项实验结果为阳性,应增做另一项同类型的致突变实验。如结果仍为阳性,应进行第三阶段和第四阶段的相应实验;如结果为阴性,可不继续进行实验。如 2 项结果均为阴性,可不继续进行实验。

(3) 进行 1 项致突变实验的农药,如实验结果为阳性,应增做另一项同类型的致突变实验。如结果仍为阳性,应进行第三阶段和第四阶段的相应实验。如结果为阴性,可不继续进行实验。

问题 5 怎样选择实验动物?

实验动物选择的基本原则:对受试物在代谢、生物化学和毒理学特征与人最接近的物种;自然寿命不太长的物种;易于饲养和实验操作的物种;经济并易于获得的物种。

必须使用具有合格证的实验动物。实验动物在购进之后,应雌雄分开饲养。一般应进行 5~7 天的检疫,在此期间应多次观察动物,及时剔除不健康的动物。

最常用的啮齿类是大鼠和小鼠,非啮齿类是犬。豚鼠常用于致敏实验、兔常用于皮肤刺激实验和眼刺激实验。遗传毒理学实验多用小鼠,致癌实验常用大鼠和小鼠,致畸实验常用大鼠、小鼠和兔,迟发性神经毒性实验常用母鸡。

问题 6 检测报告如何书写?

检测报告书应包括如下内容:

(1) 目录、摘要、前言、材料和方法、结果和讨论、结论等。

(2) 实验题目、代号、委托单位及试验实施单位名称和地址、实验开始和终止日期、实验报告书的唯一性编号。

(3) 供试物和对照物的名称、代号、批号、纯度、含量、浓度、稳定性、编号(按实验计划书)。

(4) 动物种类、品系、等级、年龄、性别、体重、数目、来源、购入日期及饲养条件。

(5) 染毒方法、剂量、次数、染毒时间和染毒剂量设计的根据。

(6) 有可能影响数据质量的环境因素。

(7) 观察项目、测定指标的频率和方法。

(8) 分析处理数据的统计学方法。

(9) 实验结果讨论及结论。

(10) 项目负责人及与试验有关的实验人员姓名。

(11) 最终报告书完成的日期。

(12) 项目负责人、质量保证部门负责人及机构负责人签名。

问题 7　实验中应注意的问题?

(1) 毒理学安全性评价是法规毒理学的一部分。在对受试物进行毒理学安全性评价时一定要遵循有关机构的规范或指南。

(2) 安全性评价应进行质量控制/保证,全面贯彻执行 GLP,这是实现国内外实验室之间数据通用的基础。

(3) 在实验设计和实施时注意贯彻 3R 原则,即替代、减少和优化。

(4) 毒理学安全性评价实验主要是对受试物的毒效应的筛选,在必要时应进行靶器官毒理学研究,进一步研究毒作用模式和机制研究。

(5) 在综合分析的基础上做出结论。

附录一　急性经口毒性实验

(一) 实验目的与方法

化学毒物经口染毒的方法是毒理学中重要的基本技术之一,急性经口毒性实验是研究化学物毒性效应的基本实验。通过该实验学习化学物毒理学实验的设计原则,掌握经口灌胃技术、随机分组方法和半数致死剂量(LD_{50})的计算方法。

在 24 小时内一次或多次灌胃给予实验动物一定剂量的受试物后,观察其发生的各种中毒表现及其严重程度,中毒死亡特征和死亡数量,观察受试物毒性反应与剂量的关系,求出半数致死剂量(LD_{50}),对受试物进行急性毒性评价。

(二) 试剂与材料

1. 实验动物　健康小鼠或大鼠,小鼠体重 18～25 g,大鼠体重 180～240 g,雌雄各半。动物总数和每组动物数应根据不同 LD_{50} 计算方法而定。

2. 器材　注射器(0.25ml、1ml、2ml、5ml)、吸管(0.1ml、0.2ml、0.5ml、1ml、2ml、10ml)、容量瓶(10ml、25ml、50ml)、烧杯(10ml、25ml、50ml)、滴管、灌胃针(大鼠、小鼠适用)、电子天平(感应量 1/10 000g)、动物体重秤、外科剪刀、镊子。

3. 试剂　受试化合物、苦味酸酒精饱和溶液或其他染色剂。

(三) 操作步骤

1. 健康动物的选择　见实验十。

2. 性别鉴定　见实验十。

3. 动物称重、编号和分组　见实验十。

4. 受试物配制

(1) 受试化学物的量取:称量法(固体或黏稠液体)和吸量法(稀薄液体)。

(2) 受试化学物的稀释:①等浓度稀释法;②等容量稀释法。

5. 灌胃　见实验十。

6. 动物中毒症状和死亡情况观察　染毒后观察动物的中毒症状、发生时间、发展过程及其变化规律,死亡情况及死亡时间,必要时进行尸检,做好实验记录。

7. LD_{50}计算 应用寇氏法求出 LD_{50}及 95%的可信限范围。

（四）结果评定

根据实验动物中毒症状、死亡时间、LD_{50}及急性作用带，参照相应的急性毒性分级标准进行评定，判断该受试物的毒性大小及毒性特征。

附录二　急性经皮毒性实验

（一）实验目的与方法

学习皮肤染毒技术，掌握经皮急性毒性实验的步骤和方法。

在实验动物体表脱毛部位的完好皮肤上定量涂敷不同剂量的受试物，观察吸收后动物出现的各种中毒表现和死亡情况，求出该受试物经皮 LD_{50}。

（二）试剂与材料

1. 实验动物 健康成年大鼠，体重 200～300 g，每组大鼠 8～10 只，雌雄各半。

2. 器材 剪刀、细玻璃棒、棉球、医用纱布、油纸、无刺激性胶布或网孔尼龙绷带、动物秤。

3. 经皮肤吸收的受试物。

（三）操作步骤

（1）选择健康实验动物，称重、编号，随机分组。

（2）剂量分组：根据预实验结果确定。

（3）动物脱毛：剪掉大鼠背部中线两侧的被毛，一般脱毛区为动物体表面积的 10%左右。

（4）染毒：将动物固定，将适量受试物均匀涂敷于脱毛区（不同剂量组，需配不同浓度的受试物），用油纸和两层医用纱布覆盖、再用无刺激性胶布或网孔尼龙绷带加以固定。受试物与皮肤接触 4h 后取下包扎，用温水洗净皮肤上的残存受试物，观察动物的中毒表现和两周内死亡情况。

（5）计算 LD_{50}及其 95%可信限。

（四）结果评定

根据实验动物中毒症状、死亡数量和死亡时间以及 LD_{50}，参照相应的急性毒性分级标准进行评定，判断该受试物的毒性大小及毒性特征。

附录三　急性经呼吸道毒性实验

（一）实验目的与方法

学习静式吸入染毒技术，掌握测定 LC_{50}的实验步骤和方法。

将实验动物置于具有固定体积的染毒柜内，再加入定量的易挥发液态受试物或一定体积的气态受试物，形成所需的受试物空气浓度。接触一定时间（一般为 2h）后，观察动物的中毒症状，并根据动物的死亡情况和相应的受试物浓度，求出 LC_{50}。

（二）试剂与材料

1. 实验动物 健康成年小鼠或大鼠若干只，雌雄各半。

2. 器材 静式吸入染毒柜（体积应能满足实验期间动物最低需气量的需要）、吸管（0.2ml，0.5ml，1.0ml，5.0ml）、吸球、动物秤。

3. 受试物（易挥发液体）。

（三）操作步骤

（1）选择健康实验动物，称重、编号，随机分组。

（2）剂量分组：根据预实验结果确定。

(3) 呼吸道吸入染毒：取已分组的小鼠或大鼠，放入各静式染毒柜内，加盖，开启小电扇。依设计剂量浓度及各染毒柜体积，计算需要加入的受试物的量。将液态受试物经加药孔加到接物蒸发器上，密封后计时。

(4) 染毒浓度的计算：静式染毒过程中，应从采气样孔抽取气样进行分析，确定染毒柜内受试物的实际浓度。另外，受试物浓度也可采用计算的方法：

1) 对于易挥发液态受试物可用下式计算：

$$c=\frac{ad}{L}\times 1000$$

其中：c：为试验设计的染毒浓度，mg/L；a：应加入的受试物的量，ml；d：受试物的比重；L：染毒柜的溶剂，L。

由此公式可根据试验设计的染毒浓度，用下式计算出加入液态受试物的 ml 数。

$$a=\frac{c\times L}{d\times 1000}$$

2) 对于气态受试物，加入量按 ml 计，可根据染毒柜容积折算成 ppm。但急性毒性试验多以 mg/m^3 为单位，可按下式将 ppm 换算为 mg/m^3。

$$mg/m^3=\frac{M\times ppm}{22.4}$$

其中：M 为受试物分子量(表 11-1)。

表 11-1　实验动物每小时最低需气量

	小鼠	大鼠	豚鼠	猫	家兔	狗
呼吸量(L/h)	1.45	10.18	10.18	19.3	42.25	312.6
最低需气量(L/h)	4.5	30.54	30.54	57.9	126.8	97.8

有关易挥发液态化合物浓度的计算公式、实验动物每小时最低需气量和不同体积染毒柜应放置动物数量也可参考相关书籍。

(5) 动物中毒情况观察 观察、记录动物的中毒表现和死亡情况。

(6) 计算 LC_{50} 及其 95%可信限。

(四) 结果评定

根据实验动物中毒症状、死亡时间、LC_{50}，参照相应的急性毒性分级标准进行评定，判断该受试物的毒性大小及毒性特征。

附录四　眼刺激实验

(一) 实验目的与方法

掌握急性眼刺激试验的操作步骤，观察受试物对动物眼睛产生的各种刺激反应及恢复情况，并对其所致的刺激强度作出评价。

将受试物滴入或涂入动物一侧眼结膜囊内，另一侧用赋形剂作为对照。在停止接触后的不同时间观察角膜、虹膜及结膜的反应情况，根据评分标准判断受试物对眼刺激的强度。

(二) 试剂与材料

1. 实验动物　健康成年白色家兔，3～6 只。实验前 24h 检查动物双眼，有异常者不得使用。

2. 器材　手术剪刀、动物秤。

3. 受试物　液态物质使用原液或按实验设计要求稀释至一定浓度；固态物质先研磨成细粉，再用赋形剂配制至一定浓度。

（三）操作步骤

(1) 选择健康实验动物，称重、编号，检查动物双眼，有无异常。

(2) 染毒：采用同体自身对照。轻轻拉开一侧下眼睑，将受试物 0.1ml 或 0.1g 滴入或倒入一侧结膜囊内，立即轻轻闭合约 1min，24h 内不做冲洗。另一侧眼为对照。

(3) 刺激反应观察：给予受试物后 1h、24h、48h、72h，肉眼观察家兔眼角膜、虹膜及结膜的损伤情况。另外，观察眼损伤的恢复情况，最长观察期可至第 21 天。

（四）结果评定

将每只动物不同观察时间角膜、虹膜及结膜的刺激反应的分值分别相加，即为该动物各时点眼刺激反应的总积分。所有动物各时点刺激反应总积分之和除以动物数，就是受试物在不同时间点对眼刺激反应的平均积分。取平均积分最高者，按农药登记毒理学试验方法(GB 15670-1995)中规定的标准进行眼刺激强度评价(表 11-2)。

表 11-2　眼刺激强度评分标准

眼黏膜反应情况	评分
结膜	
A 充血状态(指睑结膜、球结膜部位的血管)	
血管正常充血	0
血管充血，呈鲜红色	1
血管充血，呈深红色，血管不易分辨	2
弥漫性充血，呈紫红色	3
B 水肿	
无水肿	0
轻微水肿	1
明显水肿，伴有部分眼睑外翻	2
水肿至眼睑半闭合	3
水肿至眼睑超过半闭合	4
C 分泌物	
无分泌物	0
少量分泌物	1
分泌物使眼睑和睫毛潮湿或粘着	2
分泌物使整个眼区潮湿或粘着	3
总积分＝(A＋B＋C)×2，最高积分为	20
角膜	
A 浑浊(以最致密部位为准)	
无浑浊	0
散在或弥漫性浑浊，虹膜清晰可见	1
半透明区易分辨，虹膜模糊不清	2
出现灰白色半透明区、虹膜细节不清，瞳孔大小勉强看清	3
角膜不透明，由于浑浊，虹膜无法辨认	4
B 角膜受损范围	
＜1/4	1
1/4～1/2	2
1/2～3/4	3
3/4～1	4
总积分＝A×B×5，最高积分为	80
虹膜	
正常	0
皱褶明显加深、充血、肿胀，角膜周围有轻度充血，瞳孔对光仍有反应	1
出血，肉眼可见破坏，对光反应消失(或出现其中之一反应)	2
总积分＝积分×5，最高积分为	10
结膜、角膜、虹膜反应，累加最高积分为	110

表 11-3　眼刺激评价标准

累加最高积分	刺激强度	累加最高积分	刺激强度
0～5	无刺激性	30～60	中度刺激性
5～15	轻刺激性	60～80	中度～重度刺激性
15～30	刺激性	80～110	重度刺激性

附录五　皮肤刺激实验

(一) 实验目的与方法

测定受试物对动物皮肤是否有刺激或腐蚀作用。

受试物应以一次剂量或多次剂量涂(敷)于健康的无破损的皮肤上。

(二) 试剂与材料

1. 实验动物　皮肤完好健康的成年白色家兔，3～6 只。

2. 器材　手术剪刀、动物秤。

3. 受试物　液态物质使用原液或按实验设计要求稀释至一定浓度；固态物质先研磨成细粉，再用赋形剂配制至一定浓度。

(三) 操作步骤

(1) 试验前 24h，剪掉动物背部脊柱两侧背毛，不可损伤表皮，去毛范围约 6cm×6cm。

(2) 取受试物 0.5ml(g)涂在动物皮肤上，然后用一层油纸覆盖，再用无刺激性胶布和绷带加以固定，另一侧作为对照，敷用时间一般为 4h。

(3) 按表 11-4，表 11-5 进行皮肤反应积分和刺激强度评价。

表 11-4　皮肤刺激反应评分

A 红斑形成	积分	B 水肿形成	积分
无红斑	0	无水肿	0
勉强可见	1	勉强可见	1
明显红斑	2	皮肤隆起轮廓清楚	2
中等～严重程度	3	水肿隆起约 1mm	3
紫红色红斑并有焦痂形成	4	水肿隆起超过 1mm，范围扩大	4
		总分	A+B

表 11-5　皮肤刺激强度评价

强度	分值	强度	分值
无刺激性	0～0.4	中等刺激性	2.0～5.9
轻度刺激性	0.5～1.9	强刺激性	6.0～8.0

(四) 结果评定

按上述评定标准和指标的最高分值判断受试物的皮肤刺激作用的有无或刺激的强弱。

附录六　皮肤致敏实验

(一) 实验目的与方法

测试动物在反复接触受试物后，机体产生免疫传递反应的可能性，从而确定受试物的变态反应性。

动物在第一次接触受试物后一段时间，再次给予激发接触。通过激发接触能否引起皮肤反应确定受试物有无致敏作用。

(二) 试剂与材料

1. 实验动物　白色豚鼠，每组 10～20 只。

2. 器材　手术剪刀、动物秤。

3. 受试物 受试物剂量:致敏浓度允许引起皮肤轻度刺激反应(即最高耐受浓度)。激发浓度一般应低于致敏浓度,不得引起原发刺激性皮肤炎症反应。

(三)操作步骤

接触致敏的发病过程包括致敏(诱导)和激发两个阶段。

1. 致敏接触 试验前 24h 在豚鼠背部左侧剪毛 3cm×3cm,将受试物 0.1～0.2ml(0.1～0.2g)涂在 2cm×2cm 滤纸上,并将其敷贴在去毛区,然后用一层油纸覆盖,再用无刺激性胶布和绷带加以固定,持续 6h。第 7 天和第 14 天以同样方法重复一次。

2. 激发接触 试验前 24h 在豚鼠背部右侧剪毛 3cm×3cm,末次致敏后 14～28 天,将受试物 0.1～0.2ml(0.1～0.2g)或低于致敏浓度的受试物敷贴在去毛区,持续 6h。每日观察至 12 天。

3. 试验需设阴性对照组(仅给激发接触)。

(四)结果评定

按表 11-6 述评定标准进行皮肤反应强度评分。凡能引起 10%以下动物致敏,即 1/15 或 1/20 动物致敏,可认为该受试物为弱致敏物,依以下分级标准类推。

表 11-6 致敏率

致敏率(%)	分级	强度分类	致敏率(%)	分级	强度分类
0～8	Ⅰ	弱致敏物	65～80	Ⅳ	强度致敏物
9～28	Ⅱ	轻度致敏物	81～100	Ⅴ	极强致敏物
29～64	Ⅲ	中度致敏物			

附录七 Ames 实验

(一)实验目的与方法

鼠伤寒沙门菌营养缺陷型回复突变试验是遗传毒理学体外试验,遗传学终点是基因突变,用于检测受试物能否引起鼠伤寒沙门菌基因组碱基置换型或移码型突变。

鼠伤寒沙门菌突变型菌株为组氨酸缺陷型(his—),在无组氨酸培养基上不能生长,而在含组氨酸培养基上则可正常生长。致突变物可使沙门菌突变型回复突变为野生型(表现型),因而在无组氨酸培养基上也能生长。故可根据在无组氨酸培养基上试验菌株能否形成菌落以及形成菌落的多少,确定受试物是否具有致突变性及致突变性的强弱。

(二)试剂与材料

1. 器材 低温高速离心机,低温冰箱(−80℃)或液氮罐,净化工作台,恒温培养箱,恒温水浴箱,蒸气压力锅,匀浆器。

2. 培养基 营养肉汤培养基、营养肉汤琼脂培养基、底层培养基、顶层培养基。

3. 菌株 试验菌株用鼠伤寒沙门氏突变型菌株 TA97、TA98、TA100 和 TA102。

(三)操作步骤

在底层培养平皿上做好标记。取已融化并在 45℃水浴中保温的顶层培养基一管(2ml),依次加入受试物溶液 0.1ml,测试菌液 0.05～0.2ml(需活化时加 10% S_9混合液 0.5ml),迅速混匀,倒在底层培养基上,转动平皿使顶层培养基均匀分布在底层上,平放固化,37℃培养 48h 观察结果。

(四)结果评定

计数培养基上的回变菌落数。如在背景生长良好条件下,受试物每皿回变菌落数增加一倍以上,并有剂量-反应关系,或至少某一测试点有重复的并有统计学意义的阳性反应,即可认为该受试物为致突变物质。当受试物浓度达到 5mg/皿仍为阴性者,可认为是阴性结果。

报告的试验结果应是两次以上独立实验重复的结果。如果受试物对 4 种菌株(加和不加 S_9)平皿掺入试验均得到阴性结果,可认为此受试物对鼠伤寒沙门菌无致突变性。如受试物对一种或多种菌株(加或不加 S_9)平皿掺入试验为阳性结果,即认为此受试物是鼠伤寒沙门氏菌的致突变物。

附录八　小鼠骨髓细胞微核实验

(一) 实验目的与方法

目的是检测断裂剂和部分非整倍体致突变剂,但不能检出因诱发染色体不分离所导致非整倍体的致突变剂。要求学生学习和掌握小鼠骨髓多染红细胞(polychromatic erythrocytes,PCE)微核检测方法。

微核实验是用于检测干扰细胞有丝分裂和(或)引起染色体损伤的实验方法。微核是细胞有丝分裂后期不能进入子代细胞核、滞留在胞质的染色体断片或整条染色体,大小相当于细胞直径的 1/20～1/5,呈圆形或杏仁状,其染色与细胞核一致。

(二) 试剂与材料

1. 器材　载玻片、玻璃染色缸、电吹风、晾片架、光学显微镜、计数器、干净纱布、解剖用中剪刀、小镊子、中镊子、固定针、解剖板等。

2. 试剂　甲醇、Giemsa 储备液、磷酸盐缓冲液、小牛血清、二甲苯。

(三) 实验动物

选用 20g～25g 健康小鼠,每组 10 只,雌雄各半,设 3～4 个实验组,同时设阴性对照组和阳性对照组(环磷酰胺,40mg/kg,腹腔注射)。

(四) 操作步骤

骨髓微核实验一般采用间隔 24h 两次染毒方式,于最后一次染毒后 6h 取材。

1. 取材　将受试动物颈椎脱臼处死,立即取出股骨,剔净肌肉及其他软组织,用纱布擦净血污,剪去两骨端暴露骨髓腔。

2. 骨髓细胞制备和涂片　用注射器取小牛血清适量,反复仔细冲洗骨髓腔,冲洗下来的骨髓直接滴于载玻片上,推片,晾干。

3. 固定　用甲醇固定 5～10min,晾干。

4. 染色　用 Gimesa 染液染色(10～15min),蒸馏水冲洗,晾干。

5. 结果观察　先在低倍镜下粗检,选择细胞分布均匀、疏密适度、形态完整、染色良好的区域,再在油镜下按一定顺序进行 PCE 和微核计数。

(五) 结果评定

每只动物应计 1000～2000 个 PCE,记录其中有微核的 PCE 数,并计算微核细胞率,以千分率表示。

附录九　小鼠骨髓染色体畸变分析

(一) 实验目的与方法

学习动物骨髓细胞染色体标本制作,了解动物体内染毒及染色体畸变类型。

制备细胞分裂中期相染色体标本,在光镜下直接观察染色体数目和形态变化。为收集足够的中期相细胞,在收获细胞前,用秋水仙碱或乙酰甲基秋水仙碱处理,以阻断微管蛋白的聚合,抑制细胞分裂时纺锤体的形成,使分裂间期和前期的细胞停留在中期相。细胞通过低渗,使染色体均匀散开,然后固定、染色,可在油镜下观察。

(二) 试剂与材料

1. 器材　离心机、10ml 刻度离心管、光学显微镜、恒温水浴锅、小剪刀、小镊子、中剪刀、中镊子、

5ml 注射器、乳头吸管、载玻片、量筒。

2. 试剂 甲醇、冰乙酸、Giemsa(姬姆萨)储备液、0.04%秋水仙素溶液、0.07mol/L 磷酸二氢钾溶液、0.07mol/L 磷酸氢二钠溶液、pH6.98 磷酸盐缓冲液、0.4%氯化钾水溶液、0.85%生理盐水。

(三) 操作步骤

1. 动物选择 选用 18～24g 健康小鼠，雌雄各半。

2. 注射秋水仙素 全部受试动物于处死前 2～4h 腹腔注射秋水仙素，剂量为 4mg/kg。

3. 骨髓细胞的制备 末次染毒后 6h 颈椎脱臼处死小鼠，立即取出股骨，擦净血污，剪去两侧骨骺端，用注射器吸取 4～5ml 生理盐水冲洗骨髓腔，将骨髓冲入 10ml 离心管内，用乳头吸管反复吹打，使细胞分散，制成骨髓细胞悬液。1000r/min 离心 10min，弃去上清，留下沉淀的骨髓细胞做进一步处理。

4. 低渗 在沉淀物中加入 4%氯化钾溶液 5ml，用乳头吸管吹打均匀，于 37℃水浴中恒温 15～20min，以 1000r/min，离心 10min，弃去上清。

5. 固定 在沉淀物中加入 3:1 甲醇和冰乙酸溶液(临用前现配)，再用乳头吸管反复吹打，使细胞均匀分散。静止 15min 后，以 1000r/min 离心 10min，弃上清，重复上述步骤一次。最后离心管内留 0.5ml 左右固定液，用乳头吸管将沉渣吹打成均匀的混悬液。

6. 制片 载玻片应事先脱脂、擦净，置于－20℃冰箱中。制片时取出载玻片，用乳头吸管吸取混匀的细胞悬液，从玻片上方 3～5cm 处滴片，每张片子滴 2～3 滴细胞悬液，使细胞自然分散。

7. 干燥 将制好的片子置空气中自然干燥。

8. 染色 用 Gimesa 染液染色(15～30min)，蒸馏水冲洗，晾干。

9. 阅片 先在低倍镜下选择背景清晰、轮廓清楚、染色体形态和分散良好的部位，再于油镜下进行分析。每只动物至少应分析 100 个中期分裂象细胞。

(四) 结果评定

以每只动物为观察单位，每只动物观察 100 个中期分裂象细胞，计算其畸变细胞率，阴性和阳性对照组的畸变率应与所用动物的种属及有关资料相符。各实验组畸变细胞率与阴性对照组比较，差异有统计学意义，并有剂量反应关系，或某一剂量组呈现可重复的并有统计学意义的增加，则此受试物骨髓细胞染色体畸变实验呈阳性。

(张　旸)

实习十二　儿童生长发育测量与评价

生长发育是反映儿童青少年个体和群体健康状况的主要内容，完整的生长发育应包括身、心两个方面，两者相辅相成、相互影响。身体发育由体格、生理功能和运动素质等共同构成，而心理发育既涵盖心理认知（如感知、记忆、思维、想象力等），也包括情绪、气质、个性、性格以及行为等。

人的生长发育是从受精卵发育开始直至成年期，是一个长期的过程，包括许多复杂的现象。由于儿童青少年的生长发育一直处于动态的变化中，故客观而全面地了解和评价其发育状况，对掌握儿童的健康状况至关重要。

一、儿童生长发育测量

（一）实习目的

生长发育测量主要应用体质测量学（physical anthropometry）方法进行，是了解儿童少年身体结构、生长发育规律和体质健康监测的基本手段。

通过本实习，首先应掌握生长发育研究常用的人体形态、功能指标的测量方法及其注意事项；熟悉有关器械的使用和校准方法；了解常用的青春期性发育检查方法。

（二）测量仪器

身高坐高计（或人体测高计、马尔丁测高计、卧式身长计）、杠杆式体重秤、带 mm 刻度的胸围尺、测径规、皮褶厚度计、回转式肺活量计、握力计、背肌力计、水银柱血压计、秒表。

（三）实习要求

正确使用测量仪器对幼儿或小学生进行生长发育的测量。

填写实习报告：

姓名：　　　　　　性别：　　　　　　年龄：

形态学指标：

身高：________cm　　　　体重：________kg　　　　坐高：________cm

胸围：________cm　　　　头围：________cm

肩宽：________cm　　　　盆宽：________cm

上臂围：紧张：________cm　　　　放松：________cm

肱三头肌皮脂厚度：________mm

机能指标：

肺活量：__________ml

握力：左手：__________kg　右手：__________kg

背肌力：__________kg

血压（收缩压/舒张压）：______________mmHg

脉率：__________次/分钟

台阶指数：

报告日期：

测量者：

附录一 人体测量方法

(一) 人体测量要求

(1) 所用测量仪器须经过严格校准,器械误差在允许范围内。

(2) 被测者在裸露条件下,保持正确的测量姿势,按规定的测量点和测量方法进行测量,记录数据精确到小数点后一位。

(3) 统一测量时间和记录方法。

(二) 人体测量方法

1. 体格指标的测量

(1) 身高(stature,height):指立位时颅顶点到地面的垂直高度,是生长发育中最具有代表性的指标之一。

测量通常使用金属制或木制立柱式身高计或身高坐高计。

身高坐高计:一个长 2m 的立柱垂直固定于方木底台上,沿立柱左侧有 cm 和 mm 刻度;立柱上装有可移动的滑测板;板与底台平行,与立柱垂直;40cm 高处装有可以翻开测坐高用的活动坐板。

人体测高计:由带 mm 刻度的主尺、底座、顶端固定尺座、套在主尺上的活动尺座及直尺组成。

马尔丁测高计:结构与人体测高计同,但无底座,特点是携带方便。

卧式身长计:用于 3 岁前婴幼儿的。须注意,卧位身长通常比同一个体所测的立位身高值大 2～3mm。

测量前准备:使用前应用水平仪检查身高计是否放置平稳;用直角尺检查滑测板与立柱(或活动尺)是否垂直;用标准钢卷尺校正刻度尺,要求 1m 的误差不超过 0.2cm。

测量要求:受测者脱去鞋帽,仅穿内衣裤,立正姿势站在底板上,两手自然下垂,足跟靠拢,足尖分开约 45°;足跟、臀部和肩胛部三点紧靠立柱,躯干自然挺直,头部保持眼耳水平位,两眼平视前方。测试者立于右侧,轻轻移动滑测板向下,直到与颅顶点接触。记录所示数值。以 cm 为单位,记录到小数点后一位。测量误差不得超过 0.5cm(图 12-1)。

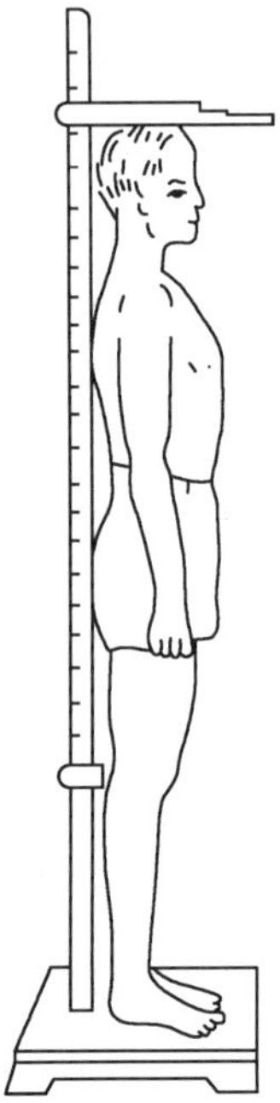

图 12-1 测量身高的姿势

(2) 坐高(sitting height):坐位时头顶点至椅面的垂直距离,可反映躯干生长状况;与身高结合可说明下肢与躯干的比例关系。

测量使用身高坐高计。要求:受测者脱帽,坐板上,骶骨部、两肩胛间紧靠立柱,躯干自然挺直,头部与测身高时姿势同,两腿并拢,大、小腿呈直角;测量者移动滑测板轻压头顶点后读数,测量误差不得超过 0.5cm。

(3) 体重(body weight):体重是人体总的质量,综合反映骨骼、肌肉、皮下脂肪及内脏的质量,在一定程度上反映营养状况。

测量使用杠杆式体重计或电子秤,但不能用弹簧秤。测定时将体重计水平放置,并在使用前调节零点;用标准砝码校准体重计的准确度(50kg)和灵敏度(体重±0.1kg)。杠杆式婴儿秤要求每 20g 刻度间距在 2mm 以上。

测量方法:受试者排空大小便,穿短内裤(女孩可带乳罩或穿小背心),赤足轻轻踏上秤台,直立于正中或坐于座板上,手不乱动或接触其他物体。调整砝码至杠杆平衡,记下读数至最小刻度,测量误差不超过 0.1kg。

(4) 胸围(chest circumference):表示胸腔容积、胸背肌发育和呼吸器官的发育程度。

测量前将带 mm 刻度的胸围尺先用钢尺校正,误差不得超过 0.2%。

测量方法:受试者裸上身安静站立,两臂下垂,均匀平静呼吸。测量者面对被测者,将带尺上缘经背侧肩胛骨下角下缘绕至胸前两乳头的中心点上缘测量。对乳房已开始发育的少女,以胸前锁骨中线第四肋处为测量点。在被试者呼气末而吸气尚未开始前读数记录，为平静状态下胸围。再令受试者作最大深吸气，终末测其吸气胸围；稍停再令其作最大深呼气，终末测其呼气胸围；两者之差为呼吸差。胸围测试误差不得超过1cm(图12-2)。

(5) 头围(head circumference)：反映颅脑发育状况，是学龄前儿童(尤其婴幼儿)重要的生长发育指标。

使用1.5～2.0m塑料软卷尺(内垫细钢丝以防抻拉)测量(最小刻度0.1cm)。测量前使用钢卷尺校正，误差不得超过0.2cm。

测量方法：受试者安静站立，两臂下垂，均匀平静呼吸。测量者面对儿童，将卷尺初始端固定于眉间最突出点，水平环绕头部，经枕骨隆突，再向眉间围拢。在卷尺始端重叠点读数。测试误差不超过0.1cm。

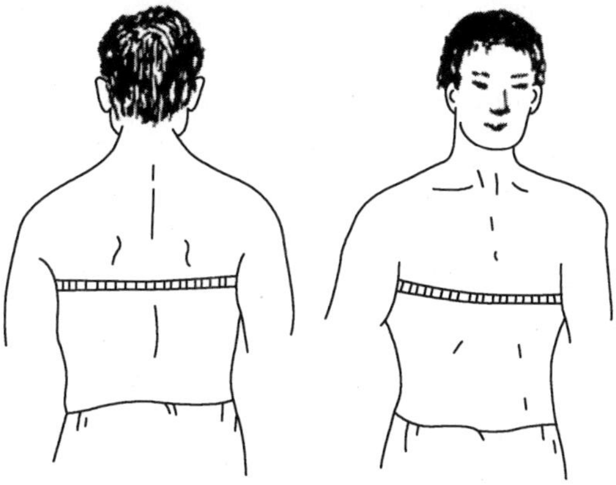
图12-2 测量胸围时卷尺的位置

(6) 肩宽(shoulder breadth)和骨盆宽(crista breadth)：肩宽和骨盆宽，是反映男女体态特征、衡量青春期体格发育水平的重要指标。

使用测径规，仪器误差不得超过0.5cm。

测量方法：肩宽为左右肩峰点间的直线距离。受试者自然站立，两足分开与肩同宽，两肩放松。姿势同测胸围。测量者在受试者正后方，用两手食指沿肩胛冈向外摸到肩峰外侧缘中点，用测径规测量并读数。骨盆宽为左右髂嵴点间的直线距离。使用仪器、受试者和测量者位置与肩宽测量同。用食指摸到受测者两髂嵴外缘最宽处，用测径规测量并读数。两指标的测试误差都不得超过0.5cm。

(7) 其他围度

1) 上臂围(biceps circumference)有两项指标：①上臂紧张围：被测者用力屈曲肘关节、在肱二头肌最隆起处测量读数。②上臂放松围：放松上臂，自然下垂，在原处测量读数。5岁以下小儿只测“放松围”，因此时肌肉未发育，主要反映的是局部皮下脂肪的累积状况，即营养状况。而6岁以上学龄期儿童少年需要测上臂紧张围和上臂放松围，两者之差反映上臂肌肉的发育程度。

2) 腰围(waist circumference，WC)：为腰部最细部位水平围绕一周的围长。反映腰部脂肪累积程度，也是间接衡量中心型肥胖的核心指标。

3) 臀围(hip circumference，HC)：通过臀大肌最突点的水平围长。反映臀部脂肪的累积程度。

4) 大腿围(thigh circumference)：反映大腿肌肉发育程度。受试者自然站立，两腿稍分开，测试者站其左侧，卷尺由左腿臀肌皱纹下，经腿间水平绕至大腿前面测量其围度，并读数。

5) 小腿围(calf circumference)：反映小腿肌肉发育程度。受试者自然站立，使身体重量平均落于两下肢上，将卷尺绕腓肠肌最隆起处测量并读数。

(8) 皮褶厚度(skinfold thickness)：为人体成分中脂肪定量的客观指标之一。常用以推算全身体脂含量，判断营养状况，评价体成分。常用的测试部位有：

1) 肱三头肌部：位于肩峰点与桡骨点连线中点、肱三头肌的肌腹上。

2) 肩胛下角部：位于肩胛下角下端约1cm处，皮褶方向与脊柱成40°角。

3) 腹部：锁骨中线与脐水平线交叉处水平位。

4) 大腿部：腹股沟中点与髌骨顶连线中点和下肢长轴平行的皮褶。

皮褶厚度使用皮褶厚度计测量。在测量前需要调整皮褶厚度计的零点，校正压力，将仪器臂钳的两个接触点间的压力调整至10g/mm²范围内。

测量方法：测量者右手持皮褶厚度计，张开两臂，用左手拇、食指将测试皮肤和皮下组织捏紧提起(拇、食指间约保持3cm距离)，将皮褶计在距离手指捏起部位附近处钳入约1cm，放开活动把柄，读指针数值并记录。测试误差不得超过5%。

2. 功能发育的测量

(1) 肺活量(vital capacity):肺活量是指一次尽力深吸气后能呼出的最大气量,反映肺的容量及呼吸肌的力量。在使用回转式肺活量计前,应检查有无漏气、漏水,然后盛满与室温相近的清洁水至标志线。

仪器校正方法:用带有准确刻度的量瓶(最小刻度<20ml)连接于吹嘴橡皮管上(不得漏气),按1000ml、2000ml、……、5000ml 顺序导入空气,记录肺活量计上读数,反复 3 次求平均值,再计算差值,误差应在 50ml 内。

具体测量方法:在已充满水的肺活量计内插入温度计,测温度后移动肺活量计读数指针基部至相应的摄氏度处为零点;消毒吹口。受试者取直立位,先做一两次扩胸动作,然后尽力深吸气,吸满后憋住气,再向肺活量计口嘴内以中等速度尽力深呼气,直到不能再呼气为止读数。每人测 3 次,选最大值记录。

(2) 握力(grip strength):握力用于反映上肢肌肉的力量。常用的有指针式蹬型握力计和椭圆形钢圈握力计。前者可通过调节内外蹬距,来适应受检者手的大小。

测前先调整握力计握距,将握力计指针拨至零点。测量时令受试者取直立位,手持握力计,双足分开半步,手臂自然下垂,握力计离身侧 10cm 左右,勿与身体和衣物相触,也不可臂靠腰部或其他物件。全力握紧把柄至不能再用力为止,记下读数(千克“kg”或牛顿“N”)。左右手都测,各重复 3 次,记录最大值。

(3) 背肌力(back strength):背肌力又称拉力,反映腰背部及上、下肢大部分肌肉的力量。可使用指针式背肌力计来测量。

在测量前先校正背肌力计,注意刻度单位是 kg 或 N(1kg=9.80665N)。受试者预先做腹部活动,然后双脚立于脚踏盘上,躯干向前倾斜 30°,两臂及两腿伸直,调节链条长短使把柄高度到膝盖水平,将指针拨至零点。受试者双手紧握把柄,用最大背部力量向上牵拉至不能再用力,记录读数,反复测 3 次,取最大值记录。牵拉时宜以中等速度徐徐提起,不能过慢或过猛。患腰背痛、疝者、女性经期及妊娠期禁测。

(4) 血压(blood pressure):最常用水银柱血压计。自动血压计虽使用方便,但精确度较低,人群监测时易出现系统误差,除非 3 岁以下小儿用听诊法较困难时才考虑应用。

测量前准备:①应为不同年龄儿童选择适宜宽度袖带(有 5cm、6cm、8cm、10cm、12cm 和 13cm 等型号,配相应的长度),宽度应能覆盖上臂的 2/3 左右,长度包绕上臂 1 周,无短缺或重叠现象。袖带过窄、过短均可导致测量不准确。②要保证正确的测试体位,一律取坐位,右上臂充分暴露,注意调节椅子高度(最好使用升降式椅子),使上臂与心脏处于同一水平位。③测定前两小时内不做剧烈活动,测定前 10min 内静坐休息。对年幼儿童进行测量前应做耐心细致解释,以免因哭闹、紧张、激动、情绪紧张等原因而使血压升高。④上衣袖口不应压迫上臂,如袖口过紧,宜脱去衣袖。⑤使用水银血压计前应校正零点,水银槽内应有足量水银,以免水银柱内出现气泡。一旦出现气泡应予排除。⑥室温过高或过低,茶、咖啡和某些药物也可影响血压,测试时应尽量避免这些因素。

测量方法:水银柱血压计应平放,捆扎袖带要平整,松紧适宜,测试者用手触及桡动脉的搏动位置,将听诊器置于其上,不可施压。向气囊内充气使水银柱上升,直到脉搏动声消失,继续加气 4kPa 左右,然后开阀慢慢排气。注意充气和放气速度都不宜过快,应均匀,一般速度为 0.4kPa/s 左右。当听到第一个清晰的脉跳声时记录为收缩压。对舒张压的记录,观点尚未一致,多数以声音消失作为舒张压(消音点);若声音持续不消失,则以变音点作为舒张压,即在听到收缩压后继续放气的过程中,辨别当脉跳声由高调变为低沉的低音调时,作为舒张压(变音点)记录。为获得较为恒定的血压读数,应连续测量 3 次,以其中较接近的两次读数的均值作为受试者的血压值。

(5) 脉率(pulse rate):脉搏是在体外触得的动脉搏动,脉率为单位时间测得的脉搏次数(次/分)。脉率是反映心血管机能的重要指标,但因年龄、性别、健康状况和锻炼水平不同,在个体间有很大差异。

测定时先令受试者休息 15min,然后将右前臂平放于桌面,掌心向上。检测人用食、中、无名指的指端置于受试者腕部的桡动脉上,施以适当压力即可感到动脉搏动。连续测量 3 个 10 秒钟脉搏数,直到其中两次相同而与另一次仅一次之差时，可认为是相对安静状态。测量 30 秒钟脉搏数再乘 2，记录为脉率。计脉搏所用秒表的误差不得超过 0.2s/min。脉率易受体力活动和情绪影响而波动，故测量前两小时内不得从事剧烈活动，测量前 10min 内应静坐休息。

3. 青少年性发育的检查　性发育包括生殖器官的形态变化、功能发育与第二性征发育。

进行性发育调查前，应向青少年们解释清楚检查的目的和意义，取得他们和家长的知情同意，并得到受检学校领导和校医的配合。常用调查和检查方法如下。

(1) 月经初潮与首次遗精调查方法

1) 现状调查：对每个受检对象应了解其准确年龄，询问是否来月经或遗精，回答只需"是"或"否"。所调查的对象应是一个由连续年龄组组成、能完全包括该现象是否发生的群体；其中最小的年龄组全部未来潮或未遗精，最大的年龄组全部已来潮或已遗精。一般男、女孩分别从 10 岁、8 岁起询问，从而得出各年龄组的来潮或遗精人数。通常用概率单位回归法计算各年龄组月经来潮或遗精的发生率，并计算半数月经初潮年龄、半数首次遗精年龄及其 95% 可信区间。该方法简便、可靠，所得结果非常接近于实际的初潮或遗精年龄。

2) 前瞻性调查：适用于尚未发生月经初潮/遗精的人群。对选定人群作定期追踪观察，记录月经初潮/首次遗精的发生年龄，直至全部对象均发生初潮/遗精。该方法所得资料可靠，但需反复调查，观察时间较长。

3) 回顾调查法：要求被调查者回答是否已来月经；如已来潮，应继续询问初潮发生的时间并记录。本方法的缺点是回忆错误率较高。应用于正发生初潮的人群时，可因各年龄样本量变异而使结果偏移(低年龄组人数偏多时可使初潮平均年龄偏低，反之则偏高)。应用于已发生过初潮的人群时，往往因回忆时间晚于实际发生时间而导致初潮平均年龄偏大。统计方法有算术平均数法、百分位数法及寿命表法。前两种方法所得结果较接近，用寿命表法计算的结果偏高。该调查法费时费力，又不易获得准确结果，目前已很少用。

(2) 女性第二性征检查方法：女性第二性征检查包括乳房发育、阴毛和腋毛等指标。各项指标的发育程序大致是乳房发育 → 阴毛 → 腋毛 → 月经初潮。发育水平可分为五期(见表 12-1，表 12-2)。

表 12-1　女孩乳房发育分期

分期	表现
Ⅰ	发育前期，仅有乳头突出
Ⅱ	乳腺萌出期，乳头隆起，乳房和乳晕呈单个小丘状隆起，伴乳晕增大
Ⅲ	乳房、乳晕进一步增大，二者仍在同一丘状水平面上，乳晕色素增深
Ⅳ	乳头和乳晕突出于乳房丘面上，形成第二个小丘
Ⅴ	成熟期，乳房更大，乳晕与乳房又在同一丘面上

(据实用体质学，1993)

表 12-2　女(男)孩性毛发育分期

分期	女(男)孩阴毛分期表现	女(男)孩腋毛分期表现
Ⅰ	无阴毛	无腋毛
Ⅱ	大阴唇(阴茎根)出现淡色绒毛性细毛	腋窝外侧出现软、短而稀疏的细毛
Ⅲ	阴毛增粗色增深，开始卷曲，范围向耻骨扩展	腋窝外侧毛较密，色较深，开始卷曲并向中心部联合扩展
Ⅳ	似成人，但范围较小，毛稀疏	似成人，但范围较小，毛稀疏
Ⅴ	阴毛呈倒三角形或菱形分布，毛浓密，完成时间为成人期	毛密而长，分布在胶窝中心及后部

(据实用体质学，1993)

(3) 男性第二性征及外生殖器检查方法:男性第二性征及外生殖器的发育顺序是:睾丸 → 阴囊皮肤改变 → 阴茎增大 → 阴毛 → 腋毛 → 胡须 → 变声 → 喉结。男性外生殖器发育水平可分为五期(见表 12-3)。

表 12-3 男孩生殖器发育分期

分期	表现
G_1	青春期前,睾丸、阴囊和阴茎仍是儿童早期的大小和比例
G_2	阴囊和睾丸增大,阴囊皮肤变红,纹理改变,阴茎无变化或变化很小
G_3	主要是阴茎长度增大,睾丸和阴囊进一步增大
G_4	随着阴茎头发育增粗,阴茎增大,睾丸和阴囊继续增大,阴囊皮肤颜色加深
G_5	生殖器大小和形状已达成人水平

(据实用体质学,1993)

二、儿童生长发育评价

(一) 实习目的

了解制定生长发育"标准"的方法,并掌握用生长发育评价方法来准确评价个体或群体儿童少年的生长发育状况。

生长发育评价方法广泛用于评价个体或群体儿童少年的生长发育状况及今后发展趋势如何等;在筛查、诊断生长发育障碍、评价营养和生活环境因素对生长发育的影响,提供保健咨询建议、选拔青少年运动人才等方面作用尤为突出。评价依据的是生长发育"标准"。

通过本次实习,使学生掌握生长发育"标准"是如何制定的,以及如何利用生长发育的"标准"对个体和群体儿童青少年进行生长发育状况的评价。

(二) 实习要求

正确使用评价方法,根据所给背景资料,针对思考题积极主动思考,对儿童个体或群体的生长发育状况进行科学评价与分析。

背景资料 1

某城市一名家长携带其 11 岁女儿的生长发育体检数据来儿童生长发育研究室进行咨询,欲了解其女的生长发育状况。测量数据如下:身高 150.0cm,体重 33.0kg,胸围 65.0cm,肺活量 2050ml,握力 14.0kg。

问题 1 反映儿童青少年发育的指标有很多,最为常用的指标有哪些?

问题 2 为评价该女童的生长发育情况,如何科学地选用适合的评价标准?

问题 3 可以采用哪些评价方法对该儿童的生长发育水平进行综合评价?

等级评价法因简便实用而广泛应用,可使用该方法对该女童的身高、体重、胸围、BMI、肺活量指数等指标的发育等级进行评价。

(附:2005 年中国学生体质与健康调研报告中 11 岁汉族城女的相关指标的均值与标准差。身高:148.00±7.35cm;体重:38.82±8.77kg;胸围:69.49±7.38cm;BMI:17.58±2.96;肺活量指数:43.86±12.34)

问题 4 为预测该女孩的发育速度,还需要哪些发育指标的观测值?

根据各指标的评价结果对该女童的发育水平进行综合评定。

背景资料 2

有一城市男孩兰小明,1992 年 8 月 25 日生,在市业余游泳体校已培训 6 年。他的历次体检数据如表 12-4：

表 12-4　兰小明的历年体检数据

测量日期	身高(cm)	胸围(cm)	测量日期	身高(cm)	胸围(cm)
2000 年 6 月 10 日	131.0	58.9	2003 年 7 月 9 日	149.3	72.3
2001 年 10 月 15 日	138.5	65.0	2004 年 10 月 4 日	155.5	76.0
2002 年 9 月 1 日	145.0	70.5	2005 年 5 月 18 日	160.6	77.8

问题 1　请计算各测量日期时该男孩的年龄。

问题 2　请利用 2005 年中国汉族城市男生身高和胸围的均值和标准差，制作中国汉族城市男生的身高标准曲线图和胸围标准曲线图。

问题 3　利用坐标定位方法，把兰小明的发育测量数据标绘在同指标、同性别的标准曲线图上，评价兰小明的身高发育和胸围发育。

问题 4　通过绘制发育曲线图，体会到曲线图法评价生长发育具有哪些优点与不足？

问题 5　利用 2005 年中国汉族城市男生身高的百分位数值制作中国汉族城市 6～20 岁男生的年龄别身高百分位数曲线图，并采用该曲线图评价兰小明不同年龄段身高发育状况。

背景资料 3

某市两所幼儿园儿童身高和体重的测定资料如表 12-5。

表 12-5　某市两所幼儿园儿童的身高(cm)、体重(kg)测量值

甲幼儿园				乙幼儿园			
男 5 岁		女 6 岁		男 5 岁		女 6 岁	
身高	体重	身高	体重	身高	体重	身高	体重
114.5	19.3	114.1	17.2	119.8	28.9	109.5	15.3
121.0	23.0	114.0	19.0	109.7	16.5	109.4	15.7
122.0	30.0	132.4	27.6	111.2	17.3	112.0	15.9
117.0	19.8	113.3	16.6	112.0	18.3	115.8	20.0
136.5	20.1	118.5	20.0	111.0	20.8	119.2	17.4
119.3	20.0	118.3	20.0	117.8	20.2	113.5	17.8
124.6	37.3	118.4	19.8	110.4	17.0	113.0	15.0
117.3	19.8	119.5	22.4	116.1	18.9	112.8	20.2
114.5	17.6	119.2	21.4	119.5	21.6	114.5	19.6
111.7	23.5	118.5	20.3	117.6	19.8	115.2	18.4
111.5	18.0	116.5	19.9	119.4	21.5	116.0	20.4
110.5	16.8	114.1	17.4	113.3	17.5	116.5	19.1
119.4	20.1	111.0	16.6	111.4	16.0	115.0	20.2
107.5	16.5	110.2	16.1	114.3	20.7	114.0	18.2
107.9	16.2	110.5	18.4	113.0	17.8	115.2	18.2
116.3	19.8	118.0	20.1	115.9	19.3	114.3	17.3
110.0	18.3	120.8	23.3	119.4	32.4	116.0	17.3
113.2	22.7	118.6	18.7	100.1	14.0	115.8	18.2

续表

甲幼儿园				乙幼儿园			
男5岁		女6岁		男5岁		女6岁	
身高	体重	身高	体重	身高	体重	身高	体重
113.5	19.7	116.7	18.9	101.3	15.4	115.9	18.1
109.6	18.8	116.5	19.9	110.1	18.1	114.0	17.8
111.5	17.6	124.8	22.1	108.5	17.7	116.3	20.7
106.5	17.0	125.8	26.1	108.3	16.7	116.4	19.7
112.0	18.4	111.0	18.5	108.5	16.0	115.2	18.8
119.0	23.4	115.3	18.0	106.5	19.2	117.3	18.6
121.1	22.9	121.0	20.0	107.7	22.4	117.1	21.1
112.2	17.3	116.5	21.2	107.5	18.7	118.0	19.6
118.2	19.5	118.0	18.7	109.8	19.9	120.2	23.0
112.1	15.1	120.4	21.5	108.1	14.7	121.4	18.7
101.4	14.0	106.1	14.5	112.4	18.2	120.1	19.7
113.0	20.0	123.4	22.4	110.1	18.0	127.0	20.4

问题1　比较甲乙两个幼儿园儿童的身高、体重发育状况。

问题2　与表12-6所给的均值相比，比较甲乙两个幼儿园儿童的身高、体重等级发育状况，填入表12-7。

表12-6　WHO 3～6岁儿童身高、体重均值(1997)

年龄(岁)	身高(cm)		体重(kg)		年龄(岁)	身高(cm)		体重(kg)	
	男	女	男	女		男	女	男	女
3	94.9	93.9	14.6	14.1	5	109.9	108.4	18.7	17.7
3.5	99.1	97.9	15.7	15.1	5.5	113.1	111.6	19.7	18.6
4	102.9	101.6	16.7	16.0	6	116.1	114.6	20.7	19.5
4.5	106.6	105.1	17.7	16.8					

表12-7　甲乙两个幼儿园儿童的身高和体重发育状况的比较

性别	幼儿园	身高		体重	
		均值上人数(所占百分比)	均值下人数(所占百分比)	均值上人数(所占百分比)	均值下人数(所占百分比)
男	甲				
	乙				
女	甲				
	乙				

背景资料4

在2010年3月对红星村7～12岁儿童进行了体格发育检查，身高体重的测量结果见表12-8。

表 12-8　红星村 7～12 岁儿童身高、体重测量结果

儿童姓名	性别	出生年月	年龄(岁)	身高(cm)	体重(kg)
赵香实	女	2003.03	7	111.9	22.0
郑德权	男	2001.09	8	127.2	25.0
朴园园	女	2002.05	7	120.6	20.5
权文喜	女	2002.07	7	121.5	24.8
金美英	女	2001.10	8	129.1	24.8
卞丽丽	女	2002.05	7	125.0	24.6
徐美香	女	2002.02	8	123.0	23.9
朱学民	男	2002.01	8	122.6	24.0
许彬	男	2002.03	8	121.3	22.0
金光成	男	2000.12	9	131.4	22.2
孙海雄	男	2001.01	9	126.0	22.3
孙国林	男	2001.12	8	122.7	25.9
金坚烈	男	2001.04	8	122.0	22.5
权厚文	男	2001.04	8	129.5	30.0
李丹	女	2000.03	10	136.2	37.0
金素英	女	2001.05	8	130.7	31.0
李锦兰	女	2000.12	9	130.6	26.1
金美英	女	2001.06	8	127.2	27.0
赵福实	女	2000.05	9	120.4	24.0
文军日	男	1999.12	10	125.0	24.5
郑春锦	女	2000.08	9	137.5	32.3
崔英爱	女	1999.03	11	141.9	42.0
崔连红	女	1999.12	10	137.0	35.1
南春英	女	2000.03	10	137.5	30.8
孙林	女	2000.02	10	130.3	29.5
朴海玲	女	2000.08	9	124.0	27.5
文正日	男	1999.12	10	126.7	25.5
金明吉	男	2000.10	9	133.0	26.5
南龙	男	1999.12	10	132.6	30.2
李元哲	男	1999.02	11	133.6	33.5
金阳松	男	1998.02	12	142.2	30.2
韩莲花	女	1998.05	11	150.0	41.0
金虎日	男	1997.07	12	151.8	35.6
李相剑	男	1998.04	11	156.4	43.0
李永甲	男	1998.05	11	133.5	35.2
金先哲	男	1997.05	12	155.9	41.8
黄玉华	女	1997.07	12	148.5	46.5
许美花	女	1998.01	12	149.5	39.2
金海月	女	1998.02	12	153.6	46.8

问题 1　了解身高标准体重法儿童生长发育进行评价的优缺点。

问题 2　使用身高标准体重法对红星村儿童的发育进行营养状况评价。

附录二　生长发育的评价方法

生长发育评价是根据不同的评价目的将儿童的生长发育状况与所选用的适当的生长发育评价标准进行比较，来判定儿童的生长发育水平、生长发育的速度及生长发育的匀称程度。生长发育的评价方法广泛用于评价个体或群体儿童少年的生长发育状况。评价依据的是生长发育“标准”。这些“标准”是通过大样本横断面调查资料，按城乡、男女、年龄进行分组整理。对正态或近似正态分布资料可计算平均值、标准差、变异系数等；对非正态分布资料需计算百分位数。还可根据需要计算各种指数、年增加百分率和相关、回归等，制成各种标准评价表、图供有关部门应用。

（一）个体发育的评价

个体发育的评价内容包括发育水平、发育速度（包括趋势）和各种指标间的相互关系，以及营养状态等方面。

1. 指数法　身体指数：说明人体各部分的比例关系，借助于简单的数学公式编制成多种指数，常用以评价体型、营养状况、功能状态等。表 12-9 为中国 7～18 岁儿童少年部分常用指数均值范围。

(1) 体型指数：主要由身高、坐高、胸围、肩宽和骨盆宽组成。

身高坐高指数：反映人体躯干与下肢的比例关系，以说明其体型特点，可将个体的体型分为长躯型、中躯型和短躯型。计算公式：

$$\text{身高坐高指数}=\frac{\text{坐高(cm)}}{\text{身高(cm)}}\times 100$$

身高胸围指数：反映胸廓发育状况，用来说明人的体型。可把体型分为窄胸型（<50%）、中等胸型（≈50%）和广胸型（>50%）。计算公式：

$$\text{身高胸围指数}=\frac{\text{胸围(cm)}}{\text{身高(cm)}}\times 100$$

肩盆宽指数：反映人体的体型状况。主要适用于青春期。该指数均值曲线男女规律不同。7 岁后男性随年龄增长而下降，提示肩宽增长相对快，尤在青春期后，显示出男性阔肩粗壮、魁梧的体型；而女性该指数随年龄增长而上升，提示女性骨盆宽增长相对快，尤其在青春期后，显示出女性臀部丰满的体型特点。计算公式：

$$\text{肩宽盆宽指数}=\frac{\text{盆宽(cm)}}{\text{肩宽(cm)}}\times 100$$

(2) 营养指数：主要由身高和体重组成。

身高体重指数：表示单位身高的体重，体现人体的充实程度，也可反映营养状况。计算公式：

$$\text{身高体重指数}=\frac{\text{体重(kg)}}{\text{身高(cm)}}\times 100$$

Rohrer（劳雷尔）指数：反映人体单位体积的充实程度，可作为营养指数。计算公式：

$$\text{Rohrer 指数}=\frac{\text{体重(kg)}}{[\text{身高(cm)}]^3}\times 10^7$$

BMI 指数（body mass index）：又称体质指数，反映人体的充实程度，是一种营养指数。中国 18 岁以上的人群，该指数值≥24.0 为超重，≥28.0 为肥胖。

$$\text{BMI 指数}=\frac{\text{体重(kg)}}{[\text{身高(cm)}]^2}$$

(3) 功能指数

1) 握力指数和背肌力指数：由于肌肉力量的发展与体重有密切的关系，故借助单位体重的握力、背肌力来校正体重的影响，显示出上臂、腰背肌力。计算公式：

$$\text{握力指数}=\frac{\text{左、右手平均握力(kg)}}{\text{体重(kg)}}$$

$$背肌力指数=\frac{背肌力(kg)}{体重(kg)}$$

2）肺活量指数：由于肺活量的变化与体重有一定关系，用单位体重的肺活量更能反映出机体通气能力的大小(表 12-9)。计算公式：

$$肺活量指数=\frac{肺活量(ml)}{体重(kg)}$$

表 12-9　中国 7～18 岁儿童少年部分常用指数均值范围

指数	男	女	指数	男	女
身高胸围指数	46.7～49.9	45.5～50.1	身高体重指数	177.6～333.5	172.2～315.1
身高坐高指数	53.9～55.1	53.5～56.2	Rohrer 指数	121.2 ～110.8	109.7～125.5
肩盆宽指数	71.0～73.3	73.4～77.2	肺活量体重指数	64.6～72.9	57.0～63.4

(据中国学生体质与健康调研报告，2005)

2. 等级评价法　等级评价法主要应用于评价个体的发育水平。等级标准的制定可利用均值±标准差和百分位数等两种方法，一般采用划分成五个等级的方法(表 12-10)。

表 12-10　生长发育五等级划分

等级	均值标准差法	百分位数法※	等级	均值标准差法	百分位数法※
上等	$>\bar{x}+2s$	$>P_{97}$	中下等	$<\bar{x}-s\sim\sim\bar{x}-2s$	$<P_{25}$
中上等	$>\bar{x}+s\sim\bar{x}+2s$	$>P_{75}$	下等	$<\bar{x}-2s$	$<P_3$
中等	$\bar{x}\pm s$	$P_{25}\sim P_{75}$			

※也可按$>P_{90}$为上等，$<P_{10}$为下等分类

评价的具体方法，观察实测值处于哪个等级标准范围内，即可判断其相应的发育等级水平。中国汉族城市 6～20 岁男生的身高、体重、胸围的均值和标准差见表 12-11。

表 12-11　中国汉族城市 6～20 岁男生三项体格发育指标($\bar{x}\pm s$)

年龄	身高(cm)	体重(kg)	胸围(cm)	年龄	身高(cm)	体重(kg)	胸围(cm)
6	120.63±5.10	23.16±4.42	58.17±4.61	14	165.86±7.67	54.43±12.03	79.09±8.09
7	125.74±5.81	25.73±5.36	60.25±5.29	15	169.42±6.63	58.02±11.61	81.57±7.73
8	131.23±6.19	29.03±6.62	62.76±6.23	16	171.11±6.28	60.34±11.60	83.18±7.43
9	136.07±6.32	32.19±7.40	65.21±6.83	17	171.83±6.39	61.65±11.06	84.24±7.13
10	141.07±6.32	35.97±8.63	67.97±7.55	18	171.89±6.39	61.97±11.05	84.62±7.10
11	146.68±7.39	39.97±9.67	70.47±8.05	19	171.86±6.01	62.19±9.56	84.95±6.24
12	152.75±8.45	44.33±11.23	73.19±8.44	20	172.15±6.21	62.72±9.80	85.33±6.35
13	160.08±8.64	49.36±11.78	75.97±8.43				

(据中国学生体质与健康调研报告，2005)

3. 曲线图法　曲线图是根据离差法或百分位数法原理，将某地不同性别各年龄组儿童少年某发育指标的数值在坐标纸上制成发育曲线图，作为评价儿童少年发育的标准。

标准曲线图制作：根据各年龄男孩身高均值和$\pm s$、$\pm 2s$ 绘制标准曲线图。在算术坐标纸上以年

龄为横坐标(可精确到月)、身高(cm)为纵坐标,先描出各年龄均值的连线;然后在各年龄身高均值($\overline{X}$)纵坐标方向,分别利用小分规准确向上、下量取±1、±2个标准差(s)的格子数,将各年龄的$1s$、$2s$各点连成线,即构成$\overline{X}+2s$、$\overline{X}+1s$、$\overline{X}$、$\overline{X}-1s$、$\overline{X}-2s$等组成的“五线图”。最后标明纵、横坐标的含义和单位、图例和名称,作图应严格按统计学规范要求。

同理,以年龄为横坐标、身高为纵坐标,分别制成由各年龄P_3、P_{25}、P_{50}、P_{75}和P_{97}身高值组成的“百分位数曲线图”。注意在将各点连成线时,应按统计学要求修匀。其他指标,如体重、胸围和坐高等,均可采用上述方法绘制两种标准曲线图。

4. 百分位数法 百分位数法(percentile method)有图和表两种形式。标准的制作原理与离差法相似,但基准值(P_{50})和离散度(P_3、P_{25}、P_{75}和P_{97}等)均以百分位数表示。该方法不用考虑该指标是否为正态分布,均可准确显示群体内分散程度。表12-12为中国汉族城市6～19岁男生身高百分位数正常值(单位:cm)。可据此绘制百分位数曲线图。

表12-12 中国汉族城市6～19岁男生身高百分位数正常值(单位:cm)

年龄(岁)	P_3	P_5	P_{10}	P_{25}	P_{50}	P_{75}	P_{90}	P_{95}	P_{97}
6	111.3	112.4	114.2	117.3	120.5	124.0	127.0	129.0	130.3
7	115.0	116.4	118.5	121.7	125.7	129.5	133.1	135.2	136.7
8	120.0	121.4	123.5	127.0	131.1	135.3	139.1	141.5	143.2
9	124.7	126.0	128.0	131.8	136.0	140.1	144.0	146.5	148.5
10	129.0	130.4	132.8	136.4	140.9	145.5	149.8	152.3	154.0
11	133.3	134.9	137.5	141.7	146.4	151.4	156.3	159.5	161.5
12	137.5	139.4	142.0	146.8	152.5	158.5	164.0	167.0	169.0
13	142.7	145.0	148.3	154.3	160.7	166.2	170.7	173.1	174.6
14	149.6	152.0	153.7	161.5	166.4	171.0	175.1	177.6	179.0
15	156.8	158.5	161.0	165.0	169.5	173.9	177.8	180.1	181.4
16	159.3	160.8	163.3	167.0	171.0	175.3	179.1	181.5	183.0
17	159.9	161.3	163.9	167.8	171.7	176.0	180.0	182.1	183.6
18	160.1	161.6	164.0	167.8	171.8	176.0	180.0	182.5	184.1
19	161.0	162.5	164.2	168.0	171.7	175.8	179.7	182.0	183.4

(据中国学生体质与健康调研报告,2005)

目前,百分位数曲线图是WHO和许多国家评价儿童少年生长发育现状和发展趋势的主要标准。评价时只需找到个体该项指标在图上的位置,即可评价发育现状。该方法形象直观,使用方便,反映发育水平准确,而且便于动态观察。

5. 营养状况评价 儿童少年的营养状况是评价儿童健康和发育水平的重要依据,评价方法主要有身高标准体重法、营养指数法和皮褶厚度法等。

(1) 身高标准体重法:本方法的特点是,在小年龄段不考虑年龄、性别和种族等差异,通过在同等身高下比较个体的体重大小,可筛查出营养不良、低体重、正常体重、超重和肥胖等,反映学生的现时营养状况。

评价时,先在身高标准体重表中找到与该评价个体的相应身高栏,再视其体重所在的百分数等级评价营养状况(表12-13)。

表 12-13　7～14 岁男生和 7～12 岁女生身高标准体重

身高(cm)	标准体重(kg)	标准体重(%)					身高(cm)	标准体重(kg)	标准体重(%)				
		70	80	90	110	120			70	80	90	110	120
107	17.7	12.4	14.2	15.9	19.5	21.2	138	31.9	22.3	25.5	28.7	35.1	38.3
108	17.9	12.5	14.3	16.1	19.7	21.5	139	32.5	22.8	26.0	29.3	35.8	39.0
109	18.3	12.8	14.6	16.5	20.1	22.0	140	33.0	23.1	26.4	29.7	36.3	39.6
110	18.5	13.0	14.8	16.7	20.4	22.2	141	33.6	23.5	26.9	30.2	37.0	40.3
111	18.8	13.2	15.0	16.9	20.7	22.6	142	34.4	24.1	27.5	31.0	37.8	41.3
112	19.4	13.6	15.5	17.5	21.3	23.3	143	35.1	24.6	28.1	31.6	38.6	42.1
113	19.6	13.7	15.7	17.6	21.6	23.5	144	35.6	24.9	28.5	32.0	39.2	42.7
114	19.9	13.9	15.9	17.9	21.9	23.9	145	36.4	25.5	29.1	32.8	40.0	43.7
115	20.4	14.3	16.3	18.4	22.4	24.5	146	36.9	25.8	29.5	33.2	40.6	44.3
116	20.6	14.4	16.5	18.5	22.7	24.7	147	38.0	26.6	30.4	34.2	41.8	45.6
117	21.1	14.8	16.9	19.0	23.2	25.3	148	38.8	27.2	31.0	34.9	41.7	46.6
118	21.4	15.0	17.1	19.3	23.5	25.7	149	39.6	27.7	31.7	35.6	43.6	47.5
119	21.9	15.3	17.5	19.7	24.1	26.3	150	40.4	28.3	32.3	36.4	44.4	48.5
120	22.4	15.7	17.9	20.2	24.6	26.9	151	41.4	29.0	33.1	37.3	45.5	49.7
121	22.7	15.9	18.2	20.4	25.0	27.2	152	42.3	29.6	33.8	38.1	46.5	50.8
122	23.2	16.2	18.6	20.9	25.5	27.8	153	43.0	30.1	34.4	38.7	47.3	51.6
123	23.6	16.5	18.9	21.2	26.0	28.3	154	43.8	30.7	35.0	39.4	48.2	52.6
124	24.2	16.9	19.4	21.8	26.7	29.0	155	44.8	31.4	35.8	40.3	49.3	53.8
125	24.6	17.2	19.7	22.1	27.1	29.5	156	45.6	31.9	36.5	41.0	50.2	54.7
126	25.0	17.5	20.0	22.5	27.5	30.0	157	46.0	32.2	36.8	41.4	50.6	55.2
127	25.4	17.8	20.0	22.9	27.9	30.5	158	46.7	32.7	37.4	42.0	51.4	56.0
128	26.0	18.2	20.8	23.4	28.6	31.2	159	47.7	33.4	38.2	42.9	52.5	57.2
129	26.5	18.6	21.2	23.9	29.2	31.8	160	48.7	34.1	39.0	43.8	53.6	58.4
130	27.0	18.9	21.6	24.3	29.7	32.4	161	49.5	34.7	39.6	44.6	54.5	59.4
131	27.7	19.4	22.2	24.9	30.5	33.2	162	50.4	35.3	40.3	45.4	55.4	60.5
132	28.1	19.7	22.5	25.3	30.9	33.7	163	51.0	35.7	40.8	45.9	56.1	61.2
133	28.5	20.0	22.8	25.7	31.4	34.2	164	52.3	36.6	41.8	47.1	57.5	62.8
134	29.6	20.4	23.4	26.3	32.1	35.0	165	53.0	37.1	42.4	47.7	58.3	63.6
135	29.9	20.9	23.9	26.9	32.9	35.9	166	53.5	37.5	42.8	48.2	58.9	64.2
136	30.3	21.2	24.2	27.3	33.3	36.4	167	54.8	38.4	43.8	49.3	60.3	65.8
137	31.1	21.8	24.9	28.0	34.2	37.3	168	55.4	38.8	44.3	49.9	60.9	66.5

（据 1985 年中国学生体质与健康研究，1987）

（2）皮脂厚度估计体脂肪含量法：将受试者的肱三头肌和肩胛下角皮褶厚度测量值代入表 12-14，即可计算出体脂含量（体脂百分率，%），然后依据表 12-15 判定是否肥胖及肥胖程度。

表 12-14 我国 7～12 岁儿童皮褶厚度估计体脂回归方程

性别	年龄	回归方程	性别	年龄	回归方程
男	7～12 岁	$F(\%)=6.9314+0.4284X$	女	7～12 岁	$F(\%)=7.8960+0.4577X$

注：F 为体脂百分率（%）；X 为三头肌部、肩胛下角部皮褶厚度之和（mm）。

（据姚兴家，1995）

表 12-15 依据体脂含量估计肥胖的标准

性别	年龄组（岁）	轻度肥胖体脂（%）	中度肥胖体脂（%）	重度肥胖体脂（%）
男	7～12 岁	20	25	30
女	7～12 岁	25	30	35

（据长嶺晋吉，1977）

（二）群体发育的评价

对不同群体或同一群体在不同时期的生长发育评价，可采用以下两种方法：

1. 平均数比较法 适用于对城乡之间、不同国家或不同地区之间、同一地区不同年代儿童少年群体的生长发育状况比较。也可将某群体儿童的单项指标均数与该地区同年龄、同性别发育“标准”的均数进行比较。

评价方法：将甲乙两地（或一地两次）测量的某指标均值，在同一张坐标纸上绘出共用横坐标的两条均值曲线。若甲地一致高于乙地，结论为甲地发育比乙地好；若各年龄组均值比较不一致，应按年龄组作均值的 t 检验或 u 检验，以检验各年龄组均值的显著水平，并按年龄或年龄段报告不同的评价结果。

2. 发育等级百分比法 可在个体等级评价基础上，分别计算出两组儿童各发育等级所占的百分比，并作显著性检验。本方法适用于年龄、性别不同的同组资料在实验前后，或实验组与对照组之间进行比较。

三、常用心理测验方法

心理测验（psychological test），是一种使心理现象数量化的心理学技术，即对行为样本的客观标准化测量。一般采用量表形式，以分数或等级对人的心理行为变化进行定量分析和描述。心理测验自问世以来，发展迅速，种类繁多，在教育、心理、医学、卫生、体育、军事和行政管理等诸多领域应用广泛，可用于能力评价、人才选拔、心理筛查和诊断、行为评定和干预效果评价等方面。

（一）实习目的

熟悉心理测量方法的分类、实施原则和技术要求，并掌握常用的心理测量方法。

（二）实习用品

韦克斯勒智力量表、瑞文联合测验、艾森克个性问卷和 Achenbach 儿童行为量表。

背景资料

一小学班主任，欲全面客观地了解其所教班级孩子的心理发育状况，诸如智力发育水平、个性特点以及每个孩子的行为发育问题等，为与家长沟通提供依据。

问题 1 为了解心理发育状况，一般采用心理测量的方法。请依据不同的心理测验目的，介绍一下心理测验的分类。

问题 2 什么是 IQ？为了解儿童少年的智力发育水平，常用的智力测验有哪些？

问题 3 儿童期心理行为问题主要有哪些？

问题 4　如何对艾森克个性测试结果进行分析？

问题 5　Achenbach 儿童行为量表(CBCL)适用多大年龄的儿童？由谁填写？

附录三　常用的心理测验方法

(一) 心理测验简介

1. 种类　心理测验按目的、性质、方法和测试形式等的不同，分为不同类型。

(1) 按测验目的

1) 智力测验(intelligence test)：用于测量智力，如比奈-西蒙量表(Binet-Simon scale)、韦克斯勒量表(Wechsler scale)、瑞文联合测验(combined Raven's test,CRT)和绘人测验等。

2) 人格测验(personality test)：测定个性心理品质，如明尼苏达多相人格调查表(Minnesota multiphasic personality inventory,MMPI)、艾森克人格问卷(Eysenck personality questionnaire,EPQ)和16项人格特征量表(16PF)等。

3) 神经心理测验(neuropsychological test)：研究脑与行为的关系，测量脑损伤引起的心理变化，如 H-R 成套神经心理测验、视觉保持测验、利脑测验和触觉辨别测验等。

4) 特种技能测验(special ability test)：检测人的音乐、机械操作、绘画和书写等多种特殊能力。

5) 适应性行为评定：评定心理社会适应能力，如社会成就量表、智残评定量表和儿童行为量表等。

(2) 测验性质

1) 言语测验：以言语提出刺激，受测者用言语做出反应。大部分心理测验属此类。

2) 非言语测验：即操作测验，用操作或语言提出刺激，受试者用操作做出反应。

3) 语言-操作混合测验：结合上述两方面测试内容，韦氏智力量表即属此类。

(3) 测验方法

1) 问卷(questionnaire)：采取文字问答形式，衡量态度和行为。

2) 作业测验：以图形或其他类符号形式，让受试者做出特定反应。

3) 投射测验(projective test)：用无结构、无固定意义的测试题，引起受试者反应，借以考察其人格特征和品质，如罗夏墨迹测验、主题统觉测验等。

(4) 按测验的组织形式

1)个体测验：测试人与受试者面对面进行。诊断性测验多属此类。

2)团体测验：一个测试人同时对多个受试者进行测试，以班级等团体为对象的教育心理学测量多以该形式进行。

2. 测验的实施原则

(1) 根据目的选择测验：任何心理测验都有一定的目的性和适用范围，都有相应的信度与效度。应根据实际需要慎重考虑选用何种测验，认真取舍。盲目滥用会对受试者乃至整个家庭、学校和社会造成不良影响。

(2) 与受试者建立友好信任关系：若不能取得受试者信任，营造温馨和谐的环境，受试者(尤其儿童)常无法表现出真实的反应，导致测试结果不准确。

(3) 正确解释测验结果：所有心理测验获得的结果都是相对的。对此应做具体分析和判断，作恰当解释。儿童少年正在旺盛生长，其神经系统发育有很大伸缩性和代偿性，不能单凭一两次测试结果就轻易下定论。

(4) 资格认定和职业道德：心理测验是严肃而科学的工作。心理测验者应具备本科以上专业学历，接受严格训练，经考核获得相应资格，才能开展这方面工作。应遵守职业道德，充分尊重儿童少年的正当利益。公正有据报告测验结果，不以测验为名搞不正之风。

(5) 保密：测试结果涉及受试者的权益和隐私。未经特殊许可，一般不能随便向他人或单位公布。测验工具、测验程序、记录纸和指导语等应由专人保管，不随意泄露。测试前不能让受试者知道内容，或进行专门练习，以免影响结果的真实性。

3. 实施测验的技术要求

(1) 测试场所：房间不宜太大，墙壁四周无装饰物，光线明亮柔和，安静，桌椅高低大小适宜。主试者与被测者面对面或相临而坐，测试开始后避免他人进出。

(2) 主试人：首先要与受试儿童建立友好信任关系，根据其年龄、性别、性格和当时情绪，及时调整交流方式。为消除受试儿紧张情绪，可从日常生活开始提问，待其平静后再测试。测试中应保持充分耐心，随时对受试儿表示关心、友好和尊重。当对方有抵触情绪或轻易放弃时，要鼓励其建立信心，不能有藐视性表示。严格按测验要求(如指导语、时间控制、记分和观察记录等)进行。不要单纯为测试而测试。善于观察记录受试儿的行为表现和情绪状态，注意力集中程度，对指导语是否理解，有无影响测试的外来因素等。观察要认真仔细，又不能干扰测验进程。要有技巧地回答儿童提出的问题，保持中性态度，不给予肯定或否定回答。例如可说"这是不准说答案的呀"，"方法很多，各人有个人做法"等。

(3) 受试儿童：年龄越小，注意力的集中时间和耐心越有限。应视实际情况允许适当休息、喝水、走动和上厕所等。为保持小儿良好的动机，适时加以称赞鼓励，如可结合操作，以自然流露的方式称赞："不错"、"加油啊"，"这题很难，你再大一点才能学会""这个题我也做错过"等。不必每道题都用同一口气称赞；同样的赞语不能保持对小儿的鼓励作用。测验应保持一定速度和流畅性，既不能无视其提问，又要控制谈话时间。交谈不宜太长或话题不着边，过于催哄或哄劝都会影响儿童作出自然反应。较大年龄儿童测试时，尽量避免家长、老师在旁，小年龄者可允许父母亲一人在旁，但要告诫其不给孩子任何指导或暗示。

(二) 常用的几种心理测试

1. 韦克斯勒智力量表 由美国心理学家韦克斯勒编制，共三套量表，即：韦氏成人智力量表(WAIS)，适用于16岁以上成人；韦氏学龄儿童智力量表(WISC)，适用于6～16岁；韦氏学龄前及学龄初期智力量表(WPPIS)，适用于3～6.5岁儿童。这套量表相互独立又相互衔接，可连续评定3岁幼儿至70多岁老人的智力水平，通过评价智商(intelligence quotient，IQ)进行智力诊断。

韦氏量表在世界范围得到广泛应用，有多个翻译版本和修订本。我国儿少卫生领域使用较多的是林传鼎等(1979年)根据韦氏儿童智力量表修订版(WISC-R，1973)调整部分内容及顺序，并实现中文标准化的"韦氏儿童智力量表中国修订版"(WISC-CR)。1984年，龚耀先主持全国标准化常模修订工作，对量表内容作进一步调整修改，制定出城市和农村两套版本的测评工具。

目前国际上最新版本的韦氏量表的组成部分见表12-16。各量表由言语测验和操作测验两部分组成，各包括5～6个分测验。言语分测验包括常识、类同、算术、词汇、理解和背数等；操作分测验有填图、图片排列、积木、拼图、译码和迷津等。施测时两者交替进行。各附有2～3个备用测验，如背数和迷津等。它们不用于计算智商，仅供某分测验出现失误或失败时的替代性应用。测试中根据记分标准记录原始分，再按受试儿童年龄换算成量表分，进而计算智商。量表各分测验中的题目按难度递增顺序排列；各分测验的起始点取决于受试儿的年龄。测试中按顺序将某分测验的题目展示给儿童，直到他的错误累积到一定程度为止。回答时间有严格限制，若回答迅速可得奖励分。完成全部测试约需50～70min。

表12-16 最新版韦氏三套测验的主要组成部分

量表名	WPPSI-R量表	WISC-Ⅲ量表	WAIS-R量表
适用年龄范围	3～7岁3个月	6岁～16岁11个月	16～74岁
	物件组装	填图	填图
操作项目	几何构图	编码	图形排列
(括弧内为备用测验)	积木构图	图形排列	积木构图
	迷宫	积木构图	物件组装

续表

量表名	WPPSI-R 量表	WISC-Ⅲ量表	WAIS-R 量表
	填图	物件组装	数字符号
	(动物归类)	(符号)	(迷宫)
言语项目	常识	常识	常识
(括弧内为备用测验)	理解	相似性	数字广度
	算术	算术	词汇
	词汇	词汇	算术
	相似性	理解	理解
	(句子)	(数字广度)	相似性

量表测出的智力商数(IQ)平均值为 100 分,标准差为 15 分。分下列等级:130 以上,非常优秀;120～129,优秀;110～119,中上;90～109,中;80～89,中下;70～79,临界;69 以下,智力低下。言语 IQ 和操作 IQ 间、各分测验间的显著差异和因子分析后的分值,都为诊断提供重要补充信息。目前,国内已有量表的计算机分析软件与结果解释;但有关解释应由专业心理工作者进行。

2. 瑞文联合测验　是一种非文字的智力测验,由 Raven JC 1938 年创建。内容为标准型渐进矩阵图,共有 A、AB、B、C、D、E 六个单元共计 72 幅图构成。每题由一张抽象图案或一系列无意义的图形构成方阵,要求受试者从图下 6(或 8)块截片中挑选一个正确的,匹配给整体结构图。本测验侧重于测量儿童少年的抽象推理和类比能力。矩阵结构越来越复杂,难度逐渐递增,要求的思维操作也从形象观察到抽象推理,呈渐进过程。20 世纪 80 年代我国正式引入该测验并进行全国常模修订,适用范围扩大到 5～75 岁;可个别测试,也适用于团体测试;全部测试需 30～40min 完成。有简单指导语,只要在 A 单元开始时说明,待受试者理解后即可测试。量表的儿童常模分城市版和农村版两套,评分为二级评分:答对得 1 分,否则 0 分。

图 12-3 瑞文测验联合型(CRT)图例分,最高为 72 分。计分时先将所得分相加得到原始分,再根据儿童实足年龄换算出量表分,最后求 Z 值、百分位和智商。瑞文测验具有一般言语文字智力测验所没有的特殊功能,可在语言交流不便情况下进行,适用于跨文化比较研究,省时省力,是大规模智力筛查的理想工具。国内已开发出"瑞文测验计算机软件",使其应用日臻完善。

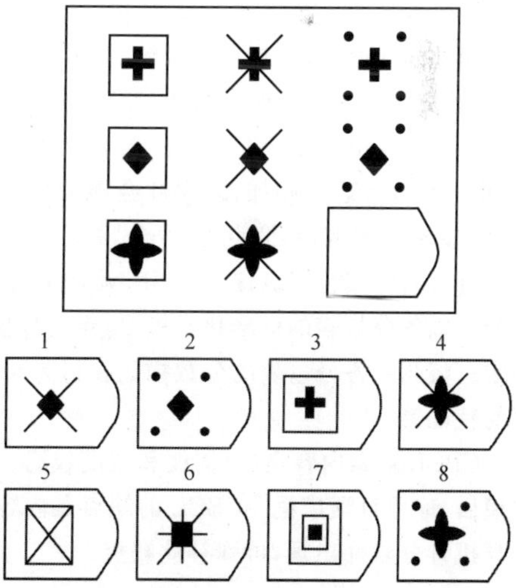

图 12-3　瑞文测验联合型(CRT)图例

3. 艾森克个性问卷　是由英国心理学家艾森克编制的个性问卷。分成人和儿童两套,分别调查 16 岁以上成人和 7～15 岁儿童的个性类型。我国的儿童 EPQ 修订版有 88 项问题,分布于 E(内外倾,25 项)、N(情绪稳定性,23 项)、L(效度量表,22 项)和 P(神经质,18 项)等四个维度量表上。受试者根据每道问题回答"是"或"否"。问卷上有指导语,要求先读懂再答。各量表的项目数即是它们的最高分;没有或绝少有人得最高分,也没有或绝少有人得 0 分。得分在性别、年龄别 T 分表上换算成 T 分,然后通过量表剖析图进行分析。一般而言,P 维度上得分很高者,个性特征孤僻古怪、缺乏同情心、适应环境不良、对人抱敌意、喜恶作剧、喜欢捣乱、富有进攻性。E 维度得分很高者,个性外向,喜交际、爱冒险、好动、倾向进攻、不爱阅读和研究、稳定性差;得分很低者的特征为内向、安静、离群、内省、保守、与人保持距离、生活规律严谨、少进攻。N 维度得分很高者特征为情绪不稳、焦虑、紧张、易怒、对刺激反应强烈；而得分很低者特征为情绪反应缓慢、平静、不易紧张。L是效度量表，高分表明回答多掩饰，结果不太可靠。上述维度都不是孤立的，E和N维度相交，至少可构成四个象限，形成外向-情绪不稳、外向-情绪稳定、内向-情绪不稳和内向-情绪稳定，分别相当于胆汁质、多血质、黏液质和抑郁质等典型性格特征（表12-17）。

表12-17 艾森克个性问卷（儿童）（例）**EPQ**（Junior）

1. 你喜欢周围许多使你高兴的事情吗	是	不是
2. 你爱生气吗	是	不是
3. 你喜欢伤害你喜欢的人吗	是	不是
4. 你贪图过别人的便宜吗	是	不是
5. 与别人交谈时，你几乎总是很快地回答别人的问题吗	是	不是
6. 你很容易感到讨厌吗	是	不是
7. 有时你喜欢开一些的确使人伤心的玩笑吗	是	不是
8. 你总是立即按别人的吩咐去做吗	是	不是

4. Achenbach儿童行为量表（child behavior checklist CBCL） 由美国心理学家Achenbach等研制的量表，用于评定4岁～16岁儿童少年的行为。主要依据父母的评定；同时也为教师、青少年自评设有相应量表。

量表由三部分组成：第一部分是一般项目，包括姓名、性别、年龄和父母职业等；第二部分为社会能力，共七类：Ⅰ，参加运动；Ⅱ，参加活动；Ⅲ，参加课余小组；Ⅳ，课余职业和家务劳动；Ⅴ，交友；Ⅵ，与家人及伙伴相处；Ⅶ，在校学习情况。第三部分为行为问题，有113项，要求父母根据儿童最近半年内表现填写，是量表的主要部分。以6～11岁男孩常模为例，由分裂症样、抑郁、不合群、强迫-冲动、躯体化诉述、社交退缩、多动、攻击性行为和违纪行为等9个分量表组成。但是，上述词汇不含临床诊断意义。

社会能力的Ⅰ至Ⅳ项需分别评价参加的项目数及数量、质量；Ⅴ项包括伙伴人数和次数；Ⅵ包括是否相处或独处；Ⅶ包括学校成绩、是否特殊班级、是否留级、有无学校问题等。将各项得分相加即得活动、社交和学习等三个分量表的分。分数越高，提示儿童该方面能力越强。本标准以常模的P_2作为分量表的正常值下限（相当于T分30），即界值点。凡分量表得分低于P_2者即可认为这方面能力有缺陷；将三个分量表分相加，即为社会能力总分的粗分。再将标准化样本的P_2定为总分的界值点。以6～11岁男孩为例，界值点为16分，相当于T分39；凡低于此分者，可怀疑存在社会能力问题。

行为问题实行三级评分：0分，无此症状；1分，稍有或刚出现；2分，经常出现或明显。各分相加得粗分。以各分量表的标准化常模P_{98}定为界值点（相当于T分70）；凡得分高于此可认为该项行为存在问题。将儿童各分量表的分数描记在行为问题剖析图上，可形象反映该儿童是否有行为问题，行为问题的特征等。

CBCL量表内容全面，信度和效度较高。我国自1988～1991年在全国22个城市取得中国标准化常模后，应用日渐广泛。CBCL的缺点是内容较多，评分方法复杂，须经专门训练才能掌握。目前已有计算机计分软件出现，可弥补此缺点。

（张慧颖　梁　爽）

实习十三　教育过程卫生评价及教室的卫生调查

儿童少年处在生长发育期，同时也处在一个接受教育的过程中。即，儿童少年正在接受教育、集体生活在学校这一特殊环境里。合理组织教学过程，不仅能促进儿童少年的身心发育和健康，而且可保障其德、智、体、美等全面发展。而学校的建筑设备是儿童少年学习和活动的重要外环境，尤其是教室的卫生学状况对儿童的发育和健康以及提高学习效率起着关键的作用。

一、教育过程卫生检测评价

从卫生学角度出发，在教育过程中要科学合理地安排学习、作息制度等，以提高学习效率、促进其生长发育。然而，教育过程既有脑力活动也有体力活动，因此工作时间过长、强度过大等极易造成学习疲劳的产生。因此，早期发现疲劳可防止学生从学习疲劳发展成过劳，并对儿童少年的发育起到积极的作用。

背景资料

某市卫生行政管理部门和教育部门，针对目前家长普遍反映的学生学习负担过重问题，拟进行现场调查和分析，了解学生在校学习疲劳发生状况以及日常作息状况，以便采取积极措施来推进教育过程卫生。

问题1　学习疲劳有哪些表现？选择评价学习疲劳方法的原则有哪些？

问题2　学习疲劳的评价方法大体上可以分为哪四类？各有何优缺点？

问题3　课程表编制的卫生学要求有哪些？

问题4　根据脑力工作能力的一般变化规律，评价所调查班级学生的一日学习及一周学习任务安排是否合理？

（一）实习目的

（1）巩固教育过程卫生方面的有关理论知识；

（2）初步掌握几种常用的脑力作业能力的检查方法及判定方法；

（3）掌握一日作息制度卫生调查与评价方法。

（二）实习器材

视觉反应时测试仪、闪烁光融合频率测定仪、图形再认卡片、校字法测定表、秒表。

（三）实习内容

1. 校字法

第一次测验结果：阅字速度＝

错误率＝

脑力工作能力指数＝

第二次测验结果：阅字速度＝

错误率＝

脑力工作能力指数＝

两次结果比较后的结论：

2. 短时记忆测定

实验Ⅰ：瞬时时间：3.0 秒

试验次数：10 次

瞬时记忆保存量：

实验Ⅱ：瞬时时间：1.5秒

瞬时记忆广度值：

最大记忆位数值：

3. 闪光融合临界频率测定

红光的闪烁光融合频率是：________________（频率是由小到大）

红光的闪烁光融合频率是：________________（频率是由大到小）

黄光的闪烁光融合频率是：________________（频率是由小到大）

黄光的闪烁光融合频率是：________________（频率是由大到小）

绿光的闪烁光融合频率是：________________（频率是由小到大）

绿光的闪烁光融合频率是：________________（频率是由大到小）

4. 视觉运动反应时测定

实验次数：10次

(1) 刺激概率对反应时的影响

概率1：

标志1：________________

标志2：________________

标志3：________________

(2) 数奇偶不同排列特征对反应时的影响

组别2：

左右刺激点和为奇数，按“左”键，为偶数，按“右”键。

平均反应时：________________

错误回答次数：________________

(3) 数差大小排列特征对反应时的影响

组别3：

左边刺激点多，按“左”键，右边多，按“右”键。

平均反应时：________________

错误回答次数：________________

(4) 信息量对反应的影响

信息量1：

要求：只对“红大正方形”反应，而对“绿大正方形”不反应。（选任一反应手键）

正确回答的平均辨别反应时间：________________

错误回答次数：________________

(5) “刺激对”异同及时间间隔对反应时的影响

“Aa”、“AA”，按“左”键。“Ab”、“AB”，按“右”键。

时距2：

正确回答的平均选择反应时间：________________

错误回答次数：________________

5. 明视持久度测定（立体方块图法）

明视时间：________________

注视总时间：________________

明视持久度：________________

6. 学习、睡眠、体育锻炼时间的调查与评价　对学生的一日作息制度进行调查，填写表13-1和表13-2，评价所调查学生群体的学习、睡眠、体育锻炼时间是否符合卫生要求。

表13-1　学生一日作息制度调查表

学校：	班级：	编号： 姓名：	性别： 年龄(岁)
作息内容	时间	作息内容	时间
起床		午休	
早操		下午第一节课	
早餐		下午第二节课	
早读		下午第三节课	
上午第一节课		下午第四节课	
上午第二节课		晚餐及休息	
课间操		晚自习第一节	
上午第三节课		晚自习第二节	
上午第四节课		晚自习第三节	
午餐		就寝	

表13-2　学生作息制度执行情况

		学校：	年级：	班级：	人数：	
内容	学校安排(h/d)	学生执行(h/d)	符合人数	符合率(%)	不符合人数	不符合率(%)
学习						
睡眠						
体育锻炼						

7. 课程表的设置　在调查学校选择几个班级，填写表13-3，评价该班课程表的设置是否符合大脑皮层的功能特点。

能反映学生脑力工作能力在学习过程中的变化，其主要内容包括作息制度、课程表、学生作息执行情况和学生脑力工作能力的变化。

表13-3　某中学某班课程表

(第　学期第　周)					调查日期：　年　月　日			
学日	早自习	第一节	第二节	第三节	第四节	第五节	第六节	第七节
星期一								
星期二								
星期三								
星期四								
星期五								

8. 脑力工作能力的评价　以调查学校某班学生为对象，进行脑力工作能力的测定，填写表13-4。将各个时点测得的数值与受试者早读前的测定值进行比较，评价脑力工作能力的变化。

表 13-4 学生学日内脑力工作能力变化和疲劳率分析

学校：	年级：		班级：	人数		
	上午			下午		晚自习	
	早读前	二节后	四节后	五节前	七节后	一节前	二节后
IMC 指数(均值)							
短时记忆数(均值)							
疲劳率(%)							
校字法							
短时记忆法							

附录一 学习疲劳的评价方法

学习疲劳时脑力工作能力和某些生理功能会降低。测定学习疲劳的方法，应能较好反映大脑皮层的功能状态，符合受试学生的年龄特点，并便于现场和实验条件下使用。常用方法如下：

(一) 短时记忆测定

根据人脑对信息的编码、储存和提取时间，可将记忆分为瞬时记忆、短时记忆和长时记忆。瞬时记忆的测定有数字记忆广度法、空间位置记忆广度法和再现记忆法等；短时记忆的测定有图形再认、图片回忆、视觉记忆和词汇记忆等方法。记忆测量能反映大脑的疲劳与否，结果与剂量作业的校字法所测疲劳程度大体一致，但不能区分疲劳的时相。

应用词汇记忆法测定短时记忆最为常见。使用短时记忆仪或幻灯机，将 20 个相互无概念联系、笔画相近、受试者认识的单词，以 2 秒/个的速度连续替换显示，要求受试者在一分钟内默写出自己记住的词(不要求按顺序)。测试环境应安静，避免声光等干扰影响；最好配备若干套单词供替换，难易程度应一致。

评价时先算出正确记忆的字数，再按下式计算默对率。

默对率(%)＝(默写正确的字数 / 显示总字数)×100%

可通过对受试者在学习前后进行的短时记忆测定结果，分析学生在学习过程中脑力工作能力的前后变化和疲劳程度。测定时间、次数与校字法同。比较每个受试者自身学习前后的结果，凡记忆量降低(默对率下降)可确定为疲劳。计算全班受试者的疲劳发生率、默对率和人均记忆字数等，可作为集体评价的指标。

(二) 明视持久度测定

当大脑皮层兴奋性降低时，视觉分析功能恶化，眼睛注视物体的明视时间减少。这一明视时间与注意时间之比，称明视持久度，是反映视觉和心理功能(注意力)的综合性指标。一般使用立体方块图，在白色纸上绘成“品”字形的三个立体方块，每边各为 1cm(图 13-1)，配秒表两只。也可使用黑色兰多环测定明视持久度，方法和原理同上。

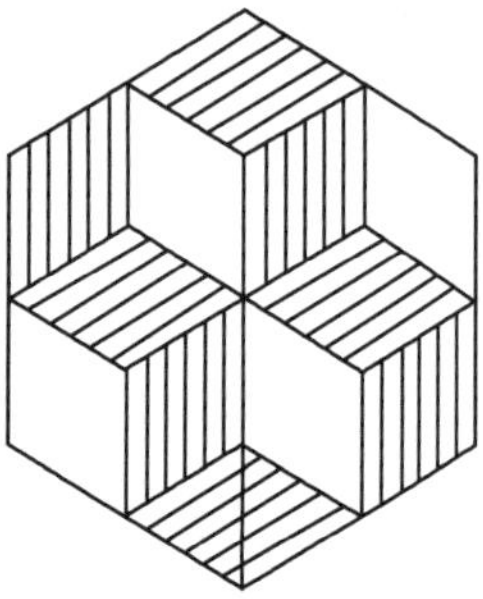

图 13-1 立体方块图

测定时，立体方块图的高度应与受测者(坐姿时)眼睛齐平，距离 30～40cm，图表面照度为 100～150lx。提前让受试者熟悉秒表断续计时的方法，学会计算注视过程中方块图正位“品”字的累计总时间。检查者持计时秒表，发“开始”口令的同时计时，受试者则听到口令后立即注视方块图并开始计时；注视过程中当方块呈倒“品”字时立即暂停计时；再看到正“品”字时又开表继续计时，如此反复进行。测定 2～3 分钟(注视总时间)后检查者叫“停”，和受试者同时关秒表。按下列公式计算明视持久度：

明视持久度＝(明视时间/注视总时间)×100%

比较个人工作前后测试的明视持久度，前后两次相差超过±10%有意义。工作后明视持久度降低，提示疲劳出现。可以疲劳发生率作为群体评价指标。本方法的缺点是不能评价疲劳的两个时相，而且结果受到测试场所照明的显著影响。

（三）剂量作业试验

剂量作业试验使用校字法、校数字法、校图形法和心算法等，其中安菲莫夫表和英文字母表最常用。在限定时间内让受试者完成指定作业，根据其完成作业的数量和产生的错误，判断大脑皮层的功能状态。用单位时间内完成的作业量作为工作速度指标，反映大脑皮层的兴奋过程；用产生的错误率作为工作正确性指标，反映大脑皮层内抑制过程。学习疲劳时皮层神经活动出现障碍，完成速度减慢，错误增加。

校数字法试验常采用阿拉伯数字表；校图形法常采用几何图形、钟形表等；心算法通常以心算数学题作为指定作业。

安菲莫夫校字表（表 13-5）由 A、B、C、E、H、K、N、X 等八个字母随机组成；每个字母各出现 150 次，共 1200 个字母。有研究发现，我国学生对 A、B、C 的识别比其他五个字母容易。

校字法有简单的和带抑制条件的两种。后者难度较大，适用于年龄较大的儿童少年，能更灵敏反映大脑皮层的功能状态。简单试验要求受试者在规定时间内删去所指定的字母；带抑制条件的要求受试学生在特定条件下删去指定字母，如要求删去 C 后的 A（C 为抑制条件），其他字母后的 A 则不删去。测验时，先将校字表发给受试者，填好班级、姓名等内容后，交代注意事项：①准备铅笔或圆珠笔，保证书写流畅；②逐行从左至右逐字查看，不得跳行、漏行；③见指定字母就删，如删去“H”；一旦发现删错，可在该字母下画一横线以示纠正；④查阅字越多而错漏数越少，表明脑力工作能力越好，所以不能只图快，还要准确；⑤当听到“预备，删除 H，开始”口令（与此同时测试者将“H”写上黑板）时，立即开始查阅并删除 H，听到“停”时立即停笔，并在停笔处的字母右侧划一休止符“//”，把校字表上交。检测者发出“开始”口令的同时开表计时，两分钟后发出“停”的口令。阅卷时，将受试者完成的字母表与相应的标准字母记分表（上面在应删字母处打孔，页边注有每行字母数和应删字母数）重叠对齐，置灯下，逐字逐行检查其中的错、漏字数，用颜色笔圈住。计算休止符前的总阅字数和应删字数。漏查一行计一个错误，该行阅字数和应删字数均不计入；合计错、漏删字母数和漏查行数，计算下列指标：

阅字速度（个/分）＝阅字数÷2

错误率（%）＝[（错字数＋漏字数）/ 阅字数]×100%

脑力工作能力指数（IMC）＝（阅字数÷2）×[（应删数－错删数）/应删数]

为分析学日中学习能力的变化或一日生活制度是否合理，应在早读前、二节课后、四节课后、下午上课前和下午末节课后各测一次（共 5 次）。分析学周内作业能力的变化，可于周一至周五早读前各测一次。每次检测时指定的删除字母要经常变换，各次难易程度保持一致。测试前可安排受试者练习 3～5 次，让他们有个熟练过程，消除因不熟悉方法而产生的混杂影响因素（表 13-5）。

表 13-5　剂量作业（校字法）测定表

学校＿＿＿＿＿＿　班级＿＿＿＿＿＿　姓名＿＿＿＿＿＿　性别＿＿＿＿＿＿　学号＿＿＿＿＿＿

日期＿＿＿＿＿＿　第＿＿＿＿＿＿次测验　第＿＿＿＿＿＿节课（前/后）

K E X H B A E B X K N X B E C K A C N E A B E C A E K N A C X K H C B K N B H E

H C B A N X K X C A X N K H X N H E C H B A H K E N X C K B N H C A N X E A N X —— 80

A B X K A C E H K X E H N E A B K C E K H C A E K C A B H C B K N X N H B X A B

N E H X B H N A H E C A B H E X C H N B K A X H E A H X K A N E X B C X N A C H —— 160

X B K N A C H E N C A H N C N B K C B A X K B E N C B K H E X K E N K E B X H C

B A H K E X K B H X C E A B K E X A N K H C E B K H N A E X H B N E X K H C N A —— 240

H X E N A C B A N C K B C A N C N K E X N E X C A B X K H N A C K X H N E B K H

C B X H C N C X K A N E A X B K H E N C A B K E X C A X N X H K C B K E N H E B —— 320

H K N E X C A K N X A B E H A N C X A B H K C B H K X E B H A E N H A K E H B X

B E C X B A K C H N X C N X H B E K C A B E K C N B A K N C H A B N E X C A H E —— 400

续表

X N A K H E N B N K A X K B N C H E B E X C H K A H B C K N B H E X A N K X E C
A C X E K A X C A C K H B X H K B A H C E N K B H N X E A B K E X A B K E H C N —— 480

K H N A E B H X C K X E H C N A H X E X A C B A N C B N C A B C E N A X N E X A
C K B N H X C B K E H N E B H K X E N C B K A X K H N A K C X H N E B A H C B X —— 560

N C H B X K A H E A C B K H E N C A B K E X C A X N B H C K B K E H N E A N X E
A H B N A C X A B K N C E X K H E B H A N E H K A H E C X B E C X A B K C H N X —— 640

K B N C X E H C A B E N X K H C B E K B H X E N C B A K N C N A C B E N A X K H
H N C E N K A X C A H X K N C E H K B A X E K A B E X N H K B X E K H A B H B E —— 720

N H E K A C K H B N X C A X E K B A X N K H E B C A E K A N X B H C N X C B H A
B E N H K X C N A H K X C A B X E N A X E N C K E B C A K E H X B N C N H X C K —— 800

A B C E X N K A H X B E H N E A H B X E B H K C N H K C X A N A H B E X A N K C
C N X H K A C X A K E A C X B C E K E X K A H N X N A E K B X B C K H E B K N H —— 880

X A E X H B N K E X H C N A C K E X B H C X E H N K C B A N H A B N C B K N C X
E N C B K A H X C E K A B N E H N C A B K E X C A X K H B K B E H K N E B H E A —— 960

K E N H A X K C N H B X H B C X A E N K E C B X E C N X A E H B A N C K A B H N
A H B N C A X A B K N C E X K H E B H A N E H K A H E C X B E C X A B C K H N X —— 1040

K B N C X E H C A B E N X K H C B E K B H X E N C B A K N C N A C B E N A X K H
H N C K N K A X C A H X K N C E H K B A X E K A B E X N H K B X E K H A B H B E —— 1120

N H E K A C K H B N X C A X E I B A X N K H E B C A E K A N X B H C N X C B H A
B E N H K X C N A H K X C A B X E N A X E N C K E B C A K E H X B N C N H X C K —— 1200

总阅字数__________ 总应删数__________ 校字时间(分)__________ 错漏数__________
错误率(%)__________ 工作速度__________ IMC 指数__________

个体评价主要利用对脑力工作前后测验结果的比较，结合阅字速度与错误率评价工作能力状况，可分为四种类型：

(1) 良好：工作后阅字速度增加，错误率降低；

(2) 不变：工作后两指标均无差异；

(3) 早期疲劳：工作后阅字速度减慢或错误率增加；

(4) 显著疲劳：工作后阅字速度减慢，同时错误率增加。

群体评价可以班为单位进行，计算每次出现的疲劳人数和疲劳率；或先统计每次测试的阅字数、错误率和脑力工作能力指数的均值，然后采用定基比分析疲劳率的变化趋势，采用均值作环比分析，以观察学习过程中脑力劳动工作能力的变化类型。

(四) 闪光融合临界频率测定

当持续闪烁的光的频率增加到一定程度时，受试者会感觉为融合光。从闪光感到融合感的变化瞬间的闪烁频率，称闪光融合临界频率。

测定使用闪烁频率测定仪，由窥视器和频率指示仪组成。窥视器是内壁涂黑的金属筒，上端装有与眼眶形状吻合的黑色接目镜；另一端为闪烁光发生器，由微电机带动的三叶片齿轮和光源组成。嘱受试者双眼通过接目镜向另一端看，同时启动闪烁光，逐渐加大(或减低)转动频率，到受试者看到闪烁光变为融合光(或相反)的瞬间，显示器的值就是闪光融合临界频率值。每次测定需用同样的仪器、同样的频率变化方向，变化速度尽量一致。其他测试环境条件也应相同。

评价时比较受试者工作前后的闪光融合临界频率值。若工作后频率值减少，提示皮层视分析器的神经活动灵活性降低，脑力工作能力下降，即出现疲劳。

(五) 视觉运动反应时测定

视觉运动反应时测定是利用光或声刺激,结合事先语言指示形成手指按压的条件反射,测定从光刺激信号发出至产生手指按压的反应时间(ms)。反应时与大脑皮层的功能活动有密切关系。疲劳时皮层功能下降,条件反射活动受影响,表现为反应时延长、反应错误增多。

使用仪器为反应时测定仪,由刺激信号显示器、按压反应键、记录分析器和输出显示器等四部分组成。测试前应向受试者说明要领。如:应手握键板,大拇指置反应键上,注意力集中,眼睛注视信号显示器。若以红光为阳性刺激信号而绿光为阴性,则当看到红光时立即按压一次反应键,绿光则不按。测试应在安静环境中进行,避免其他声、光干扰刺激。

上面只是简单的测试形式,所给的刺激和要求受试者的反应是单一的,如只用红光作阳性刺激信号,一次测定共给 20 个信号,间隔为 1～4 秒(间隔时间不要相等)。还有复杂的测定形式,称选择反应时测定。所给刺激不止一种,如可选择阳性、阴性信号各一个,事先编排好两种信号的穿插顺序(不让受试者知道);阴性信号数不要超过阳性信号数的 20%。操作步骤为:①打开电源和信号选择键,置零,清除机内储存;②输入信号程序编码,按启动键输出刺激信号;③受试者按事先的语言指示按压反应键,直到刺激信号结束。测试结束后,输入受试者编号,即可打印他的总反应时,最长、最短和平均反应时,错误反应次数,阳性和阴性刺激信号次数等结果。如有需要,还可输出每次反应时间的 ms 数。测试过程可多人连续进行,测试结束后按编号指令,顺序打印每名受试者的测试结果。

评价时,通过比较受试者工作前后的结果来说明皮层的功能状态。评价简单反应时,以工作后的平均反应时比工作前延长为疲劳。评价复杂反应时,需将工作前后平均反应时的变化和反应错误次数的增减相结合,以综合判定大脑皮层功能状况:一项指标变差,为早期疲劳;两项指标都变差,为显著疲劳。集体评价可用疲劳率和平均反应时均值等作为指标。需注意,反应时结果的个体差异较大。

二、教室的卫生调查及测量方法

为保证教室在建筑和设备方面符合卫生学要求,促进学生健康,应根据国家有关法规和卫生标准,对新、改、扩建学校的教室进行预防性监督,并对现正使用的教室进行经常性卫生监测和评价。

教室是学生的重要学习环境,它在建筑和设备方面是否符合卫生学要求,将直接影响到学生的健康、生长发育及学习效果。因此,应根据国家有关法规和卫生标准,对新、改、扩建学校的教室进行预防性监督,并对使用的教室进行经常性卫生监测和评价,使之符合卫生要求。

背景资料

某校部分家长联名向市教委反映情况:该校因今年招生数远超过往年,出现了一定的班额过大问题;初一·三班为北向教室,存在采光等诸多问题。故教委责成卫生监督所对此事进行核查,以给学生家长一个满意的答复。

问题 1　教室的卫生调查包括哪几个方面?

问题 2　教室的卫生学要求有哪些?

问题 3　教室自然采光的卫生学要求有哪些?教室人工照明的卫生学要求有哪些?

问题 4　根据调查结果,进行综合分析,并提出改进的意见和建议。

(一) 实习目的

教室卫生监测要求在全面调查基础上,重点调查采光照明及课桌椅状况。了解教室卫生调查的基本内容;掌握教室采光照明的测量方法及照度计的使用。

(二) 实习用品

米尺,折叠尺,照度计,学生身高及课桌椅型号鉴定尺。

（三）实习内容

调查某教室的一般状况、自然采光、人工照明及课桌椅的状况，对教室的总体卫生状况进行综合评价。

附录二　教室卫生调查与评价方法

（一）教室的卫生调查

1. 一般状况

（1）容纳学生的年级别和人数，教室的楼层、方位和毗邻位置，长、宽及净高，人均面积和容积。

（2）门窗数和门窗结构材料，双层或单层窗。

（3）黑板材料及长、宽，黑板下缘距地面高度，黑板颜色及反光情况，前排桌至黑板距离。

（4）清洁柜、挂衣钩等其他设备。

（5）教室的通风换气和采暖设备情况。

（6）室内空气中 CO_2 含量及微小气候的检测结果等。

2. 自然采光

（1）教室朝向（主要采光窗方向），采光方式（单侧、双侧、左侧、右侧采光）。

（2）窗台高度，窗上缘至地面高度和至天棚距离，窗间墙宽，窗与前、后墙的距离。

（3）室深系数，玻地面积比，投射角与开角，玻璃清洁状况。

（4）窗外遮挡情况（树木、建筑物和间距）。

（5）墙壁和天棚颜色及反射系数，墙裙的高度和颜色。有无纱窗和窗帘。

（6）课桌面和黑板面照度（最大、最小、平均），均匀度（最小照度/平均照度）。

（7）计算课桌面上的最低采光系数（注明测量照度的时间和天气状况）等。

3. 人工照明

（1）教室灯具种类、数量及配置情况（纵向或横向排列、灯间距、灯墙距、悬挂高度）。

（2）每个灯的功率及总功率，平均每平方米功率，黑板局部照明的设置。

（3）灯的安装时间及使用情况，是否需清拭或更换等。

（4）课桌面和黑板面照度（最大、最小、平均）和照度均匀度；黑板、课桌面的反射系数（注明测照度的时间和电压等）。

4. 课桌椅

（1）课桌椅型式（单人或双人，连式或分离式）、颜色、材料结构。

（2）课桌的长、宽和桌面（平面或斜坡，能否翻转），课桌椅排列情况，桌列间距，桌墙间距（与侧墙、后墙）。

（3）水平观察角和垂直视角。

（4）屉箱设置情况（封闭或揭盖式），桌下空区及踏板。

（5）各套课桌椅的桌高、椅高和桌椅高差（记录数据或号数），就座学生的身高（号数）等。

（二）采光照明几项卫生指标测量方法

1. 投射角和开角测量　一般选择室内离窗最远一排座位，先用皮尺测出有关距离，再以三角函数法计算角度数，或用测角器直接测量，所得数据即为教室的投射角和开角的最小值。

（1）投射角：从欲测点 O 引出甲、乙两线，甲线通过窗上缘相交于 A 点，乙线为 O 点引向窗侧的水平线，与窗玻璃或墙相交于 B 点，$\angle AOB$ 为投射角（图 13-2）。用皮尺分别测量 AB 和 BO 线长度，按三角正切法，求 $\angle AOB$ 值。假设 $AB=2.6\text{m}$，$BO=5.5\text{m}$，则 $\tan\angle AOB=\frac{AB}{BO}=\frac{2.6}{5.5}=0.47$。查三角函数正切表（表 13-6），0.47 为 25°，则该教室课桌面上的最小投射角为 25°。

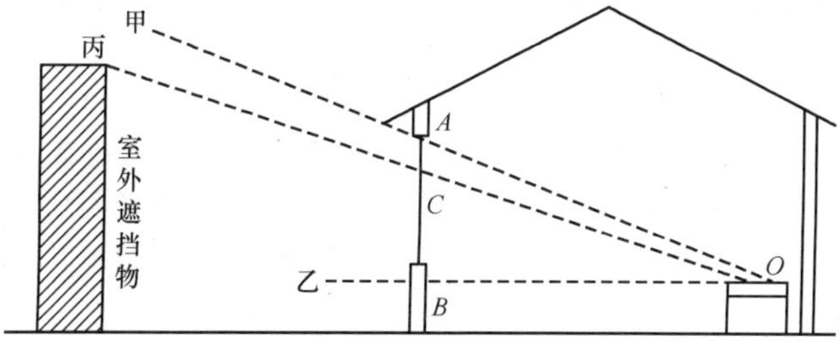

图 13-2　教室的投射角和开角的测量(三角函数法)

表 13-6　三角函数正切表

正切	角度	正切	角度	正切	角度
0.017	1	0.287	16	0.601	31
0.035	2	0.306	17	0.625	32
0.052	3	0.325	18	0.649	33
0.070	4	0.344	19	0.675	34
0.087	5	0.364	20	0.700	35
0.105	6	0.384	21	0.727	36
0.123	7	0.404	22	0.754	37
0.141	8	0.424	23	0.781	38
0.158	9	0.445	24	0.810	39
0.176	10	0.466	25	0.839	40
0.194	11	0.488	26	0.869	41
0.213	12	0.510	27	0.900	42
0.231	13	0.523	28	0.933	43
0.249	14	0.554	29	0.966	44
0.268	15	0.577	30	1.000	45

(2) 开角:从 O 点向窗外最近建筑物(或遮挡物)的顶部方向引丙线,与窗玻璃相交于 C 点,$\angle AOC$ 即为开角。测量 CB 线的长度,按三角函数正切法,先求出$\angle COB$ 值;$\angle AOB$ 与$\angle COB$ 值相减即得开角($\angle AOC$)值。设 $CB=2.0\text{m}$,$BO=5.5\text{m}$,则 $\tan\angle COB=\dfrac{CB}{BO}=\dfrac{2.0}{5.5}=0.36$。查三角函数正切表,$\angle COB$ 为 20°,所以$\angle AOC=\angle AOB-\angle COB=25°-20°=5°$,即该教室课桌面上的最小开角是 5°。

2. 玻地面积比的测量和计算　用尺测量并计算教室中直接透光的窗和门玻璃面积。它与地面面积的比即玻地面积比。如某教室透光玻璃总面积 8.5m²,地面面积 54.0m²,则玻地面积比=8.5/54.0=1/6.4,故该教室玻地面积比为 1∶6.4。审查学校建筑设计图纸时,往往只能计算出窗洞面积而不易计算玻璃面积。有的教室的窗框、窗棂可占全窗户面积的 30%～35%左右,木窗框甚至可占 50%左右。窗户越小,木框遮光面积越大。此时可用近似方法计算:木窗和钢窗的实际透光面积分别占窗洞面积的 65%和 80%。

3. 采光系数的测量　采光系数指室内工作面(课桌面或黑板面)一点的照度与同时开阔天空散射光(全阴天)的水平照度的比值,即:采光系数(%)=(室内照度/室外照度)×100%

中小学教室采光照明卫生标准规定,以最小采光系数作为评价教室采光状况的客观指标。测量时关掉人工照明,选择光线最差的一个桌面上测量室内照度,同时测室外照度。若仅有一台照度计,可在测定室内照度的前后各测一次室外照度，取二者均值为室外照度值，以减少室外照度迅速变化所造成的误差。

4. 反射系数的测量 室内各表面的反射系数可通过测量表面照度和反射照度，通过计算获得。测量应选不受直接光影响的位置。如测墙壁表面反射系数时，以后墙离地面 1.2～1.5m 高的位置为测量点，将照度计的接收器贴在被测表面上，测出其入射照度 E_R，然后将接收器的感光面对准墙壁表面的原来位置，逐渐远离墙壁，待照度计值稳定后读取反射照度 E_f，即可按下式求得反射系数 ρ：

$$\rho=\frac{E_f}{E_R}\times 100\%$$

一般每个被测表面选 3～5 个测点，取其均值作为该侧面的反射系数。

5. 亮度测量 亮度指教室窗、墙、顶棚、室内设施和课桌面等表面的亮度，可用间接或直接法测量。直接测量法可用亮度计直接测量，间接测量法可通过测量照度来计算表面亮度。漫反射的表面亮度 L，可由下式计算：

$$L=E\cdot\rho/\pi \quad (\text{单位}:cd/m^2)$$

E 为表面照度，ρ 为表面反射系数（%），π 是圆周率。

6. 照度测量

(1) 选定照度测点：应按有关标准（GB5699—85，GB5700—85）要求选定教室内的照度测量点。室内工作面测点高度一般为 0.7m 高的水平面，小学可适当降低；通道可取距地面 15cm 高的水平面；教室内照度测量的水平布点见图 13-3。

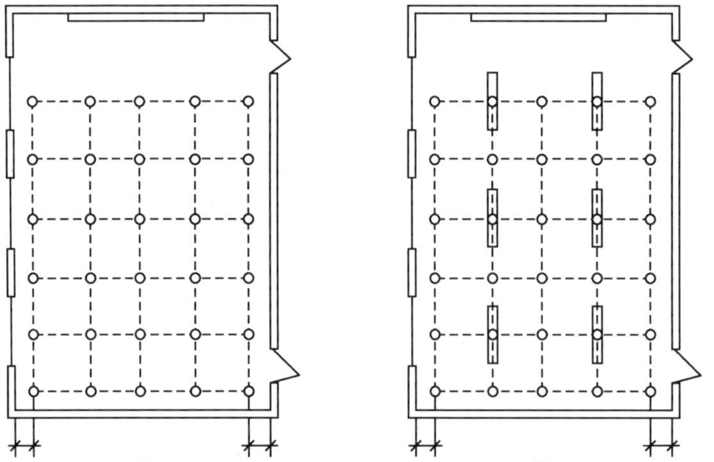

图 13-3 教室采光照明测定点

A. 教室采光的照度测点（按窗交叉布点） B. 教室照明的照度测点（按灯交叉布点）

1) 纵横线交叉布点：测自然采光的室内照度时，先从采光窗和窗间墙的中点划数条平行横线，再按室宽在分别距内、外墙各 50cm 处的横线段内划 4 等分纵向平行直线，取各纵横交叉处的 30 或 25 个点（最后排 5 点不测）进行测量。测人工照明的照度时，按室内灯的布置分别在灯下和灯间划若干条横向、纵向平行线，取各纵横交叉处的数十个点作为人工照明测点。

2) 等距布点：在室内划横向和纵向平行线各若干条，每条平行线的间隔均为 1m，则在纵横交叉处可有数十个点，以此作为采光或照明的测点。

3) 自行选点：可根据课桌椅的配置，选取均匀分布的 9、12、16 或 20 个点。

测量黑板面照度时，可在黑板中横线上取左、中、右 3 点，左右各距黑板有效边缘 30cm；也可在上下左右各距黑板边缘 10cm 的横、纵向各取 5 点和 3 点共 15 点测量。

(2) 照度计的使用：照度计是一种利用光敏半导体元件的物理光电现象制成的测光仪器，由受光元件(硒或硅光电池)和电流表组成。外来光线射到硒(或硅)光电池后,光电池即将光能转为电能,通过电流表显示出光的照度值,以 lx 为单位。

照度计的正确使用步骤是:

1) 校正"0"点,熟悉电流表的读数范围和方法;如已加滤光罩,应将测量结果乘 100 得实测照度值。

2) 测量时将光电系统的手柄插头插入电流表插孔内,光电池加滤光罩后放在欲测位置,打开电流表开关,指针稳定后读数;若电流计指针不动或偏转小,可能是测量处实际照度不足,可摘掉滤光罩再测。

3) 测量完毕,将电流表开关拨回"关"处,取下插头,光电池盖上滤光罩,妥当放置。注意遵守以下事项:①测量前先将光电池式照度计的接收器曝光 2 分钟后再开始;②测人工照明时,先点燃白炽灯 5 分钟(荧光灯 15 分钟),待光源的光输出稳定后测量;③各测点取 2～3 次读数的平均值,提高准确性;④先用大的量程挡数,然后根据指示值大小逐步下调到适当挡数。原则上不允许在某挡满量程的 1/10 范围内测定;⑤照度计在运输或携带中应避免震动;放置环境要干燥,无腐蚀性气体,周围无强大磁场;不得用湿布擦拭电流表有机玻璃罩,也不要用力揩拭,以防引起静电效应;⑥每年校正一次照度计。

(三) 课桌椅测量及评价

1. 课桌椅的型号鉴定　新课桌椅出厂前,应标明其型号和适用身高范围。对原有课桌椅应测量桌高与椅高,按"中小学课桌椅功能尺寸标准"(GB/T3976—2002)确定其号码和使用者相应身高范围,标注在课桌椅上。为便于对大批量课桌、课椅的测量和型号鉴定,专门设计一种折尺(图 13-4),由宽 5～6cm,厚 1～1.2cm 长条木板制成,可折叠,展开总长度为 2m。折尺一端标有与桌高、椅高和桌椅高差的尺度相对应的号数,测量时可直接读出桌号、椅号和高差号;折尺另一端标有与各号桌椅相适应的身高号(身高范围)。使用者 2 人一组。掌尺者逐套测量课桌椅并读出桌高、椅高、高差和就座学生身高号数,记录者将数字按排列位置记入表格。为使获得的资料尽量完备,宜在全体学生就座的情况下调查。

2. 课桌椅分配的卫生评价

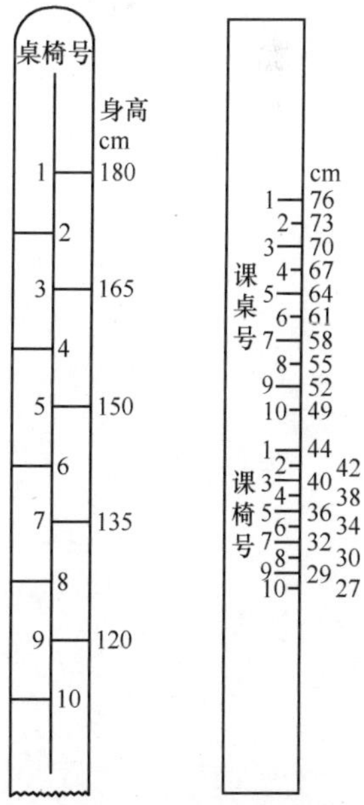

图 13-4　学生身高及课桌椅型号鉴定尺

(1) 课桌、课椅合格率:利用身高和身体其他部分尺度间的密切关系,常用学生身高与其坐用的桌高、椅高是否符合来进行课桌椅分配的卫生学评价。符合者为合格,以学校或班为单位分别计算课桌和课椅的合格率。

课桌合格率=[课桌合格人数/全班(校)人数]×100%

课椅合格率=[课椅合格人数/全班(校)人数]×100%

(2) 桌椅高差合格率:若课桌与课椅型号不配套,可使桌椅高差变化很大而影响学生读写姿势。桌椅高差是课桌椅中最重要的综合因素,常计算桌椅高差合格率。

1) 身高法:卫生学调查中最常用,即用学生身高评价桌椅高差。图 13-4 中标有第1～10 号的桌椅高差。调查时应在图 13-4 的桌椅尺上画上相应的桌椅高差号数,用其逐一测量每套课桌和课椅的垂直高差,据此确定所属号数。如课文第八章中所述,一名学生坐用两个号的桌椅高差(相距 1～2cm)都是适宜的,若再高出或再低于一号以上为不合格。

桌椅高差合格率=(桌椅高差合格人数/全班人数)×100%

2) 坐高法:用学生坐高评价学生桌椅高差。更适用于不分大小号的升降式课桌椅。适宜的桌椅高差为学生坐高的 1/3;若身高

140cm 以上者应再加 1～2.5cm。亦可查找不同坐高的适宜桌椅高差表(表 13-7)。此法优点是可考虑每个个体坐高的高低，较身高法更准确。实际评价时，桌椅高差±1cm 属允许范围。

3) 综合因素法：桌椅高差除与坐高(s)关系密切外，还与视距(e)、上体前倾度(q)及视线水平向下倾斜角(θ)有相应关系。这些因素反映桌椅高差与读写姿势间的动态关系，可使有特殊需要的个体获得更合理的桌椅高差 d：

$$e = \frac{qs - d}{\sin\theta} \text{或写成} d = qs - e \cdot \sin\theta$$

式中，qs 为课桌面呈水平时，眼距椅面的高；其中 q 为读写时眼距椅面高除以挺直坐高所得之商。$e \cdot \sin\theta$ 为眼距桌面高。如此，则：

桌椅高差＝眼距椅面高－眼距桌面高

表 13-7 不同坐高的适宜桌椅高差(cm)

坐高	桌椅高差*	坐高	桌椅高差*	坐高	桌椅高差*	坐高	桌椅高差*
60	20.0	69	23.7	78	27.3	87	31.0
61	20.4	70	24.1	79	27.7	88	31.4
62	20.8	71	24.5	80	28.1	89	31.8
63	21.2	72	24.9	81	28.5	90	32.2
64	21.6	73	25.3	82	29.0	91	32.6
65	22.0	74	25.7	83	29.4	92	33.0
66	22.4	75	26.1	84	29.8	93	33.4
67	22.8	76	26.5	85	30.2	94	33.9
68	23.2	77	26.9	86	30.6	95	34.3

* 桌椅高差＝0.408×坐高－4.5cm

在对课桌椅进行卫生调查与评价的基础上，计算出各教室中缺少或多余的各号课桌椅数，在全班级或全校范围内进行适当调整。

(孙彩虹　夏　薇)

实习十四　食物蛋白质营养价值评价

蛋白质是组成人体重要的成分之一，是生命的物质基础。食物蛋白质由于氨基酸组成的差别，营养价值不完全相同，一般来说动物蛋白质的营养价值优于植物蛋白质。评价食物蛋白质的营养价值主要从“量”和“质”两个方面。质量好的蛋白质，生物利用率高，最能为人体所消化、吸收、利用。摄入很小量就能达到人体氮平衡或最佳发育状态。

食物蛋白质的营养价值评价包括：食物蛋白质含量、食物蛋白质消化率和食物蛋白质利用率。

1. 食物蛋白质含量　食物蛋白质含量是评价食物蛋白质营养价值的一个重要方面。虽然食物蛋白质含量不等于质量，但是没有一定的数量，再好的食物蛋白质其营养价值也有限，所以食物蛋白质含量是食物蛋白质营养价值的基础。食物中蛋白质含量测定，一般采用凯氏(Kjedahl)定氮法测定食物中的氮含量，再乘以蛋白质的换算系数得蛋白质含量。

2. 食物蛋白质消化率　是指在消化道内被吸收的蛋白质占摄入蛋白质的百分数。不仅反映了蛋白质在消化道内被分解的程度，同时还反应消化后的氨基酸和肽被吸收的程度。是评价食物蛋白质营养价值的生物学方法之一，一般采用动物或人体实验测定，根据是否考虑内源粪代谢氮因素，可分为表观消化率和真消化率两种。

3. 食物蛋白质利用率　指食物蛋白质消化吸收后被机体利用的程度。测定食物蛋白质利用率的方法主要有：生物价(BV)、蛋白质净利用率(NPU)、蛋白质功效比值(PER)和氨基酸评分(AAS)等。

背景资料

为了满足人类营养和预防某些疾病的需要，某食品生产企业研制出一种大豆蛋白制品，即浓缩大豆蛋白。为了确定其产品质量及营养价值，拟对该产品进行营养学评价。

(1) 初步的营养成分分析结果如下：

	蛋白质(%)	脂肪(%)	碳水化合物(%)	水分(%)	灰分(%)
浓缩大豆蛋白		0.38	20.02	8.54	3.12
脱脂大豆蛋白		5.08	34.99	6.59	6.05
酪蛋白(参考)		0.12	0	10.44	1.11

(2) 实验样品的消化率为：

	表观消化率(%)	真消化率(%)
浓缩大豆蛋白	77.54※	84.33※
脱脂大豆蛋白	68.62	75.42
酪蛋白(参考)	83.87※	91.22※

(3) 实验样品的利用率为：

	生物学价值(%)	蛋白质净利用率(%)	PER
浓缩大豆蛋白	79.80※	67.39※	2.00※
脱脂大豆蛋白	70.99	53.55	1.72
酪蛋白(参考)	84.28※	76.33※	2.60※

※表示与对照产品比，差异显著，$P<0.05$

实习要求

(1) 对实验样品、对照样品进行蛋白质含量进行测定。

(2) 请根据以上背景资料，写出 PER 实验的实验设计。

提示

1) 实验目的
2) 实验动物选择与分组
3) 饲料配方
4) 实验过程
5) 结果计算与评价

(3) 请根据以上背景资料对其中的浓缩大豆蛋白实验结果进行营养学评价。

提示

根据你所掌握的专业知识，进行综合评价，并写出评价意见。

附录一　食品中总氮的测定(微量凯氏定氮法)

(一) 目的意义

食物中蛋白质含量是计算人体蛋白质摄入量的基础资料。各类食物的蛋白质含量不同，蛋白质含量为评价食物营养价值的一个很重要的指标。通过本方法的学习，要求学生掌握方法的原理、步骤和了解蛋白质系数在蛋白质含量计算中的应用。

(二) 原理

有机物中的氮在强热和浓 H_2SO_4 作用下，消化生成 $(NH_4)_2SO_4$，在凯氏定氮器中与碱作用，通过蒸馏释放出氨，用硼酸将氨吸收后，再用已知浓度的盐酸标准溶液滴定，根据盐酸消耗量计算出氮的含量。然后再乘以相应的换算系数，即得蛋白质含量。

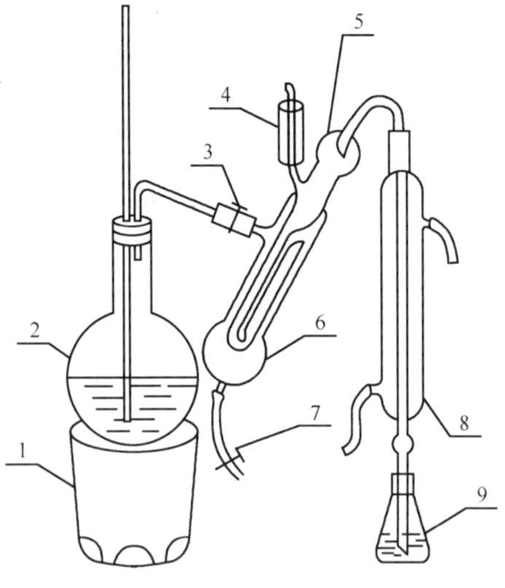

图 14-1　凯式定氮装置

1. 电炉；2. 水蒸气发生器(2L 平底烧瓶)；3. 螺旋夹；4. 小玻璃杯及棒状玻璃塞；5. 反应室；6. 反应室外层；7. 橡皮管及螺旋夹；8. 冷凝管；9. 蒸馏液接收瓶

(三) 仪器与试剂

(1) 凯氏定氮装置(图 14-1)。

(2) 5ml 微量滴定管。

(3) 100ml 凯氏烧瓶。

(4) 硫酸铜，硫酸钾，浓硫酸。

(5) 2%硼酸溶液：称取 20g 硼酸溶解在少量蒸馏水中，再稀释至 1000ml。

(6) 混合指示剂：1 份 0.1%亚甲蓝水溶液与 5 份 0.2%甲基红乙醇溶液临用时混合。

(7) 20%氢氧化钠溶液：20g 氢氧化钠溶解于蒸馏水中，再稀释至 100ml。

(8) 0.01mol/L 盐酸标准溶液。

(四) 操作步骤

(1) 取样：精密称取 0.1～1.0g 固体样品（约相当氮 5mg)，移入干燥的 100ml 定氮瓶中。

(2) 消化：加硫酸铜硫酸钾(3：2)混合剂 0.3 克及 5ml 浓硫酸，稍摇匀后于瓶口放一小漏斗，将瓶以 45°角斜支于有小孔的石棉网上。小心加热，待内容物全部炭化，泡沫完全停止后，加强火力，并保持瓶内液体微沸，至液体呈无色或微蓝绿色，取下放冷。

(3) 定容：沿瓶壁加入少量蒸馏水稍加稀释，转入 100ml 容量瓶中，用蒸馏水洗定氮瓶数次，洗液并入容量瓶中，待冷后加水至刻度。

(4) 蒸馏：装好定氮装置，于水蒸气发生瓶内装水至约 2/3 处，加甲基红指示液数滴及数毫升硫酸，以保持水呈酸性，加入数粒玻璃珠以防暴沸，加热煮沸水蒸气发生瓶内的水。向接收瓶内加入 10ml 2%硼酸溶液及混合指示液 1 滴，并使冷凝管的下端插入液面下，吸取 5.0ml 样品消化液由进样口注入反应室，以 10ml 蒸馏水冲洗涤进样口并使其流入反应室内，塞紧进样口的玻棒塞。将 10ml 20%氢氧化钠溶液倒入进样口，提起玻塞使其缓缓流入反应室，立即将玻塞盖紧，并加水于进样口以防漏气。蒸气通入反应室使氨通过冷凝管而进入接收瓶内，蒸馏 5min。移动接收瓶，使冷凝管下端离开液面，再蒸馏 1min，然后用少量水冲洗冷凝管下端外部。取下接收瓶。

(5) 以 0.01mol/L 盐酸标准溶液滴定至灰色或蓝紫色为终点。

(6) 同时吸取 5.0ml 蒸馏水按(4)作蒸馏空白。

(五) 结果计算

$$X=\frac{(V_1-V_2)\times N\times 0.014}{W\times \frac{5}{100}}\times F\times 100\%$$

式中：X 为样品中蛋白质的含量，%；V_1 为样品消耗盐酸标准液的体积，ml；V_2 为空白消耗盐酸标准液的体积，ml；N 为盐酸标准溶液的摩尔浓度，mol/L；W 为样品的质量(体积)，g；F 为氮换算为蛋白质的系数。

0.014～1mol/L 盐酸标准溶液 1ml 相当于氮克数。

蛋白质中的氮含量一般为 15%～17.6%，按 16%计算乘以 6.25 即为蛋白质含量。乳制品的蛋白质换算系数为 6.38，面粉为 5.70，玉米、高粱为 6.24，花生为 5.46，米为 5.95，大豆及其制品为 5.71，肉与肉制品为 6.25，大麦、小米、燕麦、裸麦为 5.83，芝麻、向日葵为 5.30。

(六) 注意事项

(1) 消化要在通风橱内进行，消化时要把附在管壁上的食物用少量硫酸冲下，使消化完全。蒸馏时要随时避免蒸馏器漏水漏气等现象的发生。

(2) 蒸馏时向反应室内加 NaOH 动作要快，玻璃塞塞严并立即用少量水密封，以免氨的逸出。

(3) 严禁酸碱污染硼酸吸收液及冲洗用水。

(4) 测定前应先用标准$(NH_4)_2SO_4$做氮回收率的测定，借以验证所用仪器，试剂及操作等条件的可靠性。氮回收率应在 95%与 105%之间。

附录二　食物蛋白质功效比值(PER)测定

(一) 实验目的

本实验的目的在于使学生掌握食物蛋白质功效比值(PER)的概念、意义，了解动物实验的设计，包括动物选择、分组及动物饲料的配制，实验过程、结果计算及评价等。

(二) 实验动物及分组

要求用同一来源、同一品系、同时出生、刚断奶(出生 21～28 天)的雄性大鼠。实验室应保持各种环境条件适宜于大鼠的正常生长发育(室温 22～24℃，相对湿度 50%～65%，室内空气要流通)。动物在实验室适应 3～7 天即可投入实验使用。

每种待测样品设一个实验组，外加一个参考(标准)酪蛋白组(阳性对照组)。大鼠按体重顺序，以随机区组法分组，每组动物不少于 10 只，每组动物数相同。各组动物平均体重组间差不大于 5g，组内个体差不大于 10g。

(三) 动物饲料配方(100 克饲料)

PER 实验用合成饲料。基础饲料中各种成分物质用量为：

(1) 样品量(g) $X=1.6\times 100/$样品 N 含量(%)。

(2) 植物油(g)$=8-X\cdot$样品乙醚浸出物(%)。

(3) 混合无机盐(g)＝5－X·样品灰分(%)。

(4) 混合维生素 1g。

(5) 纤维素(g)＝1－X·样品粗纤维(%)。

(6) 水分(g)＝5－X·样品水分(%)。

(7) 最后加玉米淀粉或蔗糖至 100g,充分混匀。

在配制饲料前,应先测定样品中各种营养素的含量(蛋白质、脂肪、水分、纤维素和灰分),以使各组实验饲料及参考酪蛋白组饲料间各种营养素相等(达到 AOAC 标准),其中蛋白质含量控制在10%,使之相互之间具有可比性。实验组蛋白质来源为待测样品,而对照组(参考酪蛋白组)的蛋白质则要来自参考酪蛋白。

1) 参考酪蛋白:国外用 ANRC(商品名称)酪蛋白,此物已经标化,其 PER 值为 2.50。如无 ANRC 酪蛋白,也可用经过标化的酪蛋白作为参考酪蛋白。

2) 混合盐(美国药典,USP):称取 NaCl 139.3g,取其一部分置乳钵中,加入 0.79g KI,研磨,过 60 目筛,放入棕色瓶中。将余下的 NaCl 及下列成分置乳钵中研磨:KH_2PO_4 389.0g;$CaCO_3$ 381.4g;$MgSO_4$(无水) 57.3g;$FeSO_4 \cdot 7H_2O$ 27.0g;$MnSO_4 \cdot H_2O$ 4.01g;$CuSO_4 \cdot 5H_2O$ 0.447g;$ZnSO_4 \cdot 7H_2O$ 0.54g;$CoCl_2 \cdot 6H_2O$ 0.023g。研匀后过 60 目筛,与已制备的 NaCl-KI 混合,棕色瓶储存备用。

3) 混合维生素:维生素 A(干燥稳定)2000IU;维生素 D(干燥稳定)200IU;维生素 E(干燥稳定)10IU;维生素 K 0.5mg;胆碱 200mg;对氨基苯甲酸 10mg;肌醇 10mg;烟酸 4mg;维生素 B_2 0.8mg;维生素 B_1 0.5mg;泛酸钙 4mg;维生素 B_6 0.5mg;叶酸 0.2mg;生物素 0.04mg;维生素 B_{12} 0.003mg;加葡萄糖或淀粉至 1000mg。

(四) 实验过程

实验期为 28 天,在此期间,动物单笼饲养,分别喂饲各组实验饲料。动物自由摄食和饮水。在实验期间尽可能保持实验组动物与参考(标准)酪蛋白组动物的全部环境条件一致。实验期间应记录:

(1) 实验开始时每只大鼠的体重(精确至 0.1g);

(2) 每天各只大鼠的饲料摄取量;

(3) 定期(最多 4 日)称量每只大鼠的体重;

(4) 实验最后一天记录大鼠的体重和摄食量。

(五) 实验结果计算

(1) 计算每只动物 28 天内体重增长值,g;

(2) 计算每只动物 28 天内蛋白质摄入量,g;

(3) 计算 PER

直观 PER＝体重增长值(g)/蛋白质摄入量(g)

相对 PER＝直观 PER×100/本实验参考酪蛋白 PER

校正 PER＝直观 PER×2.5/本实验参考酪蛋白 PER

(六) 结果评价

根据各组平均 PER 值,结合其他蛋白质质量评价指标,对该样品的蛋白质质量进行综合评价。

(王朝旭)

实习十五　膳食调查及结果评价

膳食调查是营养调查工作的组成部分，是营养工作的基本手段。膳食调查的目的是了解调查对象在一定时间内摄取的食物热能和各种营养素的数量和质量，并借此评定膳食满足营养需要的程度。实际工作中可根据需要选用下列四种方法的任何一种或几种方法结合进行。

1. 称量法(或称重法)　此法适用于团体、家庭及个人的膳食调查。调查时间为 3～7 天。称重法是对某一伙食单位(集体食堂或家庭)或个人一日三餐中每餐各种食物的原料使用量、烹调好的食物的熟重及调查对象的进食量进行称重，据此计算出每人每天各种营养素的平均摄入量并进行膳食营养评定，称量法的优点是能准确反映被调查对象的食物摄取情况，也能看出一日三餐实物分配情况。缺点是花费人力和时间较多，不适合大规模的营养调查。

2. 记账法　对建有伙食账目的集体食堂等单位，可查阅过去一定期间食堂的食品消费总量，并根据同一时期的进餐人数，粗略计算每人每日各种食品的摄取量，再按照食物成分表计算这些食物所供给的能量和营养素数量，记账法简便、快速，但不够精确。

3. 询问法　即通过询问的方式来回顾性地了解调查对象在过去的一定时间内(一般为 3 天)的食物摄入情况，包括品种和数量。这种方法的结果不够准确，仅是在无法用称重法和记账法的情况下才使用。此种方法可用于家庭或个人的膳食调查。

4. 化学分析法　该法是将调查对象的一日份全部熟食，在实验室中进行化学分析，测定其能量和各种营养素的含量。此法要求高，分析过程复杂，除非特殊需要，一般不做。

(一) 膳食的营养评价

做好本项工作的前提：根据调查对象的具体情况，恰当确定他的营养素供给量标准；透彻掌握合理营养与平衡膳食的基本理论知识，并应用于本评价。

参考下列几点，对膳食进行分析评价。

(1) 评价摄取量是否达到标准，允许两者有一定出入，一般热能可在±10%，其他营养素可动摇在±20%。

(2) 蛋白质、脂肪、碳水化合物的生热比例在热能达到需要量时，应分别使其占热能的15%～20%、25%～30%、55%～60%。

(3) 为满足必需氨基酸的需要，在蛋白质来源中，至少应有 1/2 为优质蛋白(来自动物性食品和大豆类)。

(4) 钙磷比值应为 1∶1。

(5) 维生素 A 应占与胡萝卜素总和的 1/3 为宜。

(6) 三餐热量比应为 30%、40%、30%为宜。

(7) 膳食的食物组成(每天) 谷类 300～500g、蔬菜类 400～500g、水果 100～200g、畜禽肉类 50～100g、鱼虾类 50g、蛋类 25～50g、奶类及奶制品 100g、豆类及豆制品 50g、油脂类 25g。

(二) 背景资料

为了了解某幼儿园学龄前儿童的膳食营养状况，对该幼儿园进行了为期三天的称重法膳食调查，选大、中、小各一个班作为调查对象，本课题选用了小班的调查数据(表 15-1，表 15-2)。

表 15-1 食物称量记录

日期	餐别	饭菜名称	原料名称	原料用量(斤)	熟重(斤)	进食量(斤)
7.12	早餐	牛奶	牛奶	70	89	12.8
			白糖	5		
		油条			30	5.6
	午餐	大楂子饭	大楂子	30	95	18
		肉炒瓜片	猪肉	6.5	55.6	10
			黄瓜	50		
			豆油	1.5		
	晚餐	馒头	面粉	50	61.9	16
			豆粉	4		
7.13	早餐	牛奶	牛奶	70	89	11
			白糖	4		
		桃酥			13	2
	午餐	大米饭	大米	40	95	15
		肉烧茄子	茄子	67	95.5	10
			猪肉	7		
			豆油	3		
	晚餐	海米面片	面粉	33	112.5	26.6
			大头菜	20		
			海米	1		
			豆油	1.5		
			酱油	0.5		
7.14	早餐	豆浆	黄豆	12	86.5	15
			白糖	4		
		烧饼	面粉	25	85	2.6
	午餐	大米饭	大米	45	101	15
		炒大头菜	大头菜	52.5	98.5	13
			猪肉	8.6		
			粉条	15		
			豆油	1.5		
	晚餐	大米饭	大米	40	92.5	15
		炖豆角	排骨	21.5	84.7	13
			豆油	3		
			酱油	1		

表 15-2　进餐人数统计

	早	中	晚		早	中	晚
7.12	35	36	36	7.14	34	35	35
7.13	37	37	37				

(三) 实习要求

(1) 请就如上背景资料,按如表 15-3～表 15-8 进行膳食营养计算并进行膳食营养评价。

表 15-3　热能与营养素摄入量与供给量比较

	蛋白质 (g)	脂肪 (g)	碳水化合物 (g)	热能 kcal	钙 (mg)	磷 (mg)	铁 (mg)	VA (μRE)	VB_1 (mg)	VB_2 (mg)	VP (mg)	VC (mg)
A 摄入量												
B 供给量												
A/B×100												

表 15-4　生热营养素的生热比

	蛋白质	脂肪	碳水化合物	合计
摄入量(g)				
生热量(kcal)				
生热比(%)				
参考范围(%)				

表 15-5　优质蛋白质来源

	优质蛋白质	其他蛋白质	合计
摄入量(g)			
合计(%)			
参考范围(%)			

表 15-6　钙磷比例与维生素 A 来源

	钙磷比例		维生素 A 来源	
	钙	磷	维生素 A	维生素 A+胡萝卜素
摄入量(g)				
比例(%)				
参考比例(%)				

表 15-7　三餐热量比

	早餐	中餐	晚餐	合计
热量(kcal)				
占总热量(%)				
参考比例(%)				

表 15-8 膳食食物组成(克/天)

	摄入量	参考标准
谷类		
豆类		
肉类		
鱼类		
奶类		
蛋类		
蔬菜		
水果		
油脂		

(2) 改进膳食营养意见。

(王朝旭)

实习十六　鲜奶的卫生质量检验与评价

奶类是一种营养成分齐全、组成比例适宜、易消化吸收、营养价值高的天然食品。它是由水、脂肪、蛋白质、乳糖、矿物质、维生素等组成的复杂乳胶体，主要提供优质蛋白质、维生素 A、核黄素和钙。随着我国人民生活水平和健康意识的提高，奶类已经成为人们生活的必需品，尤其是鲜奶，营养丰富，饮用方便。奶类营养丰富，适宜微生物的生长繁殖，是天然的培养基。微生物污染后极易造成奶的腐败变质。此外鲜奶还极易受到霉菌及其毒素的污染，因此控制鲜奶的卫生质量尤为重要。

鲜(牛、羊)乳的卫生质量应符合食品安全国家标准《巴氏杀菌乳》(GB19645—2010)的要求。

1. 感官指标　色泽为均匀一致的乳白色或微黄色。具有乳固有的香味，无异味。无沉淀，无凝块，无正常视力可见异物的均匀液体。

2. 理化指标　脂肪≥3.1%，蛋白质≥2.9%(鲜牛乳)、蛋白质≥2.8(鲜羊乳)，非脂固体≥8.1%，酸度(°T)＝12～18(鲜牛乳)、酸度(°T)＝6～13(鲜羊乳)。

3. 污染物限量　铅为 0.05mg/kg，总汞为 0.01mg/kg，无机砷为 0.05mg/kg，铬为 0.3mg/kg，硒为 0.03mg/kg。

4. 真菌毒素限量　黄曲霉毒素 M_1 限量为 0.5μg/kg。

5. 微生物限量　如表 16-1 所示。

表 16-1　微生物限量(平板计数法定性检验)

项目	采样方案[a]及限量(若非指定，均以 CFU/g 或 CFU/ml 表示)				检验方法
	n	*c*	*m*	*M*	
菌落总数	5	2	50 000	100 000	GB 4789.2
大肠菌群	5	2	1	5	GB 4789.3
金黄色葡萄球菌	5	0	0/25g(ml)	—	GB4789.10
沙门菌	5	0	0/25g (ml)	—	GB 4789.4

a 样品的分析及处理按 GB 4789.1 和 GB 4789.18 执行。

注：其中采样方案分为二级和三级采样方案。二级采样方案设有 *n*、*c* 和 *m* 值，三级采样方案设有 *n*、*c*、*m* 和 *M* 值。

n：同一批次产品应采集的样品件数；

c：最大可允许超出 *m* 值的样品数；

m：微生物指标可接受水平的限量值；

M：微生物指标的最高安全限量值。

按照二级采样方案设定的指标，在 *n* 个样品中，允许有≤*c* 个样品其相应微生物指标检验值大于 *m* 值。

按照三级采样方案设定的指标，在 *n* 个样品中，允许全部样品中相应微生物指标检验值小于或等于 *m* 值；允许有≤*c* 个样品其相应微生物指标检验值在 *m* 值和 *M* 值之间；不允许有样品相应微生物指标检验值大于 *M* 值。

背景资料

××市卫生监督所对市内食品生产企业进行常规卫生监督工作。如果你是该卫生监督所的卫生监督员，单位派你对××乳业科技股份有限公司生产的鲜奶进行卫生质量评价。

问题 1　请问该如何着手工作？

问题 2　如何对现场的卫生学情况进行调查？

问题 3　如何采集该公司生产的鲜奶样品？

问题 4　应进行哪些指标的检测？如何对样品进行检测，检测的项目有哪些？

问题 5　对检测结果应该如何评价？

附录　鲜奶的样品采样和检验方法

(一) 鲜奶的样品采样

1. 采样　根据检验目的可直接采取瓶装成品鲜奶；也可从牛舍的奶桶中采样，这时应注意先将牛奶混匀，采样器应事先消毒。一般采样量在 200～250ml 左右。

(1) 采样目的：食品采样的主要目的是鉴定食品的营养价值和卫生质量，包括食品中营养成分的种类、含量和营养价值；食品及其原料、添加剂、设备、容器、包装材料中是否存在有毒有害物质及其种类、性质、来源、含量、危害等。食品采样是进行营养指导、开发营养保健食品和新资源食品、强化食品卫生监督管理、制定国家食品卫生标准以及进行营养与食品卫生学研究的基本手段和重要依据。

(2) 采样原则

1) 代表性：在大多数情况下，对待鉴定食品不可能全部进行检测，而只能抽取其中的一部分作为样品，通过对样品的检测来推断该食品总体的营养价值或卫生质量。因此，所采集的样品应能够较好地代表待鉴定食品各方面的特性。若所采集的样品缺乏代表性，无论其后的检测过程和环节多么精确，其结果都难以反映总体的情况，常可导致错误的判断和结论。

2) 真实性：采样人员应亲临现场采样，以防止在采样过程中的作假或伪造食品。所有采样用具都应清洁、干燥、无异味，无污染样品的可能。应尽量避免使用对样品可能造成污染或影响检验结果的采样工具和采样容器。

3) 准确性：性质不同的样品必须分开包装，并应视为来自不同的总体；采样方法应符合要求，采样的数量应满足检验及留样的需要；可根据感官性状进行分类或分档采样；采样记录务必清楚地填写在采样单上，并紧附于样品。

4) 及时性：采样应及时，采样后也应及时送检。尤其是检验样品中水分、微生物等易受环境因素影响的成分，以及样品中含有挥发性物质或易分解破坏的物质时，应及时赴现场采样并尽可能缩短从采样到送检的时间。

(3) 采样工具和容器

1) 一般常用工具：包括钳子、螺丝刀、小刀、剪刀、镊子、罐头及瓶盖开启器、手电筒、蜡笔、圆珠笔、胶布、记录本、照相机等。

2) 专用工具：如长柄勺，适用于散装液体样品采集；玻璃或金属采样器，适用于深型桶装液体食品采样。

3) 盛样容器：盛装样品的容器应密封，内壁光滑、清洁、干燥，不含有待鉴定物质及干扰物质。容器及其盖、塞应不影响样品的气味、风味、pH 及食物成分。

盛装液体或半液体样品常用防水防油材料制成的带塞玻璃瓶、广口瓶、塑料瓶等。

(4) 采样步骤和方法

1) 采样准备：采样前必须审查待鉴定食品的相关证件，包括商标、运货单、质量检验证明书、兽医卫生检疫证明书、商品检验机构或卫生防疫机构的检验报告单等。还应了解该批食品的原料来源、加工方法、运输保藏条件、销售中各环节的卫生状况、生产日期、批号、规格等；明确采样目的，确定采样件数，准备采样用具，制定合理可行的采样方案。

2) 现场调查：了解并记录待鉴定食品的一般情况，如种类、数量、批号、生产日期、加工方法、储运条件(包括起运日期)、销售卫生情况等。观察该批食品的整体情况，包括感官性状、品质、储藏、包装情况等。进行现场感官检查的样品数量为总量的 1%～5%。有包装的食品，应检查包装物有无破损、变形、受污染；未经包装的食品要检查食品的外观，有无发霉、变质、虫害、污染等。并应将这些食品按感官性质的不同及污染程度的轻重分别采样。

3）采样方法

A. 采样以一池、一缸、一桶为一个采样单位，搅拌均匀后采集一份样品；若采样单位容量过大，可按高度等距离分上、中、下三层，在四角和中央的不同部位每层各取等量样品，混合后再采样；流动液体可定时定量从输出的管口取样，混合后再采样；大包装食品，如用铝桶、铁桶、塑料桶包装的液体、半液体食品，采样前需用采样管插入容器底部，将液体吸出放入透明的玻璃容器内作现场感官检查，然后将液体充分搅拌均匀，用长柄勺或采样管取样。

B. 完整包装食品：大桶、箱、缸的大包装食品于各部分按 $\sqrt{总件数/2}$ 或 $\sqrt{总件数}$ 取一定件数样品，然后打开包装，使用上述液体样品的采样方法采样；袋装、瓶装、罐装的定型小包装食品（每包＜500g），可按生产日期、班次、包装、批号随机采样。

C. 变质、污染食品及食物中毒可疑食品：可根据检验目的，结合食品感官性状、污染程度、特征等分别采样，切忌与正常食品相混。

(5) 采样数量：采样数量应能反映该食品的卫生质量和满足检验项目对样品量的需要，一式 3 份，分别供检验、复验与备查或仲裁用，每份样品一般不应少于 0.5kg。同一批号的完整小包装食品，250g 以上的包装不得少于 6 个，250g 以下的包装不得少于 10 个。

(6) 采样记录：无采样记录的样品，不应接受检验。做好现场采样记录，其内容包括：检验项目、品名，生产日期或批号、产品数量、包装类型及规格、储运条件及感官检查结果；还应写明采样单位和被采样单位名称、地址、电话，采样日期、容器、数量，采样时的气象条件，检验项目、标准依据及采样人等。采样后填写采样收据一式两份，由采样单位和采样人签名盖章并分别保存。还应填写送检单，内容包括样品名称、生产厂名、生产日期、检验项目、采样日期，有些样品应简要说明现场及包装情况，采样时作过何种处理等。

(7) 样品的运送：采好的样品应放在干燥洁净的容器内，密封、避光存放，并在尽可能短的时间内送至实验室。运送途中要防止样品漏、散、损坏、挥发、潮解、氧化分解、污染变质等。气温较高时，样品宜低温运送。送回实验室后要在适宜条件下保存。

如果送检样品经感官检查已不符合食品卫生标准或已有明显的腐败变质，可不必再进行理化检验，直接判为不合格产品。

2. 样品制备　用作检验的样品必须制成平均样品，其目的在于保证样品均匀，取任何部分都能较好地代表全部待鉴定食品的特征。鲜奶可采用玻璃棒或电动搅拌器将样品充分搅拌均匀。

检测项目的不同，供测试的样品往往还需要作进一步的处理，如浓缩、灰化、湿法消化、蒸馏、溶剂提取、色谱分离和化学分离等。

3. 检验方法的选择　凡有国家标准检测方法的检测项目，应使用国标方法进行检验。在国家标准测定方法中同一检验项目如有两个或两个以上检验方法时，各实验室可根据不同条件选择使用，但应以第一法为仲裁法。在无相应的国家标准检测方法的情况下，可使用其他来源的检测方法（如行业标准、地方标准、企业标准规定的方法；专业杂志和书籍中的方法；实验室自行建立的方法等），但使用前应进行方法的确认或验证。

4. 样品保留　样品在检验结束后一般应保留至少 1 个月，以备需要时复查，保留期限从检验报告单签发之日算起。

对检验结果有怀疑或有争议时，可对样品进行复验。国际贸易中，双方在交货时，对食品的质量是否符合合同中的规定产生分歧时，也需进行复验。如双方争执较大，还应由双方一起采样，将样品送权威和公正的第三方检验机构进行仲裁检验。

（二）鲜奶的检验方法

1. 鲜奶的感官检验　感官检查是鲜奶卫生检验首先进行的指标，也是日常生活中人们判定鲜奶能否食用的最常用方法。

(1) 检查：将鲜奶样品摇匀后，取适量试样置于 50ml 烧杯中（约 30ml），在自然光下观察外观、色泽(是否带有白色、绿色或明显的黄色)和组织状态(如是否有絮状物或凝块);嗅其气味;且用温开水漱口,经煮后尝其味。

(2) 评价标准:依据中华人民共和国卫生部、中华人民共和国国家安全标准《巴氏杀菌乳》的要求,鲜奶应在感官检查中符合以下标准:

1) 外观及色泽:正常鲜奶为乳白色或稍带微黄色的均匀一致液体,无凝块、无沉淀、无正常视力可见异物。

2) 气味与滋味:鲜奶微甜,具有乳固有的香味,无异味。

2. 鲜奶比重的测定

(1) 原理:鲜奶比重是用乳比重计(也称乳稠计)进行测定,通常使用的乳比重计有两种:20℃/4℃(即 D_4^{20})是 20℃的牛奶重量与同体积、4℃、纯水的重量之比;15℃/15℃(即 D_{15}^{15})是 15℃的牛奶重量与同温度、同体积、纯水的重量之比。这两种乳稠计以 20℃/4℃应用较多。

(2) 器材

1) 乳稠计:20℃/4℃或 15℃/15℃。

2) 温度计(0～100℃)。

3) 玻璃量筒(或 200～250ml 量筒)。

(3) 操作步骤

1) 测定样品温度:将乳样混匀,用温度计测定其温度,一般应在 10～25℃之间。

2) 移入量筒:将乳样沿量筒壁小心倒入 250ml 量筒中,注意应尽量不产生泡沫,倒入量应为量筒的 3/4 体积为宜。

3) 读数:用手握住乳稠计(20℃/4℃)上端,小心将乳稠计沉入乳样中到相当于刻度 30°处,并让它在样品溶液中自然浮动,但不能与玻璃量筒内壁接触,静止 2～3 分钟后,眼睛平视乳液面的高度(以液平凹线为准),读出乳稠计数值。

4) 计算:根据乳稠计的读数和乳样温度,直接查乳温度换算表(表 16-2,表 16-3),将乳比重计读数换算成 20℃时的度数,再按下式计算。

$$\rho_4^{20}=1+X_1/1000$$

式中:ρ_4^{20} 为样品的比重;X_1 为乳稠计读数。

(4) 评价:鲜奶的比重一般在 1.028～1.034 之间,掺水后比重降低;脱脂或加入无脂干物质(如淀粉)后可使比重升高。如果牛奶既脱脂又加水,则比重可能无变化,这就是牛奶的"双掺假"。因此,单纯根据鲜奶比重并不能全面、准确地判定其卫生质量。

表 16-2 乳稠计读数变为温度 15℃时的度数换算表

乳稠计数	鲜乳温度															乳稠计数
	8	9	10	11	12	13	14	15	16	17	18	19	20	21	22	
15	14.2	14.3	14.4	14.5	14.6	14.7	14.8	15.0	15.1	15.2	15.4	15.6	15.8	16.0	16.2	15
16	15.2	15.3	15.4	15.5	15.6	15.7	15.8	16.0	16.1	16.3	16.5	16.7	16.9	17.1	17.3	16
17	16.2	16.3	16.4	16.5	16.6	16.7	16.8	17.0	17.1	17.3	17.5	17.7	17.9	18.1	18.3	17
18	17.2	17.3	17.4	17.5	17.6	17.7	17.8	18.0	18.1	18.3	18.5	18.7	18.9	19.1	19.5	18
19	18.2	18.3	18.4	18.5	18.6	18.7	18.8	19.0	19.1	19.3	19.5	19.7	19.9	20.1	20.3	19
20	19.1	19.2	19.3	19.4	19.5	19.6	19.8	20.0	20.1	20.3	20.5	20.7	20.9	21.1	21.3	20
21	20.1	20.2	20.3	20.4	20.5	20.6	20.8	21.0	21.2	21.4	21.6	21.8	22.0	22.2	22.4	21
22	21.1	21.2	21.3	21.4	21.5	21.6	21.8	22.0	22.2	22.4	22.6	22.8	23.0	23.2	23.4	22
23	22.1	22.2	22.3	22.4	22.5	22.6	22.8	23.0	23.2	23.4	23.6	23.8	24.0	24.2	24.4	23

续表

乳稠计数	鲜乳温度															乳稠计数
	8	9	10	11	12	13	14	15	16	17	18	19	20	21	22	
24	23.1	23.2	23.3	23.4	23.5	23.6	23.8	24.0	24.2	24.4	24.6	24.8	25.0	25.2	25.5	24
25	24.0	24.1	24.2	24.3	24.5	24.6	24.8	25.0	25.2	25.4	25.6	25.8	26.0	26.2	26.4	25
26	25.0	25.1	25.2	25.3	25.5	25.6	25.8	26.0	26.2	26.4	26.6	26.9	27.1	27.3	27.5	26
27	26.0	26.1	26.2	26.3	26.4	26.6	26.8	27.0	27.2	27.4	27.6	27.9	28.1	28.4	28.6	27
28	26.9	27.0	27.1	27.2	27.4	27.6	27.8	28.0	28.2	28.4	28.6	28.9	29.2	29.4	29.6	28
29	27.8	27.9	28.1	28.2	28.4	28.6	28.8	29.0	29.2	29.4	29.6	29.9	30.2	30.4	30.6	29
30	28.7	28.8	28.9	29.2	29.4	29.6	29.8	30.0	30.2	30.4	30.6	30.9	31.2	31.4	31.6	30
31	29.7	29.8	30.0	30.2	30.4	30.6	30.8	31.0	31.2	31.4	31.6	32.0	32.2	32.5	32.7	31
32	30.6	30.8	31.0	31.2	31.4	31.6	31.8	32.0	32.2	32.4	32.7	33.0	33.3	33.6	33.8	32
33	31.6	31.8	32.0	32.2	32.4	32.6	32.8	33.0	33.2	33.4	33.7	34.0	34.3	34.7	34.8	33
34	32.5	32.8	32.9	33.1	33.5	33.7	33.8	34.0	34.2	34.4	34.7	35.0	35.3	35.6	35.9	34
35	33.6	33.7	33.8	34.0	34.2	34.4	34.8	35.0	35.2	35.4	35.7	36.0	36.3	36.6	36.9	35

表 16-3　乳稠计读数变为温度 20℃ 时的度数换算表

乳稠计数	鲜乳温度																乳稠计数
	10	11	12	13	14	15	16	17	18	19	20	21	22	23	24	25	
25	23.3	23.5	23.6	23.7	23.9	24.0	24.2	24.4	24.6	24.8	25.0	25.2	25.4	25.5	25.8	26.0	25
26	24.2	24.4	24.5	24.7	24.9	25.0	25.2	25.4	25.6	25.8	26.0	26.2	26.4	26.6	26.8	27.0	26
27	25.1	25.3	25.4	25.6	25.7	25.9	26.1	26.3	26.5	26.8	27.0	27.2	27.5	27.7	27.9	28.1	27
28	26.0	26.1	26.3	26.5	26.6	26.8	27.0	27.3	27.5	27.6	28.0	28.2	28.5	28.7	29.0	29.2	28
29	26.9	27.1	27.3	27.5	27.6	27.8	28.0	28.3	28.5	28.8	29.0	29.2	29.5	29.7	30.0	30.2	29
30	27.9	28.1	28.3	28.5	28.6	28.8	29.0	29.3	29.5	29.8	30.0	30.2	30.5	30.7	31.0	31.2	30
31	28.8	29.0	29.2	29.4	29.6	29.8	30.0	30.3	30.5	30.8	31.0	31.2	32.5	31.7	32.0	32.2	31
32	29.8	30.0	30.2	30.4	30.6	30.7	31.0	31.2	31.5	31.8	32.0	32.3	32.5	32.8	33.0	33.3	32
33	30.7	30.8	31.1	31.3	31.5	31.7	32.0	32.2	32.5	32.8	33.0	33.3	33.5	33.8	34.1	34.3	33
34	31.7	31.9	32.1	32.3	32.5	32.7	33.0	33.2	33.5	33.8	34.0	34.3	34.4	34.8	35.1	35.3	34
35	32.6	32.8	33.1	33.3	33.5	33.7	34.0	34.2	34.5	34.8	35.0	35.3	35.5	35.8	36.1	36.3	35
36	33.5	33.8	34.0	34.3	34.5	34.7	34.9	35.2	35.6	35.7	36.0	36.2	36.5	36.7	37.0	37.3	36

3. 鲜奶酸度的测定(°T)

(1) 原理:鲜奶酸度测定是检验牛奶新鲜度的一项重要指标。以酚酞为指示液,用 0.1000mol/L 氢氧化钠标准溶液滴定 100g 试样至终点所消耗的氢氧化钠溶液体积(ml),经计算确定试样的酸度,以°T 表示。

(2) 试剂及器材

1) 0.1000mol/L 氢氧化钠标准溶液。

2) 0.5%酚酞指示剂:称取 0.5g 酚酞溶于 75ml 体积分数为 95%的乙醇溶液中,并加入 20ml 水,然后滴加 0.1000mol/L 氢氧化钠溶液至微粉色,再加入水定容至 100ml。

3) 150ml 锥形瓶。

4）10ml 或 25ml 容量吸管。

5）50ml 或 25ml 碱性滴定管。

(3) 操作步骤：将试样混匀，准确称取 10g(精确到 0.001g)，置于 150mL 锥形瓶中，加入 20ml 新煮沸冷却至室温的水，混匀；加入 2.0ml 酚酞指示液，混匀后从碱性滴定管中缓慢滴入 0.1000mol/L 氢氧化钠标准溶液，边滴边摇动锥形瓶，直至出现微红色，并在 30s 内不褪色，记录消耗的氢氧化钠标准滴定溶液毫升数。

(4) 结果计算

$$\text{酸度}(°\text{T})=\frac{\text{消耗 0.1000mol/L 氧化钠的 ml 数}}{\text{样品 ml 数}}\times 100$$

(5) 评价：正常鲜牛奶的酸度为 12～18°T，当牛奶不新鲜时，细菌分解其中乳糖，生成乳酸，会使酸度升高。因此酸度是衡量牛乳新鲜度的一项重要指标。

4. 鲜奶脂肪测定(盖勃法)　当牛奶既脱水又脱脂(即牛奶双掺假现象)时，其比重可在正常范围内，因此必须再进行脂肪测定，来判断牛奶的卫生质量。一般牛乳脂肪含量不应低于 3%，常用的鲜奶脂肪测定为盖勃(Gerber)法。

(1) 原理：乳中脂肪以乳胶形式存在，测定时加入一定比重的浓 H_2SO_4 可破坏乳胶体性质，反应式如下：

$$\underset{\text{酪蛋白钙盐}}{NH_2R(COO)_6Ca_3}+3H_2SO_4\rightarrow \underset{\text{酪蛋白}}{NH_2R(COOH)_6}+3CaSO_4$$

$$NH_2R(COOH)_6+H_2SO_4\rightarrow \underset{\text{重硫酸酪蛋白}}{H_2SO_4\cdot NH_2R(COOH)_6}$$

在上述反应中，浓 H_2SO_4 溶解除脂肪外的其他成分，使脂肪与乳中其他成分分开。同时，浓硫酸与乳中酪蛋白钙盐作用生成可溶性重硫酸酪蛋白化合物，使脂肪析出。测定时，为促使脂肪更快析出，加入戊醇或异戊醇以降低脂肪球表面张力。

(2) 试剂及器材

1）浓 H_2SO_4(比重 1.820～1.825)

2）戊醇或异戊醇(分析纯)

3）盖勃乳脂计(最小刻度值为 0.1%)

4）10.75ml 单标乳吸管

5）水浴箱

6）乳脂离心机(800～1000 转/分)

(3) 操作步骤

1）量取浓硫酸 10ml，注入盖勃乳脂计内，注意勿使颈口沾上硫酸。

2）准确量取 10.75ml 牛乳样品，沿管壁小心加入乳脂计内，使样品与硫酸不要混合。

3）加入异戊醇 1ml，塞紧橡皮塞，使瓶口向下，同时用布包裹以防冲出，用力充分摇动，使牛乳凝块溶解，直至呈均匀的棕色。

4）将乳脂计口朝下静置 10 分钟后，再将其放入 65～70℃的水浴中保温 5 分钟。

5）取出乳脂计，放置于乳脂离心机以 1100 转/分转速离心 5 分钟。

6）将乳脂计再放于 65～70℃的水浴中保温 5 分钟。注意水浴的液面应高于乳脂计脂肪层。

7）取出立即读数，即为脂肪的百分数。

(4) 注意事项

1）加试剂时应严格按操作顺序，试剂不得沾污瓶口，否则不易塞紧橡皮塞而使液体溢出测定失败。

2）脂肪读数时应在 65～70℃下进行，读数后迅速倒掉乳脂计内容物，否则脂肪凝固而难以清洗。

3）在重复性条件下获得的两次独立测定结果的绝对差值不得超过算术平均值的 5%。

(侯绍英)

实习十七　饮料的卫生质量检验与评价

饮料是指经过定量包装的、供直接饮用或用水冲调饮用的、乙醇含量不超过质量分数为0.5%的制品，不包括饮用药品。

饮料所用原辅料种类繁多，其质量的优劣直接关系到终产品的质量，因此生产中所使用的各种原辅料(包括各种食品添加剂等)均必须符合国家相关的卫生标准，不得使用糖蜜或进口粗糖(原糖)、变质乳品、发霉的果蔬汁等作为软饮料原料，碳酸饮料所使用的二氧化碳应符合食品级使用的标准。

饮料的卫生质量要求：

1. 原料要求　所用原料应符合相应的标准和有关规定。

2. 感官要求　应具有主要成分的纯净色泽、滋味，不得有异味、异臭和外来杂物。

3. 理化指标　按照相应的国家标准进行检测。

4. 微生物指标　按照相应的国家标准进行检测。

5. 食品添加剂　食品添加的质量应符合相应的标准和有关规定，食品添加剂的品种和使用量应符合 GB 2760 的规定。

6. 食品生产加工过程的卫生要求　应符合 GB 12695 的要求。

7. 包装　包装容器和材料应符合相应的卫生标准和有关规定。

8. 标识　定型包装的标识要求应符合相关规定。

9. 储存　成品应储存在干燥、通风良好的场所。不得与有毒、有害、有异味、易挥发、易腐蚀的物品同处储存。

10. 成品要求　碳酸饮料(汽水)是饮料的一种，是指在一定条件下充入二氧化碳气的制品，不包括由发酵法自身产生的二氧化碳气的饮料，成品中二氧化碳气的含量(20℃时体积倍数)不低于2.0倍。碳酸饮料(汽水)的卫生质量应达到国家标准 GB 2759.2—2003 的要求。

(1) 感官要求：应具有主要成分的纯净色泽、滋味，不得有异味、异臭和外来杂物。

(2) 理化指标：铅≤0.3mg/L，总砷≤0.2mg/L，铜≤5mg/L。

(3) 微生物指标：菌落总数≤100cfu/ml，大肠菌群≤6MPN/100ml，霉菌≤10cfu/ml，酵母≤10cfu/ml，致病菌(沙门菌、志贺菌、金黄色葡萄球菌)不得检出。

背景资料

××市卫生监督所对市内食品生产企业进行常规卫生监督工作。如果你是该卫生监督所的卫生监督员，单位派你检查××饮料食品有限公司生产碳酸饮料的卫生质量。

问题1　请问你该如何着手工作？

问题2　我国对饮料的卫生质量有哪些方面的要求？

问题3　应进行哪些指标的检测？对检测结果应该如何评价？

附录　饮料的检验方法

(一) 感官检查

将饮料样品混匀后，取50ml被测试样于洁净的样品杯中，置于明亮处，用肉眼观察其色泽、透明浊度，检查其有无可见杂质；嗅其气味，品尝其滋味。

评价标准：依据中华人民共和国卫生部、中华人民共和国国家标准中对碳酸饮料的要求，碳酸饮料应在感官检查中符合以下标准：应具有主要成分的纯净色泽、滋味，不得有异味、异臭和外来杂物。

(二) 饮料中糖精钠的测定(高效液相色谱法)

1. 原理 试样加温除去二氧化碳和乙醇,调 pH 至近中性,过滤后进样,经高效液相色谱仪反相色谱分离后,根据保留时间和峰面积进行定性和定量。

2. 试剂及器材

(1) 甲醇:经 0.5μm 滤膜过滤。

(2) 氨水(1∶1):氨水加等体积水混合。

(3) 乙酸铵溶液(0.02mol/L):称取 1.54g 乙酸铵,加水至 1000ml 溶解,经 0.45μm 滤膜过滤。

(4) 糖精钠标准储备溶液:将糖精钠($C_6H_4CONNaSO_2 \cdot 2H_2O$)于 120℃干燥 4h 后,置于干燥器内冷却,准确称取 0.0851g,加水溶解并定容至 100ml。糖精钠含量 1.0mg/ml,作为储备溶液。

(5) 糖精钠标准使用溶液:吸取糖精钠标准储备溶液 10.0ml 放入 100ml 容量瓶中,加水至刻度,经 0.45μm 滤膜过滤。该溶液 1ml 相当于 0.10mg 的糖精钠。

(6) 高效液相色谱仪,紫外检测器。

3. 操作步骤

(1) 试样处理

1) 汽水:称取 5.00～10.00g,放入小烧杯中,微温搅拌除去二氧化碳,用氨水(1∶1)调 pH 为 7。加水定容至适当的体积,经 0.45μm 滤膜过滤。

2) 果汁类:称取 5.00～10.00g,用氨水(1∶1)调 pH 为 7,加水定容至适当的体积,离心沉淀,上清液经 0.45μm 滤膜过滤。

3) 配制酒类:称取 10.00g,放入小烧杯中,水浴加热除去乙醇,用氨水(1∶1)调 pH 为 7,加水定容至 20ml,经 0.45μm 滤膜过滤。

(2) 高效液相色谱参考条件

1) 色谱柱:YWG-C18 4.6mm×250mm 10μm 不锈钢柱。

2) 流动相:0.02mol/L 甲醇∶乙酸铵溶液(5∶95)。

3) 流速:1ml/min。

4) 检测器:紫外检测器,230nm 波长,0.2AUFS。

(3) 测定:取处理液和标准使用液各 10μl(或相当体积)注入高效液相色谱仪进行分离,以其标准溶液峰的保留时间为依据进行定性,以其峰面积求出样液中被测物质的含量,供计算。

4. 结果计算 试样中糖精钠含量按下式进行计算。

$$X=\frac{A\times 1000}{m\times\frac{V_2}{V_1}\times 1000}$$

式中:X 为试样中糖精钠含量,g/kg;A 为进样体积中糖精钠的质量,mg;V_2 为进样体积,ml;V_1 为试样稀释液总体积,ml;m 为试样质量,g。

5. 注意事项

(1) 在重复性条件下获得的两次独立测定结果的绝对差值不得超过算术平均值的 10%。

(2) 应用上述高效液相分离条件可以同时测定苯甲酸、山梨酸和糖精钠。

(3) 本法取样量为 10g,进样量为 10μl 时检出量为 1.5ng。

(三) 饮料中合成着色剂的测定(高效液相色谱法)

1. 原理 用聚酰胺吸附法或液一液分配法提取食品中的人工合成着色剂,制成水溶液,注入高效液相色谱仪,经反相色谱分离,根据保留时间定性和与峰面积比较进行定量。最小检出量:新红 5ng、柠檬黄 4ng、苋菜红 6ng、胭脂红 8ng、日落黄 7ng、赤藓红 18ng、亮蓝 26ng,当进样量相当 0.025g 时最低检出浓度分别为 0.2mg/kg、0.16mg/kg、0.24mg/kg、0.32mg/kg、0.28mg/kg、0.72mg/kg、

1.04mg/kg。

2. 试剂及器材

(1) 高效液相色谱仪,带紫外检测器。

(2) 正已烷,分析纯。

(3) 盐酸,分析纯。

(4) 乙酸,分析纯。

(5) 甲醇,分析纯,经 0.5μm 滤膜过滤。

(6) 聚酰胺粉(尼龙 6):过 200 目筛。

(7) 0.02mol/L 乙酸铵溶液:称取 1.54g 乙酸铵,加水至 1000ml,溶解,经 0.45μm 滤膜过滤。

(8) 2%氨水:量取氨水 2ml,加水定容至 100ml,混匀。

(9) 氨水(2%)-乙酸铵溶液(0.02mol/L):量取 2%氨水 0.5ml,加乙酸铵溶液(0.02mol/L)定容至 1000ml,混匀。

(10) 甲醇-甲酸(6∶4)溶液:量取甲醇 60ml,甲酸 40ml,混匀。

(11) 200g/L 枸橼酸溶液:称取 20g 枸橼酸($C_6H_8O_7 \cdot H_2O$),加水定容至 100ml,混匀。

(12) 无水乙醇-氨水-水(7∶2∶1)溶液:量取无水乙醇 70ml、氨水 20ml、水 10ml,混匀。

(13) 5%三正辛胺正丁醇溶液:量取三正辛胺 5ml,加正丁醇定容至 100ml,混匀。

(14) 饱和硫酸钠溶液。

(15) 2g/L 硫酸钠溶液。

(16) pH6 的水:水加枸橼酸溶液调 pH 到 6。

(17) 合成着色剂标准溶液:准确称取按其纯度折算为 100%质量的枸橼黄、日落黄、苋莱红、胭脂红、新红、赤藓红、亮蓝、靛蓝各 0.100g,置 100ml 容量瓶中,加 pH6 水定容,配成 1.00mg/ml 的水溶液。

(18) 合成着色剂标准使用液:临用时取合成着色剂标准溶液加水稀释 20 倍,经 0.45μm 滤膜过滤,配成每毫升相当 50.0μg 的合成着色剂。

3. 操作步骤

(1) 样品处理

1) 橘子汁、果味水、果于露汽水等:称取 20.0～40.0g,放入 100ml 烧杯中,含二氧化碳样品加热驱除二氧化碳。

2) 配制酒类:称取 20.0～40.0g,放入 100ml 烧杯中,加小碎瓷片数片,加热驱除乙醇。

3) 硬糖、蜜饯类、淀粉软糖等:称取 5.0～10.0g 粉碎样品,放入 100ml 小烧杯中,加水 30ml,温热溶解,若样品溶液 pH 较高,用枸橼酸溶液调 pH 到 6 左右。

4) 巧克力豆及着色糖衣制品:称取 5.0～10.0g,放入 100ml 小烧杯中,用水反复洗涤色素,到巧克力豆无色素为止,合并色素漂洗液为样品溶液。

(2) 色素提取

1) 聚酰胺吸附法:样品溶液加枸橼酸溶液调 pH 到 6,加热至 60℃;将 1g 聚酰胺粉加少许水调成粥状,倒入样品溶液中,搅拌片刻,以 G3 垂融漏斗抽滤;用 60℃ pH=4 的水洗涤 3～5 次,然后用甲醇-甲酸混合溶液洗涤 3～5 次(含赤藓红的样品用(2)中的方法处理),再用水洗至中性,用乙醇-氨水-水混合溶液解洗涤 3～5 次,每次 5ml 收集解吸液;加乙酸中和,蒸发至近干,加水溶解,定容至 5ml 经滤膜(0.45μm)过滤;取 10μl 进高效液相色谱仪。

2) 液-液分配法(适用于含赤藓红的样品):将制备好的样品溶液放入分液漏斗中,加盐酸 2ml、5%三正辛胺正丁醇溶液 10～20ml,振摇提取,分取有机相;重复提取,至有机相无色,合并有机相;用饱和硫酸钠溶液洗 2 次,每次 10ml;分取有机相,放蒸发皿中,水浴加热浓缩至 10ml;转移至分液漏斗中,加 60ml 正己烷,混匀;加氨水提取 2～3 次,每次 5ml;合并氨水溶液层(含水溶性酸性色素),用正己烷洗 2 次;氨水层加乙酸调成中性,水浴加热蒸发至近干;加水定容至 5ml,经滤膜(0.45μm)过滤;取

10μl 进高效液相色谱仪。

(3) 高效液相色谱参考条件

1) 色谱柱：YWG-Cl8 10μm 不锈钢柱，4.6mm×250mm。

2) 流动相：甲醇：乙酸铵溶液(0.02mol/L，pH=4)。

3) 梯度洗脱：甲醇：20%～35%，3%/min；35%～98%，9%/min；98%继续洗脱 6min。

4) 流速：1ml/min。

5) 检测器：紫外检测器，波长 254nm。

(4) 测定：取相同体积样品液和合成着色剂标准使用液，分别注入高效液相色谱仪，根据保留时间定性，外标峰面积法定量。同一试样平行做 2 次测定。

4. 结果计算

$$X=\frac{A}{m\times V_2/V_1\times 1000}$$

式中：X 为样品中着色剂的含量，g/kg；A 为样液中着色剂的质量，μg；V_1为样品稀释总体积，ml；V_2为进样体积，ml；m 为取样品质量，g。

5. 注意事项

(1) 在重复条件下获得的两次独立测定结果的绝对差值不得超过算术平均值的 10%。

(2) 本方法在样品着色剂含量 0.02～0.20g/kg 范围内，线性方程相关系数均大于 0.999。

(3) 标准品若纯度不足 100%，称重量以折算为 100%纯品相应的量称取。

(侯绍英)

实习十八　肉类的卫生质量检验与评价

肉类食品营养较为丰富，是微生物生长发育的良好培养基，易发生腐败变质和致病菌污染，是引起细菌性食物中毒最多的食品。某些传染病和寄生虫病也可通过肉类传播给人，如人畜共患传染病、人畜共患寄生虫病等。除了这些导致肉类食品不安全的因素外，违法犯罪分子利欲熏心，生产经营有毒、有害食品，如私屠滥宰、收售病害猪、"瘦肉精"猪和注水肉、违法违规使用添加物等。因此，为确保肉类食品的安全，就要切实把好肉类食品的屠宰、加工、储存、运输、销售等环节的卫生关。

（一）宰前、宰后检验

在牲畜屠宰加工过程中必须要进行宰前、宰后兽医卫生检验，合格后盖上检验检疫印章。

（二）生鲜或冷冻畜肉的卫生学检验

肉类食品的卫生学检验指标要符合国家鲜（冻）畜肉卫生标准（GB2707—2005）和食品卫生微生物学检验肉与肉制品检验（GB/T4789.17—2003）的规定。

1. 原料要求　牲畜应是来自非疫区的健康牲畜，并持有产地兽医检疫。

2. 感官检验指标　无异味、无酸味，具体见相应的国家标准。

3. 理化检验指标　常规的理化检验项目应符合表18-1规定，其他指标如水分检验指标见相应的国家标准。

表18-1　理化指标

项目		指标	项目		指标
挥发性盐基氮/(mg/100g)	≤	15	镉(Cd)/(mg/kg)	≤	0.1
铅(Pb)/(mg/kg)	≤	0.2	总汞(以Hg计)/(mg/kg)	≤	0.05
无机砷/(mg/kg)	≤	0.05			

4. 农药残留　按GB2763执行。

5. 兽药残留　兽药残留按有关国家标准及有关规定执行，如瘦肉精检测国家标准。

6. 微生物学检验指标　按GB/T4789.17—2003中相关国家标准执行。

在肉类食品卫生监督工作中，肉类食品的卫生学检验是对其卫生状况进行监督的主要手段，可根据国家的卫生标准及标准检验方法，对肉及其制品能否销售，对人体是否有危害做出客观的评价。

（三）鲜（冻）畜肉生产加工、标识、包装、运输、储存的卫生要求要符合国家标准的规定

（1）鲜（冻）畜肉在生产加工过程中的卫生要求应符合GB12694的规定。

（2）包装容器材料应符合相应的卫生标准和有关规定。

（3）定型包装的标识要求按GB7718规定执行。

（4）产品应储存在干燥、通风良好的场所。不得与有毒、有害、有异味、易挥发、易腐蚀的物品同处储存。

（5）运输产品时应避免日晒、雨淋。不得与有毒、有害、有异味或影响产品质量的物品混装运输。

背景资料

"瘦肉精"和"注水肉"，一度让不少市民不敢将猪肉装进自家的菜篮子里。为保证人民

群众吃上“放心肉”，商务部、公安部、农业部、工商总局、质检总局、食品药品监管局六部门联合下发《关于深入开展打击私屠滥宰强化肉品卫生安全专项治理行动的通知》，强调各地要根据国务院鲜肉和肉制品安全整顿治理的统一部署，统筹推进打击私屠滥宰专项治理、“瘦肉精”专项整治及打击制售注水肉、病害肉等工作。

问题 1　为加强鲜肉和肉制品安全监管，集中解决影响肉类安全的突出问题，作为某市食品安全监督主管部门，你认为应主要从哪些环节开展专项整顿治理工作。

为加强鲜肉和肉制品安全监管，集中解决影响肉类安全的突出问题，某市主要从畜禽养殖、屠宰、肉类加工、流通和餐饮等环节开展专项整顿治理工作。具体措施如下：

1. 加强畜禽养殖环节监管　强化畜禽养殖扶持政策，深入推进畜禽标准化规模养殖；加强产地检疫和屠宰检疫，强化源头监管和日常监管；加强畜牧投入品监管，严厉打击制售、使用违禁畜牧投入品的行为。

2. 强化畜禽屠宰环节监管　加强对定点屠宰企业的监督检查，严厉打击私屠滥宰、未经检验合格产品出厂的行为。发展连锁经营和冷链配送，对企业重点环节实行全程监控。

3. 加强肉制品加工环节监管　加强对肉制品生产企业的监督检查，严格执行原料进货查验、索证索票、生产过程控制和出厂检验制度，严禁加工过程滥用食品添加剂和添加非食用物质等行为，严查非法加工“黑窝点”。

4. 严格肉类经营环节监管　规范鲜肉和肉制品经营主体，加大市场巡查力度，对农产品批发市场、农贸市场、集贸市场进行重点清理检查，严厉查处销售私宰肉、注水肉、病死畜禽、假冒伪劣肉品以及无肉品品质检验合格证章猪肉等行为。

5. 加强肉类餐饮服务环节监管　规范餐饮服务单位和集体食堂采购、使用、加工鲜肉及肉制品行为，严防无肉品品质检验合格证章猪肉及不合格畜禽加工食品流入餐饮服务环节，严打餐饮服务单位在加工鲜肉及肉制品违法添加非食用物质和滥用食品添加剂。

问题 2　为严格肉类经营环节监管，某县工商局抽调精干力量对肉类经营者进行检查，根据“注水肉”、“健美猪”的外观特点，对疑似“注水肉”、“健美猪”的猪肉，送相关部门检测。作为食品卫生检验部门，你如何进行生鲜(冻)肉的“注水”和“瘦肉精”检验，对送检猪肉能否销售，对人体是否有危害做出客观的评价。

参考附录，根据相应的国家标准，对生鲜(冻)肉水分和“瘦肉精”进行检测，然后做出卫生学评价。

附录一　生鲜(冻)肉中水分含量的测定(直接干燥法)

(一) 实验目的、意义

1. 目的　掌握烘箱直接干燥法测定生鲜(冻)肉中水分含量的方法；掌握电子分析天平的操作、恒温干燥箱、干燥器的正确使用方法；熟悉生鲜(冻)肉中水分限量标准。

2. 意义　注水肉是不法商贩为了牟取暴利，用强制手段往猪体内注入水或含有其他物质的液体后所形成的“违法肉”。注水肉虚增了肉品重量，降低了单位肉品中有效营养成分的比例，增加了消费者的支出，在经济上侵害了消费者的利益，更重要的是对广大消费者的身体健康造成危害，甚至引发疾病和疫情。若食品安全监督行政执法或质量仲裁时，必须用国家标准规定的干燥箱干燥法(仲裁法)对肉品中水分含量进行实验室测定。

(二) 原理

样品与砂和乙醇充分混合，混合物在水浴上预干，然后在 103℃±2℃的温度下烘干至恒重，测其质量的损失。

（三）仪器设备与试剂

（1）实验室常用设备。

（2）绞肉机：孔径不超过 4mm。

（3）扁形铝制或玻璃制称量瓶：内径 60～70mm，高 35mm 以下。

（4）细玻璃棒：末端扁平，略长于称量瓶直径。

（5）水：应符合 GB/T6682—2008 中三级水的要求。

（6）砂：砂粒粒径应在 12～60 目之间。用自来水洗砂后，再用 6mol/L 的盐酸煮沸 30min，并不断搅拌，倾去酸液，再用 6mol/L 盐酸重复这一操作，直至煮沸后的酸液不再变黄。用水(12.1)洗砂，至氯试验为阴性[取洗砂后的水 1ml，加 1 滴浓硝酸、1ml 20g/L 的硝酸银($AgNO_3$)溶液，若不浑浊，即为阴性]。于 150～160℃将砂烘干，储存于密封瓶内备用。

（7）95%乙醇溶液。

（四）样品制备

1. 抽样　按 GB/T9695.19 规定的方法执行。

2. 试样制备

（1）鲜肉：将剔除脂肪、筋、腱后的肌肉组织用绞肉机（孔径不大于 4mm）至少绞两次。绞碎的样品应保存于密封容器中。

（2）冻肉：自然解冻，并记录解冻前后的样品质量 m_1 和 m_2（精确至 0.01g），解冻后的样品按（1）处理。

（五）操作步骤

1. 将盛有砂（砂质量为样品质量的 3～4 倍）和玻璃棒的称量瓶置于 103℃±2℃的干燥箱中，瓶盖斜支于瓶边，加热 30～60min，取出盖好，置于干燥器中，冷却至室温，精确称至 0.0001g，并重复干燥至前后两次连续称量结果之差小于 1mg。

2. 称取试样 5～8g（精确至 0.001g）于上述恒重的称量瓶中。

3. 根据试样的量加入乙醇 5～10ml，用玻璃棒混合后，将称量瓶及内含物置于水浴上，瓶盖斜支于瓶边。为了避免颗粒溅出，调节水浴温度在 60～80℃之间，不断搅拌，蒸干乙醇。

4. 将称量瓶及内含物移入 103℃±2℃干燥箱中烘干 2h，取出，放入干燥箱中冷却至室温，精确称量，再放入干燥箱中烘干 1h，并重复上述操作直至前后两次连续称量结果之差小于 1mg。

（六）结果计算

1. 鲜肉样品中的水分含量 X_1 按式(1)计算

$$X_1=\frac{m_1-m_2}{m_1-m_3}\times 100\cdots\cdots(1)$$

式中：X_1 为样品中的水分含量，g/100g；m_1 为干燥前试样、称量瓶、玻璃棒和砂的质量，g；m_2 为干燥后试样、称量瓶、玻璃棒和砂的质量，g；m_3 为称量瓶、玻璃棒和砂的质量，g。

当平行分析结果符合精密度的要求时，则取两次测定的算术平均值作为结果，精确到 0.1%。

2. 冻肉样品中的水分含量 X_1 按(2)计算

$$X_2=\frac{(m_1-m_2)+m_2\times C}{m_1}\times 100\cdots\cdots(2)$$

式中：X_2 为冻肉的水分含量，g/100g；m_1 为解冻前样品的质量，g；m_2 为解冻后样品的质量，g；C 为解冻后样品的水分含量，%。

当平行分析结果符合精密度的要求时，则取两次测定的算术平均值作为结果，精确到 0.1%。

（七）畜禽肉水分限量指标

猪肉水分含量≤77%；牛肉水分含量≤77%；羊肉水分含量≤78%；鸡肉水分含量≤77%。

（八）注意事项

（1）取样程序应使所取原始样品尽可能有代表性，取样部位和样品量能满足分析项目的特殊要求，取样量不得少于分析用样、复验和留样备查的总量。

（2）采样后应尽快安排检测，分析样品最多不能超过 24 小时，备查留样应保存在 0～4℃之间，防止肉样解冻时水分损失。

（3）本法测得的水分还包括微量的芳香油、醇、有机酸等挥发性物质。

（4）加入海砂是为了增大受热与蒸发面积，防止食品结块，加速水分蒸发，缩短分析时间。

（5）水分蒸净与否，无直观指标，只能依靠恒量来判断。恒量是指两次烘烤称量的质量，差不超过规定的毫克数，一般不超过 2mg。

（6）本方法最低检出量为 0.002g，取样量为 2g 时，方法检出限为 0.10g/100g，方法相对误差≤5%。

（7）在同一实验室由同一操作者在短暂的时间间隔内、用同一设备对同一试样获得的两次独立测定结果的绝对差值不得超过 1%。

（8）若检测结果水分含量超过 77%或 78%，判定该被检样品水分含量超标，为不合格品，而不能随意判定为“注水肉”。

附录二　生鲜(冻)肉中克伦特罗含量检测(高效液相色谱法)

（一）实验目的、意义

1. 目的　了解并熟悉高效液相色谱仪的操作流程；掌握高效液相色谱法外标定量的方法；熟悉高效液相色谱法测定肉品中克伦特罗残留量及其限量标准。

2. 意义　克伦特罗为强效选择性 β_2-受体激动剂，有强而持久的松弛支气管平滑肌的作用，用于治疗哮喘。克伦特罗可促进动物生长，改善动物体内脂肪分配，并增加瘦肉率，被俗称“瘦肉精”。一连串因食用含克伦特罗的食物而引起中毒事件发生后，使克伦特罗成了世界上普遍禁用的饲料添加剂。虽然我国有关行政部门多次明令禁止畜牧行业生产、销售和使用盐酸克伦特罗。为了对畜禽产品中的克伦特罗开展监测，加强市场监督检验力度，预防中毒事件的发生，必须建立有效的检测方法。高效液相色谱法（HPLC）是国家标准确定的监测我国动物性食品中克伦特罗残留量的方法之一。

（二）原理

固体试样剪碎，用高氯酸溶液匀浆，液体试样加入高氯酸溶液，进行超声加热提取后，用异丙醇＋乙酸乙酯（40＋60）萃取，有机相浓缩，经弱阳离子交换柱进行分离，用乙醇＋氨（98＋2）溶液洗脱，洗脱液经浓缩，流动相定容后在高效液相色谱仪上进行测定，外标法定量。

（三）仪器设备与试剂

（1）水浴超声清洗器。

（2）磨口玻璃离心管：11.5cm（长）×3.5cm（内径），具塞。

（3）5ml 玻璃离心管。

（4）酸度计。

（5）离心机。

（6）振荡器。

（7）旋转蒸发器。

（8）旋涡式混合器。

（9）针筒式微孔过滤膜（0.45μm，水相）。

（10）N_2-蒸发器。

（11）匀浆器。

（12）高效液相色谱仪。

(13) 克伦特罗(clenbuterol hydrochloride),纯度≥99.5%。

(14) 磷酸二氢钠、氢氧化钠、氯化钠、浓氨水、异丙醇、乙酸乙酯、甲醇(HPLC 级)、乙醇。

(15) 高氯酸溶液(0.1mol/L)、氢氧化钠溶液(1mol/L)、磷酸二氢钠缓冲液(0.1mol/L,pH=6.0)、异戊醇+乙酸乙酯(40+60)、乙醇+水(45+55)。

(16) 克伦特罗标准溶液的配制:准确称取克伦特罗标准品,用甲醇配成浓度为 250mg/L 的标准储备液,储存于冰箱中;使用时用甲醇稀释成 0.5mg/L 的克伦特罗标准使用液,进一步用甲醇+水(45+55)适当稀释。

(17) 弱阳离子交换柱(LC-WCX)(3ml)。

(四) 样品制备

1. 抽样　按 GB/T9695.19 规定的方法执行。

2. 试样制备

(1) 肌肉、肝脏、肾脏试样:称取肌肉、肝脏或肾脏试样 10g(精确到 0.01g),用 20ml 高氯酸溶液匀浆,置于磨口玻璃离心管中;然后置于超声波清洗器中超声 20min,取出置于 80℃水浴中加热 30min。取出冷却后离心(4500r/min)15min。倾出上清液,沉淀用 5ml 0.1mol/L 高氯酸溶液洗涤,再离心,将两次的上清液合并。用 1mol/L 氢氧化钠溶液调 pH 值至 9.5±0.1,若有沉淀产生,再离心(4500r/min)10min,将上清液转移至磨口玻璃离心管中,加入 8g 氯化钠,混匀,加入 25ml 异丙醇+乙酸乙酯(40+60),置于振荡器上振荡提取 20min。提取完毕,放置 5min(若有乳化层稍离心一下)。用吸管小心将上层有机相移至旋转蒸发瓶中,用 20ml 异丙醇+乙酸乙酯(40+60)再重复萃取一次,合并有机相,于 60℃在旋转蒸发器上浓缩至近干。用 1ml0.1mol/L 磷酸二氢钠缓冲液(pH6.0)充分溶解残留物,经针筒式微孔过滤膜过滤,洗涤三次后完全转移至 5ml 玻璃离心管中,并用 0.1mol/L 磷酸二氢钠缓冲液(pH6.0)定容至刻度。

(2) 尿液试样:用移液管量取尿液 5ml,加入 20ml0.1mol/L 高氯酸溶液,超声 20min 混匀。置于 80℃水浴中加热 30min。以下按(1)从“用 1mol/L 氢氧化钠溶液调 pH 至 9.5±0.1”起开始操作。

(3) 血液试样:将血液于 4500r/min 离心,用移液管量取上层血清 1ml 置于 5ml 玻璃离心管中,加入 2ml0.1mol/L 高氯酸溶液,混匀,置于超声波清洗器中超声 20min,取出置于 80℃水浴中加热 30min。取出冷却后离心(4500r/min)15min。倾出上清液,沉淀用 1ml0.1mol/L 高氯酸溶液洗涤,离心(4500r/min)10min,合并上清液,再重复一遍洗涤步骤,合并上清液。向上清液中加入约 1g 氯化钠,加入 2ml 异丙醇+乙酸乙酯(40+60),在漩涡式混合器上振荡萃取 5min,放置 5min(若有乳化层稍离心一下),小心移出有机相于 5ml 玻璃离心管中,按以上萃取步骤重复萃取两次,合并有机相。将有机相在 N_2-浓缩器上吹干。用 1ml0.1mol/L 磷酸二氢钠缓冲液(pH6.0)充分溶解残留物,经筒式微孔过滤膜过滤完全转移至 5ml 玻璃离心管中,并用 0.1mol/L 磷酸二氢钠缓冲液(pH6.0)定容至刻度。

(五) 操作步骤

1. 净化　依次用 10ml 乙醇、3ml 水、3ml0.1mol/L 磷酸二氢钠缓冲液(pH6.0),3ml 水冲洗弱阳离子交换柱,取适量上述某一样品提取液至弱阳离子交换柱上,弃去流出液,分别用 4ml 水和 4ml 乙醇冲洗柱子,弃去流出液,用 6ml 乙醇+浓氨水(98+2)冲洗柱子,收集流出液。将流出液在 N_2-蒸发器上浓缩至干。

2. 试样测定前的准备　于净化、吹干的试样残渣中加入 100μl 500μl 流动相,在漩涡式混合器上充分振摇,使残渣溶解,液体浑浊时用 0.45μm 的针筒式微孔过滤膜过滤,上清液待进行液相色谱测定。

3. 测定

(1) 液相色谱测定参考条件

1) 色谱柱:BDS 或 ODS 柱,250mm×4.6mm,5μm。

2) 流动相:甲醇+水(45+55)。

3) 流速:1ml/min。

4）进样量：20μl 50μl。

5）柱箱温度：25℃。

6）紫外检测器：244nm。

（2）测定：吸取 20μl 标准校正溶液及 50μl 试样液注入液相色谱仪，以保留时间定性，用外标法单点或多点校准法定量。

（3）克伦特罗标准的液相色谱图（图 18-1）

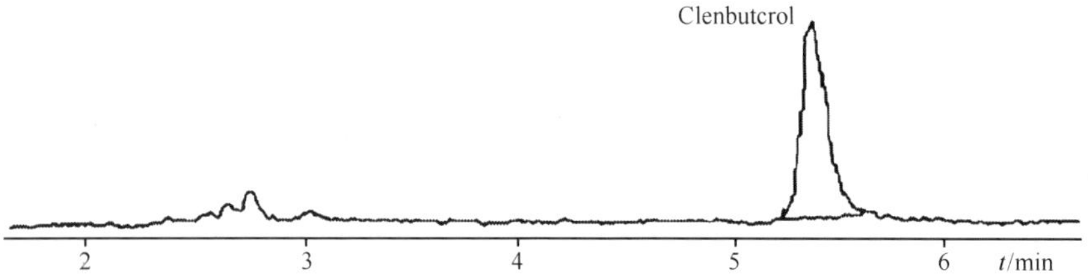

图 18-1 克伦特罗标准（100μg/L）的高效液相色谱图

（六）结果计算

按外标法计算试样中克伦特罗的含量。见下式：

$$X=\frac{A\times f}{m}$$

式中：X 为试样中克伦特罗的含量，μg/kg 或 μg/ml；A 为试样色谱峰与标准色谱峰的峰面积比值对应的克伦特罗的质量，ng；f 为试样稀释倍数；m 为试样的取样量，g 或 ml。

计算结果表示到小数点后两位。

（七）畜禽肉中克伦特罗限量标准

克伦特罗为动物性食品中禁止使用的药物，畜禽肉中不得检出。

（八）注意事项

（1）在重复性条件下获得的两次独立测定结果的绝对差值不得超过算术平均值的 20%。本法检出限为 0.5μg/kg，线性范围为 0.5～4ng。

（2）试验用的流动相必须光用微孔滤膜抽滤，然后超声（10～15min），样品进样前亦需要微孔滤膜过滤。

（3）试验过程中要注意观察泵的压力值，如有异常，要及时停止使用。

（4）使用微量注射器时，要注意取量和进样的准确。

（5）所需的玻璃仪器和容器，临用前需要纯水清洗，再用无水乙醇冲洗，干燥冷却后使用。

（6）试验结束后，要充分冲洗色谱柱。

（闻 颖）

实习十九　食物中毒调查处理案例分析

背景资料

××市卫生监督所接到××医院值班医生的电话报告。报告称该医院收进了30多名疑似食物中毒病人，这些病人都是某高校学生。监督所值班人员立即通知食品卫生监督有关人员，食品卫生监督人员立即携带调查采样用品奔赴现场。

针对报告的食物中毒案例，应及时掌握食物中毒发生的情况，确定是否为食物中毒，何种类型食物中毒。应调查中毒食品、致病因子和中毒的途径，以便为患者的急救治疗，采取控制措施，防止食物中毒蔓延提供依据。

问题1　从行政上要做什么工作？

(1) 组织食物中毒调查处理小组。

(2) 抢救患者。

(3) 控制可疑食物。

问题2　调查前要做那些准备工作？

接到食物中毒报告后，除做好以上应急措施，同时应进行食物中毒现场调查处理的各项准备工作。

(1) 人员准备：一般要指派两名以上食品卫生专业人员赶赴现场调查，对涉及面广，较疑难的食物中毒应配备检验人员和有关专业人员协助调查。

(2) 物质准备：食物中毒调查必备物品，包括采样用品。

(3) 法律文书：现场卫生监督记录、调查记录、采样记录、卫生监督意见书等。

(4) 取证工具：录音机、照相机等。

(5) 食物中毒快速检测箱。

(6) 交通工具准备：应备有疫情调查专用车，随时待命，以便迅速赶赴现场。

问题3　如何开展现场调查？如何确定食物中毒的致病原因？

(1) 了解发病情况：调查人员赶赴现场听取病情介绍。

(2) 中毒患者临床表现和进餐史调查：按统一制定的“食物中毒临床表现调查表”逐项填写，并请患者签字认可。

本次食物中毒事故，临床表现调查结果如下：患者均以胃肠道症状为主，80%病人潜伏期为6～10h，最短1h，最长48h。85%病人主要临床症状为上腹阵发性绞痛，继而腹泻，每日5～6次，多者达20次以上。粪便为水样或糊状，约有15%的患者出现洗肉水样血水便，少数有黏液或粘血便，但没有里急后重症。多数患者在腹泻后出现恶心、呕吐，体温一般为37.5～39.5℃。回盲肠部有明显压痛，病程1～9天，大部分2～4天。

(3) 进餐调查：按统一制定的“食物中毒患者进餐情况调查表”对患者发病前24～48小时进餐情况逐项询问填写，以便确定可疑食物。本次食物中毒调查结果为：本次中毒共70余人，都是大学学生，由于同学会，8月5日中午在某酒店聚餐，病人均在48h内发病，以腹部阵发性绞痛，腹泻为主，粪便为水样便，部分病人出现洗肉水样血水便。并伴有呕吐、发烧。初步印象是一起细菌性食物中毒。

(4) 可疑食物调查：根据“食物中毒患者进餐情况调查表”的分析结果，调查人员应追踪至食堂或可疑食物制作单位，对可疑中毒食物的原料、质量、加工烹饪方法、加热温度、时间、用具容器的清洁度和食品储备条件进行调查，同时应采集剩余的可疑食物和对可能污染的环节进行采样。

经过调查询问，本次食物中毒病人都是同学会聚会的同学，都在某酒店吃过海鲜。进一步调查发现，发病者绝大多数是男同学，女同学很少。原因是一位女同学发现凉拌海蜇皮有异味，绝大多数女同学都没吃这个菜，而男同学则不以为然。所有吃过凉拌海蜇皮的人都发病，而未吃者无一发病。查询疫情资料证明，近期当地没有类似临床特征的传染病流行。由此认为，发病前中午是中毒餐次，“海蜇皮”是可疑中毒食物。

问题4　如何进一步取证？

食物中毒调查的整个过程，从某种意义上讲是一个取证过程，因此，调查人员必须注意证据的客观性、科学性、法律性，要充分利用录音机、照相机等手段，客观地记录下与当事人的谈话和现场卫生状况，向有关人员询问时，必须做好个案调查记录，并经被调查者签字认可。

根据现场流行病学调查和实验室检验可确定食物中毒的原因。

本次食物中毒事件，调查人员对中毒可疑食物进行了流行病学调查，经调查，该酒店是前一天(4日)上午从××海鲜摊点购买的海蜇皮。该摊点因销售不畅，余下20kg海蜇皮一直放在水池内(无冷藏设备)，该酒店买回10kg海蜇皮后，又在室温下存放了24h。因同学会就餐人多，炊事人员只是简单用清水泡，捞出后加点佐料就端上餐桌。

问题5　如何进行现场采样和检验？

(1) 患者呕吐物的采集：采集患者呕吐物应在患者服药前进行。对疑似细菌性食物中毒，应采集患者急性期(3天内)和恢复期(2周左右)静脉血3毫升。

(2) 食物采集：采集剩余可疑食物，必要时也可采集可疑食物的半成品或原料。

本起食物中毒事件调查人员以无菌操作，采集了海鲜销售摊点、酒店剩下的海蜇皮及餐桌剩下的海蜇皮各一份，呕吐物6份，病人发病时血液及同一人2天后血液、粪便各15份。样品经加注标签，编号，严密封袋，并附加采样时间、条件、重点怀疑病原(副溶生弧菌)，签字后送至实验室检验。

实验室按肠道致病菌检验常规，经增菌、分离、纯培养，生化检验、血清学鉴定，从所有海蜇皮及病人吐、泻物中均检出了副溶血性弧菌。15份病人血清对本菌凝集效价均比发病当时显著升高，均增至1∶320～1∶40。

问题6　对食物中毒如何处理？

(1) 控制措施：确认疑似食物中毒后，调查人员要依法采取行政控制措施，防止食物中毒范围扩大。

(2) 控制范围：包括封存可疑食物及其原料，被污染的食品用具、加工设备、容器，并责令其清洗、消毒。

(3) 行政控制：使用加盖卫生行政部门印章的封条进行封存可疑食物及其原料，下达“行政控制决定书”。在紧急情况下，调查人员可现场封存并作记录，然后报卫生行政部门批准，补送“行政控制决定书”。行政控制时间为15天，卫生行政部门应在封存之日起15天内完成对封存物的检验或做出评价，并做出销毁或解封决定。

本次食物中毒处理如下：卫生监督部门当即责令该酒店，停止食用“海蜇皮”，就地封存，并通过进货渠道，找到卖“海蜇皮”的摊点，也一并就地封存，凡接触过“海蜇皮”的工具，器皿一律消毒处理。

(4) 追回、销毁导致中毒的食物：经过现场调查与检验结果，对确认的食物中毒卫生部门可直接予以销毁，也可在卫生行政部门的监督下，由肇事单位自行销毁，对已经售出的中毒食物要责令肇事者追回销毁。

(5) 中毒场所处理：根据不同性质的食物中毒，多中毒场所采取相应措施。

对接触细菌性食物中毒的餐具、用具、容器、设备等，用1%～2%碱水煮沸消毒或用有效氯含量为 150～200mg/L 的氯制剂溶液浸泡消毒。

对接触化学性食物中毒的类似物品，要用碱液进行彻底清洗。

(6) 对急救治疗方案进行必要的纠正与补充。

问题 7　如何进行行政处罚？

现场调查处理后，调查人员应对流行病学调查资料进行整理分析，结合实验室结果做出最后诊断，写出完整的调查报告。

卫生监督部门一般对生产经营单位可采取一些处罚措施。处罚措施包括警告、停业整顿、限期改进、销毁食品、没收违法所得、罚款、吊销卫生许可证等。具体采取那种处罚措施，卫生行政部门应按违法事实、证据、适用有关法律，制作执法文书，按执法程序进行行政处罚。

根据本例的情况你认为应采取哪些处罚措施？

附录一　食物中毒诊断标准及技术处理总则(GB14983-94)

(一) 主题内容与适用范围

本标准规定了食物中毒诊断标准及技术处理总则。

本标准适用于食物中毒。

(二) 引用标准

GB 4789 食品卫生检验方法(微生物学部分)。

GB 5009 食品卫生检验方法(理化学部分)。

(三) 术语

1. 食物中毒　指摄入了含有生物性、化学性有毒有害物质的食品或者把有毒有害物质当作食品摄入后出现的非传染性(不属于传染病)的急性、亚急性疾病。

2. 中毒食品　含有有毒有害物质并引起食物中毒的食品。

(1) 细菌性中毒食品：指含有细菌或细菌毒素的食品。

(2) 真菌性中毒食品：指被真菌及其毒素污染的食品。

(3) 动物性中毒食品，主要有两种：

1) 将天然含有有毒成分的动物或动物的某一部分当做食品。

2) 在一定条件下，产生了大量的有毒成分的可食的动物性食品(如鲐鱼等)。

(4) 植物性中毒食品，主要有三种：

1) 将天然含有有毒成分的植物或其加工制品当做食品(如桐油、大麻油等)。

2) 在加工过程中未能破坏或除去有毒成分的植物当做食品(如木薯、苦杏仁等)。

3) 在一定条件下，产生了大量的有毒成分的可食的植物性食品(如发芽马铃薯等)。

(5) 化学性中毒食品，主要有四种。

1) 被有毒有害的化学物质污染的食品。

2) 指误为食品、食品添加剂、营养强化剂的有毒有害的化学物质。

3) 添加非食品级的或伪造的或禁止使用的食品添加剂，营养强化剂的食品，以及超量使用食品添加剂的食品。

4) 营养素发生化学变化的食品(如油脂酸败)。

3. 诊断标准总则

(1) 食物中毒诊断标准总则：食物中毒诊断标准主要以流行病学调查资料及病人的潜伏期和中毒的特有表现为依据，实验室诊断是为了确定中毒的病因而进行的。

1) 中毒病人在相近的时间内均食用过某种共同的中毒食品，未食用者不中毒。停止食用中毒食品后，发病很快停止。

2) 潜伏期较短，发病急剧，病程亦较短。

3）所有中毒病人的临床表现基本相似。

4）一般无人与人之间的直接传染。

5）食物中毒的确定应尽可能有实验室诊断资料，由于采样不及时或已用药或其他技术、学术上的原因而未能取得实验室诊断资料时，可判定为原因不明食物中毒，必要时可由三名副主任医师以上的食品卫生专家进行评定。

（2）细菌性和真菌性食物中毒诊断标准总则：食入细菌性或真菌性中毒食品引起的食物中毒，即为细菌性食物中毒或真菌性食物中毒，其诊断标准总则主要依据包括。

1）流行病学调查资料。

2）病人的潜伏期和特有的中毒表现；

3）实验室诊断资料，对中毒食品或与中毒食品有关的物品或病人的标本进行检验的资料。

（3）动物性和植物性食物中毒诊断标准总则：食入动物性或植物性中毒食品引起的食物中毒，即为动物性或植物性食物中毒，其诊断标准总则主要依据包括：

1）流行病学调查资料。

2）病人的潜伏期和特有的中毒表现。

3）形态学鉴定资料。

4）必要时应有实验室诊断资料，对中毒食品进行检验的资料。

5）有条件时，可有简易动物毒性试验或急性毒性试验资料。

（4）化学性食物中毒诊断标准总则：食入化学性中毒食品引起的食物中毒，即为化学性食物中毒，其诊断标准总则主要依据包括：

1）流行病学调查资料。

2）病人的潜伏期和特有的中毒表现。

3）如需要时，可有病人的临床检验或辅助、特殊检查的资料。

4）实验室诊断资料，对中毒食品或与中毒食品有关的物品或病人的标本进行检验的资料。

（5）致病物质不明的食物中毒诊断标准总则：食入可疑中毒食品后引起的食物中毒，由于取不到样品或取到的样品已经无法查出致病物质或者在学术上中毒物质尚不明的食物中毒，其诊断标准总则主要依据包括：

1）流行病学调查资料。

2）病人的潜伏期和特有的中毒表现。

注：必要时由三名副主任医师以上的食品卫生专家进行评比。

（6）食物中毒患者的诊断：由食品卫生医师以上（含食品卫生医师）诊断确定。

（7）食物中毒事件的确定：由食品卫生监督检验机构根据食物中毒诊断标准及技术处理总则确定。

4. 技术处理总则

（1）对病人采取紧急处理，并及时报告当地食品卫生监督检验所。

1）停止食用中毒食品。

2）采取病人标本，以备送检。

3）对病人的急救治疗主要包括：

A. 急救：催吐、洗胃、清肠。

B. 对症治疗。

C. 特殊治疗。

（2）对中毒食品控制处理

1）保护现场，封存中毒食品或疑似中毒食品。

2）追回售出的中毒食品或疑似中毒食品。

3）对中毒食品进行无害化处理或销毁。

(3) 对中毒场所采取的消毒处理：根据不同的中毒食品，对中毒场所采取相应的消毒处理。

附录二　食物中毒事故处理办法

第一章　总则

第一条　为了及时处理和控制食物中毒事故，保障人民身体健康，根据《中华人民共和国食品卫生法》(以下称《食品卫生法》)的规定，制定本办法。

第二条　本办法所指的食物中毒，是指食用了被生物性、化学性有毒有害物质污染的食品或者食用了含有毒有害物质的食品后出现的急性、亚急性食源性疾患。

上款规定的食源性疾患已列入《中华人民共和国传染病防治法》管理的，按照该法执行。

第三条　县级以上地方人民政府卫生行政部门主管管辖范围内 食物中毒事故的监督管理工作。

跨辖区的食物中毒事故由食物中毒发生地的人民政府卫生行政部门进行调查处理，由食物中毒肇事者所在地的人民政府卫生行政部门协助调查处理。对管辖有争议的，由共同上级人民政府卫生行政部门管辖或者指定管辖。

第四条　凡在中华人民共和国领域内从事食品生产经营活动的，以及涉及食物中毒事故调查与处理的单位和个人均应遵守本办法。

第二章　报告

第五条　发生食物中毒或者疑似食物中毒事故的单位和接收食物中毒或者疑似食物中毒病人进行治疗的单位应当及时向所在地人民政府卫生行政部门报告发生食物中毒事故的单位、地址、时间、中毒人数、可疑食物等有关内容。

第六条　县级以上地方人民政府卫生行政部门接到食物中毒或者疑似食物中毒事故的报告，应当及时填写《食物中毒报告登记表》，并报告同级人民政府和上级卫生行政部门。

第七条　县级以上地方人民政府卫生行政部门对发生在管辖范围内的下列食物中毒或者疑似食物中毒事故，实施紧急报告制度：

(一) 中毒人数超过 30 人的，当于 6 小时内报告同级人民政府和上级人民政府卫生行政部门；

(二) 中毒人数超过 100 人或者死亡 1 人以上的，应当于 6 小时内上报卫生部，并同时报告同级人民政府和上级人民政府卫生行政部门；

(三) 中毒事故发生在学校、地区性或者全国性重要活动期间的应当于 6 小时内上报卫生部，并同时报告同级人民政府和上级人民政府卫生行政部门；

(四) 其他需要实施紧急报告制度的食物中毒事故。

任何单位和个人不得干涉食物中毒或者疑似食物中毒事故的报告。

第八条　县级以上地方各级人民政府卫生行政部门接到跨辖区的食物中毒事故报告，应当通知有关辖区的卫生行政部门，并同时向共同的上级人民政府卫生行政部门报告。

第九条　县级以上地方人民政府卫生行政部门应当在每季度末，汇总和分析本地区食物中毒事故发生情况和处理结果，并及时向社会公布。

省级人民政府卫生行政部门负责汇总分析本地区全年度食物中毒事故发生情况，并于每年 11 月 10 日前上报卫生部及其指定的机构。

第十条　地方各级人民政府卫生行政部门应当定期向有关部门通报食物中毒事故发生的情况。

第三章　调查与控制

第十一条　县级以上地方人民政府卫生行政部门在接到食物中毒或者疑似食物中毒事故报告后，应当采取下列措施：

(一) 组织卫生机构对中毒人员进行救治；

(二) 对可疑中毒食物及其有关工具、设备和现场采取临时控制措施；

(三) 组织调查小组进行现场卫生学和流行病学调查，填写《食物中毒个案调查登记表》和《食物中毒调查报告表》,撰写调查报告,并按规定报告有关部门。

第十二条 县级以上地方人民政府卫生行政部门对造成食物中毒事故的食品或者有证据证明可能导致食物中毒事故的食品可以采取下列临时控制措施:

(一) 封存造成食物中毒或者可能导致食物中毒的食品及其原料;

(二) 封存被污染的食品用工具及用具,并责令进行清洗消毒。

为控制食物中毒事故扩散,责令食品生产经营者收回已售出的造成食物中毒的食品或者有证据证明可能导致食物中毒的食品。

经检验,属于被污染的食品,予以销毁或监督销毁;未被污染的食品,予以解封。

第十三条 造成食物中毒或者有证据证明可能导致食物中毒的食品生产经营单位、发生食物中毒或者疑似食物中毒事故的单位应当采取下列相应措施:

(一) 立即停止其生产经营活动,并向所在地人民政府卫生行政部门报告;

(二) 协助卫生机构救治病人;

(三) 保留造成食物中毒或者可能导致食物中毒的食品及其原料、工具、设备和现场;

(四) 配合卫生行政部门进行调查,按卫生行政部门的要求如实提供有关材料和样品;

(五) 落实卫生行政部门要求采取的其他措施。

第十四条 县级以上地方人民政府卫生行政部门应当按照《食品卫生监督程序》的有关规定对食物中毒事故进行调查处理。调查工作应当由卫生行政部门 2 名以上卫生监督员依法进行。

第十五条 食物中毒确认的内容、程序及有关技术要求,应当执行《食物中毒诊断标准及技术处理总则》(GB14938)的规定。

第四章 罚则

第十六条 对食物中毒或者疑似食物中毒事故隐瞒、谎报、拖延、阻挠报告的单位和个人,由县级以上人民政府卫生行政部门责令改正,并可以通报批评。对直接负责的主管人员和其他直接责任人员由卫生行政部门和其他有关部门依法给予行政处分。

第十七条 对造成食物中毒事故的单位和个人,由县级以上地方人民政府卫生行政部门按照《食品卫生法》和《食品卫生行政处罚办法》的有关规定,予以行政处罚。

第十八条 县级以上地方人民政府卫生行政部门在调查处理食物中毒事故时,对造成严重食物中毒事故构成犯罪的或者有投毒等犯罪嫌疑的,移送司法机关处理。

第五章 附则

第十九条 《食物中毒事故报告登记表》、《食物中毒事故个案调查登记表》和《食物中毒事故调查报告表》由卫生部另行制定。

第二十条 铁道、交通行政主管部门设立的食品卫生监督机构,在其管辖范围内对食物中毒事故的监督管理,依照本办法执行。

第二十一条 本办法由卫生部解释。

第二十二条 本办法自 2000 年 1 月 1 日起施行。1981 年 12 月 1 日发布的《食物中毒调查报告办法》同时废止。以往卫生部其他有关规定与本办法不一致的,以本办法为准。

(郭福川 王朝旭)

实习二十　食品安全监督管理案例讨论

《中华人民共和国食品安全法》已由中华人民共和国第十一届全国人民代表大会常务委员会第七次会议于2009年2月28日通过，自2009年6月1日起施行。食品安全法的颁布实施取代了1995年10月30日颁布实施的《中华人民共和国食品卫生法》。

食品安全法第八章中有关食品安全监督管理的内容见附录。

背景资料

瘦肉精是一类药物，而不是一种特定的物质，是指能够促进瘦肉生长的饲料添加剂。任何能够促进瘦肉生长、抑制肥肉生长的物质都可以叫做“瘦肉精”。目前世界范围内这类药物主要包括两种：“盐酸克伦特洛”和“莱克多巴胺”。

瘦肉精能激动β_2-受体，对心脏有兴奋作用，对支气管平滑肌有较强而持久的扩张作用。口服后较易经胃肠道吸收。瘦肉精中毒的大部分临床表现为：心跳加速、心悸胸闷、双手发颤、头晕等，对患有心脏病、高血压的病人其危险性很大，严重者可致心脏病复发而致死亡，威胁着人民群众的身体健康和生命安全。简而言之，这类物质就类似于兴奋剂，是一种肾上腺类激素，长期食用可导致染色体变异，诱发恶性肿瘤，中毒严重的可致人死亡。

1982年美国一科学家将盐酸克伦特洛添加于饲料中喂猪，获得了猪脂肪减少、瘦肉增加的效果。此项技术传入我国，我国养猪业和饲料企业也将“瘦肉精”添加于饲料中喂猪，获得了很大经济效益，但是其负面反应——毒性也随之凸现出来。据报道，1990年西班牙43人因食用含有“瘦肉精”的动物内脏而引起中毒；1998年5月香港居民食用内地供港的含有“瘦肉精”的猪内脏造成17人中毒；2001年1月杭州市有50多人，8月广东信宜市有400多人，11月广东河源市有484名学生，近年又有北京、上海等地多人发生中毒，直至2009年2月18日广州市有70人都因食用含有“瘦肉精”的猪肉和猪内脏而发生中毒的事件发生。

河南瘦肉精事件

2011年3月15日，中央电视台《每周质量报告》的3·15特别节目《“健美猪”真相》报道，河南孟州等地养猪场采用违禁动物药品“瘦肉精”饲养，有毒猪肉流向了双汇。济源双汇食品有限公司是河南双汇集团下属的分公司，以生猪屠宰加工为主，有自己的连锁店和加盟店，“十八道检验、十八个放心”的字样随处可见，但却不包括“瘦肉精”检测。济源双汇食品有限公司采购部业务主管承认，他们厂的确在收购添加“瘦肉精”养殖的所谓“加精”猪，而且收购价格比普通猪还要贵一些。这种猪停喂“瘦肉精”一周后，送到他们厂里卖的时候就不容易被查出来。河南孟州、沁阳、温县等地一些添加“瘦肉精”养殖的生猪，也都卖到了济源双汇。双汇是国内肉类加工企业的“龙头老大”，获得的华丽头衔有很多：国家质量管理卓越企业、国家质量免检产品、国家安全食品等等。身为“老大”，理应为“守规则、讲诚信”的典范，但是双汇却卖起了法律法规明令禁止的“毒肉”，实在愧对其实际身份。这也就难怪有不少人表示，“这样的大公司受点挫折也好，让它多反省一下，不要糊弄消费者”！但是在义愤和指责之后，我们更应当冷静下来想一想为什么。市场有其固有的缺陷；食品生产者和经营者受利益的驱动同时又缺乏强有力的监管；就像双汇所承诺的“十八道检验，十八个放心”只不过是一句广告词而已，并没有真正落实。

问题1　食用含有“瘦肉精”的猪肉和内脏引起中毒事件频发的原因是什么？

(1) 商业利益因素：一些食品企业和从业人员道德缺失，在利益驱使下不择手段赚取高额利润。安全卫生生产本应是食品生产厂家最基本的道德，然而在高产、快产的商业利益思想的指导下，盲目追求高产率，而忽视了产品的质量和安全，更有甚者，在金钱的诱惑之下，置广大的人民身体健康于不顾，过量使用添加剂，甚至掺杂使假，使用伪劣变质原料，将有毒的化学物质用于食品之中，更加加重了食品的不安全性。用“吊白块”增白的粉丝，用酸解毛发水对制酱油，在奶粉中大量掺加麦芽糊精，用性激素己烯雌酚给自然生长年才能上餐桌的甲鱼催长，使其几个月就能上市。另外无证、违法违规生产与经营食品亦是造成食品安全问题的主要方面。

（2）消费心理因素：由于大多数消费者的食品营养安全知识的缺乏，在其心理上形成了水果越大越好，米面越白越好，猪肉越瘦越好，食品外观越漂亮越好等不健康的消费心理，为了迎合消费者的这些消费心理，有些生产厂家便采用多种不安全的手段使其产品更符合消费者的消费心理，由于消费者的这些不健康的消费心理，使不安全的食品更有了市场。

（3）违法成本低：对违规使用者的处罚力度过轻，导致违法成本过低，出现受处罚后再度使用的恶劣现象。《食品安全法》中有关食品生产经营者违反该法规定的处罚最高就是吊销营业执照；而违反该法规定，构成犯罪的，依法追究刑事责任。我国当前的刑法规定，对于食品安全犯罪，起刑点很轻，即使是“足以造成严重食物中毒事故或者其他严重食源性疾患”、“在生产、销售的食品中掺入有毒、有害的非食品原料的”的严重犯罪，判刑也只有三至五年以下。再有力的打击决心，都只能在“重罪轻刑”里化为泡影。

（4）食品安全监管体系不健全：①法律法规不健全；②食品安全监管多头执法，职能部门责权界定不清；③食品安全监管水平有待提高。

问题2　在河南瘦肉精事件中涉及哪些监管部门？各部门分别负有什么监管职责？

（1）国务院食品安全委员会办公室：2010年2月6日设立的国务院食品安全委员会，是国务院食品安全工作的高层次议事协调机构。国务院食品安全委员会下设办公室，具体承担委员会的日常工作。食品安全办的主要职责是对食品安全工作进行综合协调和监督指导。基本定位是在分段监管的基础上，将分段监管容易出现的监管空白、职责交叉等作为协调重点，堵塞监管漏洞，促进各环节监管措施的衔接。同时加强督促指导，推动各地区、各有关部门开展工作。

（2）农业部：农业部主要负责初级农产品生产环节的监管。主要职能包括：①组织开展农产品质量安全风险评估，提出技术性贸易措施的建议。组织农产品质量安全技术研究推广、宣传培训。②参与制定农产品质量安全国家标准，组织制定农业行业标准，并会同有关部门组织实施。制定农业转基因生物安全评价标准和技术规范。③组织农产品质量安全的监督管理。组织农产品质量安全监测和监督抽查，组织对可能危及农产品质量安全的农业生产资料进行监督抽查。负责农产品质量安全状况预警分析和信息发布。指导建立农产品质量安全追溯体系。指导实施农产品包装标识和市场准入管理等。④依法实施符合安全标准的农产品认证和监督管理。包括对无公害农产品、绿色食品和有机农产品实施认证和质量监督，对农产品地理标志审批登记和监督管理。⑤指导农业检验检测体系建设和机构考核。

（3）质检总局：监管生产加工和进出口活动。依据《食品安全法》及其实施条例，国家质检总局对食品生产加工活动和进出口活动进行监督管理。

（4）卫生部门：承担食品安全综合协调。根据《食品安全法》，国务院卫生行政部门承担食品安全综合协调职责，负责食品安全风险评估、食品安全标准制定、食品安全信息公布、食品检验机构的资质认定条件和检验规范的制定，组织查处食品安全重大事故。

（5）商务部门：主管食品流通行业。根据商务部“三定”方案和《食品安全法》及其实施条例、《生猪屠宰管理条例》、《酒类流通管理办法》等法律法规和规章，商务部作为流通行业主管部门，在食品安全方面主要有三项职责：一是制定食品流通行业发展规划和产业政策，采取措施推进产业结构优化，加强对行业诚信体系建设的指导，促进食品经营行业健康发展。二是负责对生猪屠宰和酒类流通的行业管理；加强对生猪屠宰活动的监督检查，推动生猪定点屠宰标志牌、证书审核换发工作，依法把好定点屠宰企业市场准入关。三是配合卫生部，做好食品安全风险监测和评估，制定食品安全国家标准规划及其实施计划，对食品安全国家标准执行情况进行跟踪评价并适时组织修订。目前，商务部正稳步推进肉类蔬菜流通追溯体系试点建设。

(6) 工信部：管理食品工业行业工信部具有食品工业行业管理职责。主要职能：一是制定合理科学的发展规划和产业政策，进一步完善食品工业行业标准，指导企业完善内部质量控制和监测网络以及食品质量可追溯体系；二是推进食品工业企业生产者诚信体系建设，以提高从业人员的道德、法律意识，规范企业生产经营行为；三是加强行业自律，开展食品安全知识的普及。指导协会发挥行业自律作用；四是加强食品行业相关基础信息的统计和监测，建立食品工业质量安全、产品进出口动态的监测和预警机制等。

(7) 工商部门：监管流通环节。国家工商总局承担流通环节食品安全的责任，下设食品流通监督管理司，负责流通环节食品安全监督管理，拟订流通环节食品安全监督管理的具体措施、办法；组织实施流通环节食品安全监督检查、质量监测及相关市场准入制度；承担流通环节食品安全重大突发事件应对处置和重大食品安全案件查处工作。其准入职责包括"先证后照"，即负责颁发食品流通许可证，再对有许可证的经营主体颁发营业执照。

(8) 食品药品监督管理局：监管消费环节。国家食品药品监管局负责消费环节食品卫生许可和食品安全监督管理。制定消费环节食品安全管理规范并监督实施，开展消费环节食品安全状况调查和监测工作，发布与消费环节食品安全监管有关的信息。消费环节即餐饮服务环节的食品安全监管由国家食品药品监管局负责，该环节的食品是指即时加工制作，即时消费的食品。同时消费环节还包括提供食品及其场所、设施、服务等。

(9) 公安机关：打击食品安全犯罪食品生产经营者涉嫌犯罪的，应当依法向公安机关移送。公安机关依法打击食品安全犯罪。

问题 3　瘦肉精猪肉能够通过层层关卡畅通无阻进入到人们的餐桌暴露出在我国在食品监管过程中存在什么问题？如何解决？

监管过程中存在的问题：

(1) 政府监管不力：①政府还处于相对被动的监管思维。2008 年的"三鹿"奶粉事件，是由于一篇《甘肃 14 婴儿同患肾病疑因喝"三鹿"奶粉所致》的文章的发表而引起广泛关注，政府才介入。双汇"瘦肉精"事件，也是通过 3.15 曝光后政府才开始介入，进行整治、处罚。这种政府不积极、被动的思维也导致了此类事件的屡禁不止。因此，这种被动思维对我国食品安全监管产生很不利的影响。②食品安全监管的政策往往不能得到很好的执行。我国的《食品安全法》出台后，我们看到其对于食品监管的相关制度都有明确的说明，食品安全监管的各个环节及相关部门职责的设定也很详细，较之前有了很大的改善。但是，在监管行为的具体执行中常常不能按照政策制定者的意愿进行。在《食品安全法》出台以前，我国进行食品安全监管所依据的，是以《食品卫生法》和《中华人民共和国农产品质量安全法》为主的法律体系，虽然比较分散，但对于一些必要的规定也有较为明确的说明，但是出现了"三鹿"奶粉事件；《食品安全法》实施以后，为了使该法更好地贯彻执行，国务院又出台了《中华人民共和国食品安全法实施条例》，政策法律体系可谓非常的完备，也显示了我国政府对于执行上重视的程度。但是，在出台后的一年多就出现了双汇"瘦肉精"事件。出现这种事件不能只怪法律不好，更重要的是法律是不是落实了，落实的效果如何，直接关系着食品安全的问题。③食品安全检测标准的制定落后于监管实践。在进行食品安全的监督管理中，对食品的检测是重要的一环，食品检测的标准和结果关系着整个监管的效果。如果检测标准清晰到位，就可以及时查处违法违规产品，及早预防食品安全事故的发生。但是，如果检测标准总是落后于监管实践，就会使制定的标准无法正常实施，起不到检测的作用。总体看来，我国的检测标准还不能跟上实践的步伐。当然，制定检测标准不是轻而易举就会跟上监管实践的，因为现在各种商品层出不穷，五花八门，要想跟上步伐，还要依靠技术方面的提高进步。

(2) 企业内部监管不力:在《公司法》中规定的具有监督职能的机构是监事会,《公司法》第54条规定的监事的职能包括:对董事、高级管理人员执行公司职务的行为进行监督,对违反法律、行政法规、公司章程或者股东会决议的董事,高级管理人员提出罢免的建议这一项权利。股东会和董事会的职能中没有涉及违法性的监督,只是在制定公司章程不得违法,对于内部管理人员的行为没有法定的监督管理的职能。因此,实践中监督董事和高管行为的职责就由监事会执行。但是,实践中监事会的职能是很小的,并且法律规定了在小的有限责任公司中可以不设监事会,由此可见,董事高管的行为在实践中只受公司章程和法律的约束,而其进行公司职务时很难受到限制。监事会职能太小,没有实际权力,也就无法实现监管的职能。此次的双汇"瘦肉精"事件,就是在产品来源上的监管不力,监管不周导致的收购环节中收购食用"瘦肉精"的猪肉,这样的行为应当在公司的监管中发现,前提是监管有效。双汇是中国肉类加工业的老大,相对于小企业来说,它的公司的运营应当是相对比较规范的。这也反映了企业中的监管职能部门的职能缺失,是食品安全监管的一个缺陷。

(3) 国内立法不完善:根据《食品安全法》的规定,我国食品安全监管的体制采取多部门分段监管模式,即食品安全的监管主体有多个,包括卫生行政部门、农业行政部门、质量监督部门、工商行政管理和食品药品监督管理部门,各部门根据法律法规对食品安全共同进行监管。在国家层面,国务院卫生行政部门承担着食品安全综合协调的职责,负责食品安全的风险评估、食品安全标准的制定、食品安全信息的公布、食品检验机构的资格认定条件和检验规范的制定,组织查处食品安全的重大事故;国务院农业行政部门、质量监督部门、工商行政管理和国家食品药品监督管理部门分别对各种农产品、食品生产和流通、餐饮服务活动实施监督管理。此次《食品安全法》的立法者也意识到了这类问题,专门设立了国务院食品安全委员会。其职责虽然未在法律中明确规定,但让其作为一个统筹领导的协调机构的用意是显而易见的。但在实际操作中还是多个部门进行共同管理,因而很容易产生监管疏漏和重复监管的问题,并且会产生相互推诿责任的情况。我国目前这种以分段监管为主、品种监管为辅的监管模式,需要各个部门严密的协调和配合,增加了管理的难度。并且食品安全监管的任何一个环节出现了问题都会影响到整个食品安全监管体系,造成监管流程的漏洞。

应对措施:

1) 政府从被动监管转变为主动监管。政府部门要在食品安全监管中承担履行自己的责任,首先要求政府部门及部门内部的工作人员进行态度和思维的转变,因为内因决定事物的本质和发展方向。只有从根本上转变政府监管的思维方式,即从被动思维转移到主动思维上来,才能使监管责任的承担有个稳固的基础。当前政府部门在食品安全监管责任上的问题很大一部分都是监管思维不够主动,监管态度不够积极所致。因此,不能等事故发生以后才做出反应,而要在事发前就充分做好各项准备。以积极预防为主,防止食品安全事故的发生。在具体实践中就要求提高政府工作人员整体的素质,因为内因的转变要依靠个人的能力提高来实现。所以,应当规范工作人员的聘任制度,其从业资格和从业能力应当是首先考虑的因素。从整体上提高工作能力,完成思维的转变。

2) 从各部门相对分散的监管到相互配合的统一的监管。这主要体现在立法要继续明确专门的食品安全监管委员会的职能,不能只是笼统规范。首先,我国的《食品安全法》中明确提到了要设立专门的食品安全监管委员会,因为食品安全事故发生的风险每时每刻都会存在。因此,食品安全监管委员会也是需要长期存在的。具体对策就是设立食品安全监管委员会的日常机构,这一机构要由固定的工作人员组成,处理食品安全监管的日常事务。其主要职责应是具体协调层面的,主要的事务是处理各个食品监管部门在具体工作过程中存在的争议,以及在卫生部门综合监督失效时启动应急机制。其次，食品安全监管委员会所针对的是非常固定的事——食品安全监督管理。因此，从事这样工作的人员也就应该是固定的。而且，对工作人员的素质要求要高。有过硬的业务水平，因为进行食品安全监管要涉及很多食品安全专业知识，不了解这类知识就不能很好地进行监管工作。并且因为此类工作要更多的接触企业，会受到很多诱惑，所以工作人员的思想觉悟水平也要高，能抵住各种诱惑的攻击。

3）运用媒体介入完善企业内部监管体制。对于一个企业而言赢利是最终目的，在企业内部设立专门的监管机构是不合实际的，因此就要从其他方面监督其行为。大众媒体监督是可行的，因为媒体的监督技术比较先进，方式比较灵活，所以可以加大企业的信息公开范围，加强媒体的监督力度。具体而言就是要企业将其生产销售过程中的非商业秘密的信息全部公开，由媒体介入进行监督。企业应当及时全面的公开信息，社会大众和媒体可以进行查阅。不同于以往的是，不是企业按照法律进行公开，媒体和个人可以向企业要求公开的内容和方式。这样就会使媒体的监督由被动审阅到主动要求，从另一方面监督企业的行为，完善企业内部监管体制。就像双汇集团一样，其肉类来源一直都是社会监督不足的地方，才出现了“健美猪”的事件，如果及时有效的监督到位，就不会发生此类事件。

4）切实落实法律。中国的法律不是不全而是无法得到落实，如何落实法律一直是解决问题的关键所在。落实法律不仅仅是政府的任务，更是守法主体要做到的。因此，政府应当加大执法力度，完善每一个法律落实的环节，做到有法必依。而守法主体更加要明白，政府的力度是有限的，每一个的守法行为才是关键，只有从内心支持法律，才会使法律得到真正落实，才能真正地维护自身的合法权益。

问题4 如果你是食品卫生监督人员如何在自己管辖范围内做好食品安全工作，减少食品安全事故发生？

附录 《中华人民共和国食品安全法》

第八章 监督管理

第七十六条 县级以上地方人民政府组织本级卫生行政、农业行政、质量监督、工商行政管理、食品药品监督管理部门制定本行政区域的食品安全年度监督管理计划，并按照年度计划组织开展工作。

第七十七条 县级以上质量监督、工商行政管理、食品药品监督管理部门履行各自食品安全监督管理职责，有权采取下列措施：

（一）进入生产经营场所实施现场检查；

（二）对生产经营的食品进行抽样检验；

（三）查阅、复制有关合同、票据、账簿以及其他有关资料；

（四）查封、扣押有证据证明不符合食品安全标准的食品，违法使用的食品原料、食品添加剂、食品相关产品，以及用于违法生产经营或者被污染的工具、设备；

（五）查封违法从事食品生产经营活动的场所。

县级以上农业行政部门应当依照《中华人民共和国农产品质量安全法》规定的职责，对食用农产品进行监督管理。

第七十八条 县级以上质量监督、工商行政管理、食品药品监督管理部门对食品生产经营者进行监督检查，应当记录监督检查的情况和处理结果。监督检查记录经监督检查人员和食品生产经营者签字后归档。

第七十九条 县级以上质量监督、工商行政管理、食品药品监督管理部门应当建立食品生产经营者食品安全信用档案，记录许可颁发、日常监督检查结果、违法行为查处等情况；根据食品安全信用档案的记录，对有不良信用记录的食品生产经营者增加监督检查频次。

第八十条 县级以上卫生行政、质量监督、工商行政管理、食品药品监督管理部门接到咨询、投诉、举报，对属于本部门职责的，应当受理，并及时进行答复、核实、处理；对不属于本部门职责的，应当书面通知并移交有权处理的部门处理。有权处理的部门应当及时处理，不得推诿；属于食品安全事故的，依照本法第七章有关规定进行处置。

第八十一条　县级以上卫生行政、质量监督、工商行政管理、食品药品监督管理部门应当按照法定权限和程序履行食品安全监督管理职责；对生产经营者的同一违法行为，不得给予二次以上罚款的行政处罚；涉嫌犯罪的，应当依法向公安机关移送。

第八十二条　国家建立食品安全信息统一公布制度。下列信息由国务院卫生行政部门统一公布：

（一）国家食品安全总体情况；

（二）食品安全风险评估信息和食品安全风险警示信息；

（三）重大食品安全事故及其处理信息；

（四）其他重要的食品安全信息和国务院确定的需要统一公布的信息。

前款第二项、第三项规定的信息，其影响限于特定区域的，也可以由有关省、自治区、直辖市人民政府卫生行政部门公布。县级以上农业行政、质量监督、工商行政管理、食品药品监督管理部门依据各自职责公布食品安全日常监督管理信息。食品安全监督管理部门公布信息，应当做到准确、及时、客观。

第八十三条　县级以上地方卫生行政、农业行政、质量监督、工商行政管理、食品药品监督管理部门获知本法第八十二条第一款规定的需要统一公布的信息，应当向上级主管部门报告，由上级主管部门立即报告国务院卫生行政部门；必要时，可以直接向国务院卫生行政部门报告。

县级以上卫生行政、农业行政、质量监督、工商行政管理、食品药品监督管理部门应当相互通报获知的食品安全信息。

（郭福川　闻　颖）

实习二十一　校园大气环境质量监测与评价

(一) 实习目的

(1) 掌握大气污染的调查监测方法。

(2) 掌握大气污染程度及大气环境质量评价方法。

(二) 预习要求

(1) 对污染源的调查应包括哪些主要内容?

(2) 为什么需要收集气象资料?

(3) 根据对污染源调查的结果,怎样设置采样地点、采样时间和监测指标?

(4) 现场采样监测前还应做哪些准备工作?

(5) 如何评价校园大气环境质量?

(三) 实习要求

1. 校园内大气污染源调查　主要调查校园内大气污染物的排放源、数量、燃料种类和污染物名称及排放方式等,为大气环境监测项目的选择提供依据,可按表 21-1 的内容进行调查。

表 21-1　校园内大气污染源调查

序号	污染源名称	数量	燃料种类	污染物名称	污染物排放方式	污染物治理措施
1	食堂					
2	供暖锅炉					
3	住宅炉灶					
4	其他					

2. 校园周边大气污染源调查　一般大学校园位于交通干线旁,因此校园周边大气污染源主要调查汽车尾气排放情况,汽车尾气中主要含有 NO_x、CO、烟尘等污染物,调查形式如表 21-2。

表 21-2　校园周边各路段汽车流量调查(辆/h)

路段	大型车	中型车	小型车
××路			
××路			

3. 气象资料收集　主要收集校园所在地气象站(台)近年的气象数据,包括风向、风速、气温、气压、降水量、相对湿度等,调查内容如表 21-3。

表 21-3　气象资料调查

项目	调查内容	项目	调查内容
风向	主导风向、次主导风向及频率等	气温	年平均气温、最高气温、最低气温等
风速	年平均风速、最大风速、最小风速、年静风频率等	相对湿度	年平均相对湿度

大气污染受气象、季节、地形、地貌等因素的影响,因此应对校园内各种大气污染源、大气污染物排放状况及自然与社会环境特征进行调查,并对大气污染物排放作初步估算。

4. 大气环境监测项目的筛选　根据《大气环境质量标准》(GB 3095—1996)和校园及其周边的大气污染物排放情况来筛选监测项目。一般可选 TSP、PM_{10}、SO_2、NO_x、CO 等作为大气环境监测项目。

5. 设计现场采样方案及检测方法

(1) 采样点的设置。

(2) 大气环境监测指标的选择。

(3) 采样时间的确定。

(4) 依据检测指标确定检测方法。

(5) 大气样品的采集方法。

6. 数据处理及分析

(1) 监测指标的最大值、最小值、超标率及最大值的超标倍数。

(2) 运用统计学方法,分析不同采样区域和不同时段(同一天的不同时段及不同天的同一相应时段各污染物的浓度的变化趋势)的污染状态。

(3) 计算大气环境质量指数,对环境质量进行综合评价,找出主要污染源和主要污染物。提出改善校园空气环境质量的建议及措施。

注:环境监测数据需进行正态性检验。如果符合正态分布可用均数加减标准差的形式整理成表。如果实验数据不符合正态分布,可以进行数据处理或用中位数及四分位数间距等形式进行统计描述。

7. 结果与评价

(1) 校园环境大气质量污染状况。

(2) 讨论实验指标、采样点选择的代表性。

(3) 讨论实验数据的准确性和可比性。

附录一　大气及室内空气采样方法

(一) 大气中有害物质的存在状态

大气中污染物大致可分为气态和气溶胶两大类

1. 气态　指某些污染物质,因其化学性质不稳定、沸点低等因素的影响,在常温常压下以气体形式分散在大气中。常见的气态污染物有:CO、SO_2、NO_x、Cl_2和苯等。

2. 气溶胶　有害物质的固体微粒或液体微粒逸散于空气中以多种状态同时存在的分散系称气溶胶。有雾、烟和尘三类气溶胶。雾为液态,由气体蒸发至空气后遇冷凝聚而成;烟和尘均为固态,前者由固态物质受热蒸发至空气中遇冷凝聚而成;后者是固态物质因机械粉碎或爆破时产生的微粒,能长期悬浮于空气中。

(二) 大气采样方法

- 大气采样
  - 气态污染物采样方法
    - 直接采样法
      - 注射器采样
      - 塑料袋采样
      - 真空采气瓶采样
    - 有动力采样法
      - 溶液吸收法
      - 填充柱采样法
      - 低温冷凝浓缩
    - 被动式采样法　被动式个体采样法
  - 气溶胶采样方法
    - 沉降法
      - 自然沉降法
      - 静电沉降法
    - 滤料法
      - 滤纸法(定量滤纸、玻璃纤维纸、合成纤维纸)
      - 滤膜法(微孔滤膜和直孔滤膜)
  - 综合采样方法
    - 浸渍试剂滤料
    - 泡沫塑料采样
    - 多层滤料法
    - 环形扩散管和滤料组合采样法

上述采样方法可归纳为直接采样法和浓缩采样法两类。

1. 直接采样法　当空气中被测组分浓度较高，或者所选用分析方法的灵敏度较高时，采用直接采样法采取少量空气样品就可满足分析需要。

(1) 注射器采样：见图 21-1 选用一支 100ml 注射器连接一个三通活塞，事先检查注射器的气密性并校正刻度。现场采样时先抽洗 3～5 次，然后采样、密封，当天送检。

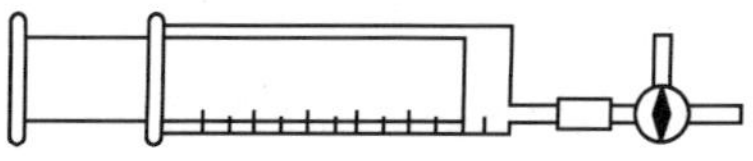

图 21-1　注射器

(2) 塑料袋采样：图 21-2 专用塑料袋或铝箔袋连一个特制的采气用二联球。在采样现场首先对采气袋用空气冲洗 3～5 次，然后采样，用乳胶帽封口，尽快送检分析。

(3) 真空瓶采样：图 21-3 用耐压玻璃或不锈钢瓶，事先抽真空至 133Pa 左右，将真空瓶携带至采样现场。打开瓶阀采气，然后关闭阀门，迅速送检。

2. 浓缩采样　当空气中被测组分浓度较低，需浓缩后方能满足分析方法的要求时应用此法(图 21-4)。

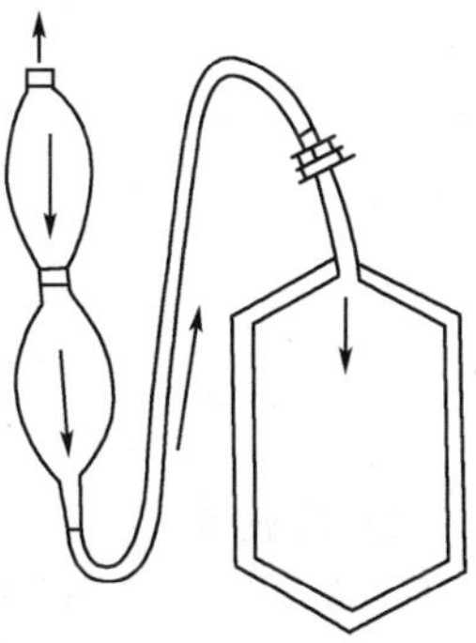

图 21-2　采气袋及二联

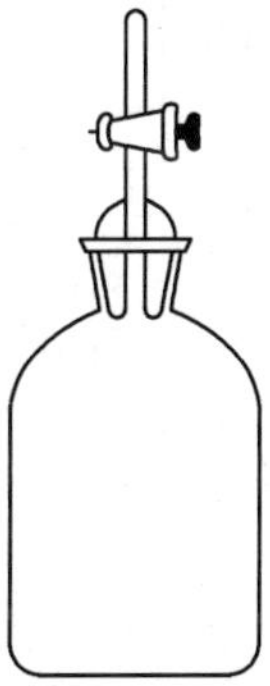

图 21-3　真空采气

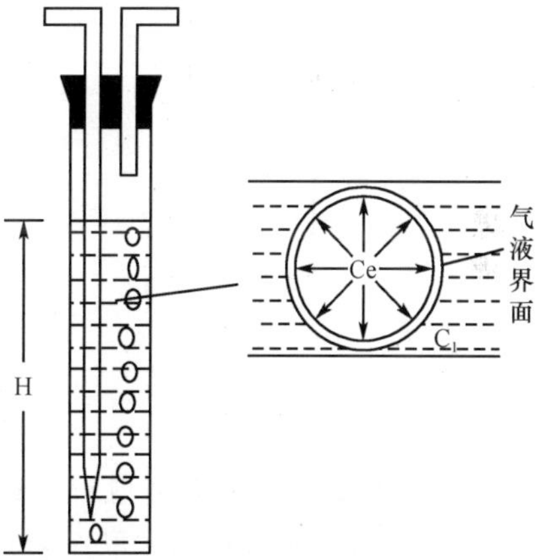

图 21-4　气体吸收

(1) 溶液吸收法：使用动力装置使空气通过装有吸收液的吸收管时，空气中的被测组分经气液界面浓缩于吸收液中，常用于采集气态或蒸汽态的污染物。

常用的吸收液有水、水溶液和有机溶剂等，选择吸收液时应考虑到以下几点：被测物质在吸收液中溶解度大，化学反应速度快；被测组分在吸收液中要有足够的稳定时间；选择吸收液还要考虑到下一步化学反应，应与以后的分析步骤紧密衔接起来；吸收液要价廉易得。

(2) 滤纸和滤膜阻留法：主要用以采集尘粒状气溶胶。它是使用动力装置使空气通过滤料，通过机械阻留、吸附等方式采集空气中的气溶胶。常用的滤料有玻璃纤维滤料、有机合成纤维滤料、微孔滤膜和浸渍试剂滤料等。

针对空气中被测组分选择合适的滤料是一个关键性的问题，通常应考虑一下几个方面的要求：①所选用的滤料和采样条件要能保证有足够高的采样效率。②滤料的种类，如分析空气中无机元素应选用有机滤料(因本底值低)，而分析空气中有机成分时，应选用无机玻璃纤维滤料。③滤料的阻力要尽量小，这样可提高采样速度，且易解决动力问题。④滤料的机械强度，本身重量以及价格等也要考虑。

(3) 固体吸附剂阻留法：空气通过装有固体吸附剂的采样管时，被测组分被固体吸附剂吸附而被浓缩，送实验室后，经解吸作用后分析测定。

常用的吸附剂有颗粒状吸附剂和纤维状吸附剂。它们是由颗粒状或纤维状担体上涂以某种化学试剂而制成的。

该法的主要特点是有较好的采样效率，且稳定时间较长，可长时间采用。

(三) 采样仪器

大气采样设备通常由样本收集器和动力装置所组成。

1. 收集器 根据被测组分在空气中的存在状态，选择合适的收集器，现介绍几种常用的收集器。

(1) 液体吸收管

1) 气泡吸收管：分普通型和直筒型两种。图 21-5 普通型吸收管内可装 10ml 吸收液，采气流量为 0.5～1.5L/min；直筒型吸收管可装 50ml 吸收液，采气流量 0.2L/min，用于 24 小时采样。

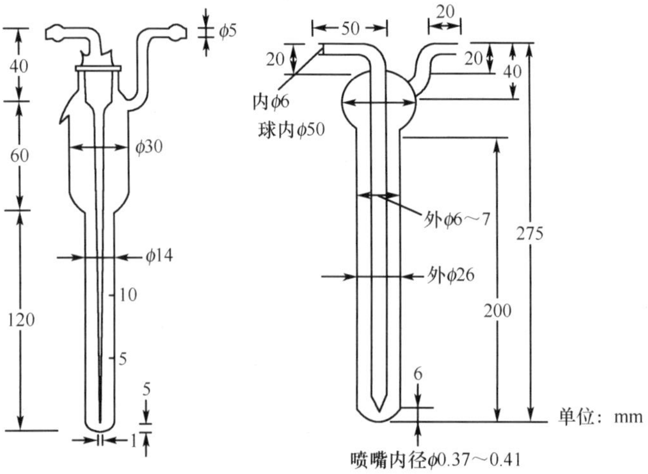

图 21-5 气泡吸收管

2) 多孔玻板吸收管：分普通型和大型两种。图 21-6 普通型装入 10ml 吸收液，采气流量为 0.1～1L/min，用于短时间采样；大型装 50ml 吸收液，采气流量为 0.1～1L/min，用于 24 小时采样。多孔玻板吸收管的优点是增加了气液接触界面，提高了吸收效率。

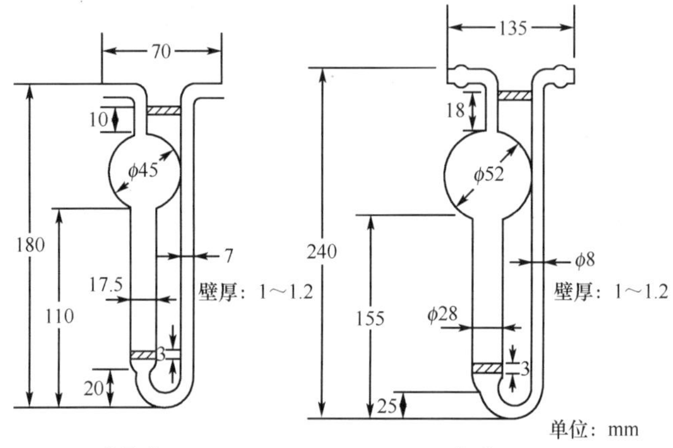

图 21-6 多孔玻板吸收管

3) 冲击式吸收管：分小型和大型两种。图 21-7 小型管其进气中心管的出气口内径为 1mm，至底端的距离为 5mm，可装 10ml 吸收液，采气流量为 2.8L/min；大型管其进气中心管的出气口内径为 2.3mm，至底端的距离为 5mm，可装 50～100ml 吸收液，采气流量为 28L/min。

主要适用于采集气溶胶状物质。采样效率主要取决于中心管嘴尖大小(决定气流冲击速度)及其与瓶底的距离。

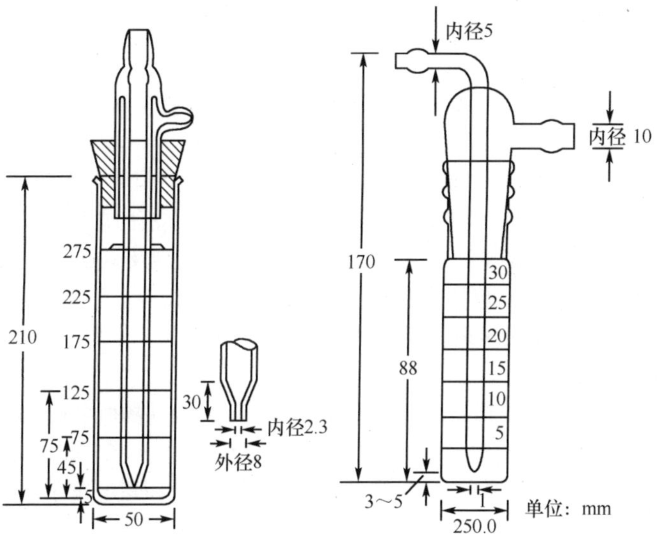

图 21-7　冲击式吸收管

(2) 填充柱采样管：用一个内径 3～6mm，长 60～150mm 的玻璃管或内径 5mm，长 178mm，内壁抛光的不锈钢管，内装涂以某种化学吸附剂的颗粒状或纤维状担体，采气流量 0.1～0.5L/min，采用时间根据被测对象及吸附剂性质而定，对于不同被测组分的采集，吸附剂的选择是关键(图 21-8)。

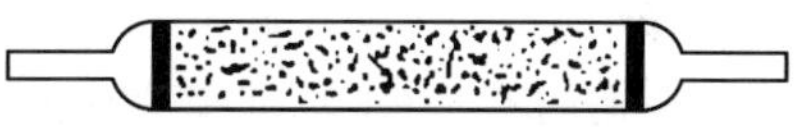

图 21-8　填充柱采样管

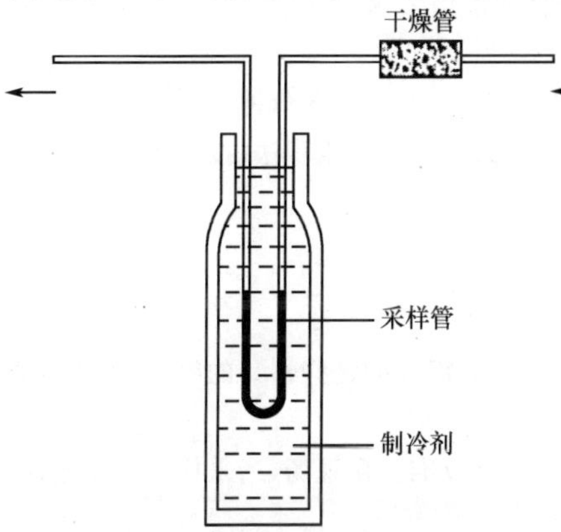

图 21-9　低温冷凝浓缩采样

(3) 低温冷凝浓缩采样瓶：在特制的低温瓶内，装入制冷剂，将装有吸附剂的 U 形采样管插入冷阱中，采用的流量和时间根据被测组分、吸附剂性质及其他相关条件而定，主要用于低沸点气态物质的采集(图 21-9)。

2. 采样器　介绍几种常用的采样器。

(1) 小流量气体采样器：常用的小流量气体采样器的流量范围为 0.1～0.3L/min，其体积小，便于携带至现场使用，能用于多种气态或气溶胶空气污染物采样。

(2) 小流量可吸入颗粒采样器：采样流量范围 1～30L/min。

(3) 大流量颗粒物采样器：流量范围 1.1～1.7m^3/min。用于测定空气中总悬浮颗粒物。

(4) 个体采样器：用于评价个体对污染物的接触量，按其工作原理，分为主动式与被动式两类。

1) 主动式个体采样器：由样品收集器、流量计、抽气泵与电源几部分组成，是一种随身携带的微型采样装置，技术要求：重量不大于 550g，体积上长度≤150mm，宽度≤75mm，厚≤50mm，连续采样时间≥8h，流量可达 2.8L/min，功率损失＜20%，携带方便等。

2) 被动式个体采样器：无动力装置，污染物通过扩散或渗透作用与采样器中的吸收介质反应，以达到采样的目的，按作用原理分为扩散式个体采样器和渗透式个体采样器。这些采样器体积小、重量轻、结构简单、使用方便、价格低廉，是一类新型的采样工具，适用于气态污染物采样。

3. 现场监测仪　这类仪器可直接用于对现场某种被测组分直接测定。例如：CO 监测仪，可吸入颗粒物计数仪等，这类快捷的监测方法是未来主要的发展方向之一。

(四) 现场空气采样

1. 气体采样的基本要求

(1) 采样点现场的要求:采样点设在空旷地点;气体采样器放置高度为 1.5m 左右,即呼吸带高度;颗粒物采样器放置高度为 3～5m,避免地面扬尘。

(2) 采集的样品在时间和空间上都应具有代表性。

(3) 采样速度能保证最佳吸收效率,且采样量应能满足分析方法的需要。

(4) 记录现场采样条件:包括采样点及其周围环境;采样器类型及编号;采气流量;采样持续时间;采样者;采样日期;现场气候条件,包括晴天、雨天、气温、气压、气湿等。

2. 大气采样 参见环境卫生学第六版教材(大气卫生章节)。

3. 室内空气采样

(1) 采样点:采样点的数量根据监测对象的面积大小来定,公共场所可按 $100m^2$ 设 2～3 个点;居室面积小于 $10m^2$ 的设一个点,10～$25m^2$ 设 2 个点,25～$50m^2$ 设 3～4 个点。两点之间相距 5m 左右,采样点离墙不得少于 1m,除特殊目的外,一般采点分布均匀,离开门窗一定距离,高度 1.5m,同时,应在室外设置一个对照点。

(2) 采样时间:对空气中污染物的监测,其采样频次及采样时间,应根据监测目的、污染物浓度水平及监测分析方法的检出限确定。一般应涵盖通风最差的时间段。根据"室内空气质量标准"(GB/T18883-2002)中各污染物监测数据统计的有效性规定:要获得 1 小时平均浓度值,样品的采样时间不少于 45 分钟;要获得日平均浓度值,气态污染物的累计采样时间不少于 18 小时;8 小时平均浓度采样时间不少于 6 小时;颗粒物的累计采样时间不少于 12 小时。年平均浓度累计采样时间不少于 3 个月。

(3) 采样方法:要求年平均、日平均、8 小时平均值的参数,可以先做筛选采样检验。若检验结果符合标准值要求,为符合标准。若筛选采样检验结果不符合标准值要求,必须按年平均、日平均、8 小时平均值的要求,用累积采样检验结果进行评价。

1) 筛选法采样:采样前关闭门窗 12 小时,采样时关闭门窗,至少采样 45 分钟。

2) 累积法采样:当采用筛选法采样达不到相应标准要求时,必须采用累积法(按年平均、日平均、8 小时平均值)的要求采样。

(五) 空气采样体积的测量和流量计的校准

1. 空气采样体积的测量

(1) 直接采样法:直接用塑料袋、注射器、真空瓶等采样时,只需校准这些器具的容积,就可知道准确的采样体积。

(2) 有动力采样法:采样前事先对采样器的气体流量计进行校准。在现场,当采样流量稳定时,用流量乘以采样时间可得到空气采样体积。

(3) 标准状态下的采样体积换算:由于空气的体积随温度、气压等气象因素的变化而变化,因此,需按下式换算成标准状况下的空气体积。其目的是为了便于资料的可比性。

$$V_0 = V_t \times \frac{T_0}{T} \times \frac{P}{P_0} = V_t \times \frac{273}{273 + t} \times \frac{P}{101.3\text{kPa}}$$

式中:V_0为标准状况下的采样体积,L 或 m^3;V_T为实际采样体积,L 或 m^3;T_0为标准状况下的绝对温度,273K;t 为采样时摄氏温度,℃;P_0为标准状况下的大气压 101.325kPa;P 为采样时的大气压,kPa。

2. 流量计的校准 空气采样器均带有流量计,测定所采空气的流量。流量计的种类很多,目前采样器最常用的是转子流量计。为获取正确的采样体积,需对采样器所带的转子流量计进行校正。现以皂膜流量计校正气体采样器所带的转子流量计为例图 21-10。

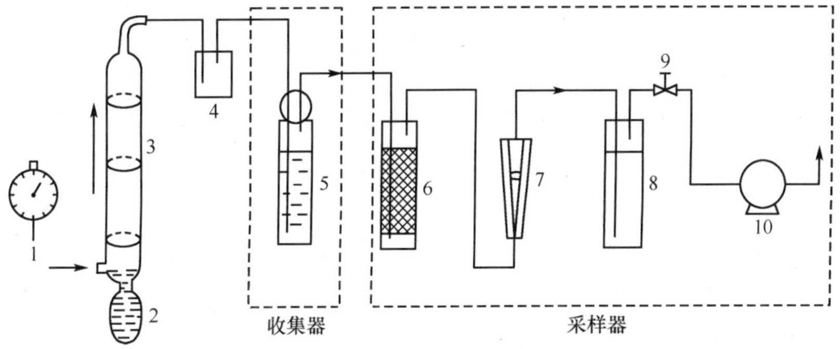

图 21-10　用皂膜计校准采样系列中转子流量计

1. 秒表；2. 装有皂液的橡皮球；3. 皂膜计；4. 皂膜捕集器；5. 吸收管；6. 滤水井；7. 转子流量计；8. 缓冲瓶(500ml)；9. 针阀；10. 抽气泵

(1) 按图安装校准装置，检查并保证校准系统不漏气。

(2) 记录校准时的室温和大气压力；

(3) 启动采样泵，调节流量直到转子流量计的转子稳定在某一刻度，通常为满量程 20%的位置；

(4) 捏橡皮球使皂膜计进气口与皂液面接触形成皂膜，气体推动皂膜缓缓上升，使皂膜能通过皂膜计管而不破裂，用秒表记录皂膜通过皂膜计上下刻度线内运行的时间，计算皂膜流量计上下刻度线之间的体积。重复三次，并记录校准温度及其对应的水的饱和蒸气压(查附表 1)。

(5) 取三次测量的平均体积和平均时间，并将平均体积换算到标准状况下的体积，重复步骤，依次校准满量程的 40%、60%、80%、100%处刻度或处在使用流量对应的刻度处，校准标准状况下转子流量计的流量按式(A1)式及(A2)计算：

$$V_{nd}=V_m\frac{P_b-P_v}{P_0}\cdot\frac{273}{273+t_m}\cdots\cdots\cdots\cdots\cdots\cdots(A1)$$

$$Q_{nd}=\frac{V_{nd}}{t}\cdots\cdots\cdots\cdots\cdots\cdots(A2)$$

式中：V_{nd}为标准状况下，皂膜流量计两刻度间的体积，ml；V_m为校准时皂膜流量计两刻度的体积，ml；P_b为大气压，kPa；P_0为标准状态下大气压力，101.3kPa；P_v为皂膜流量计内水的饱和蒸气压，kPa；t 为校准时，三次的平均时间，s；t_m为校准时皂膜流量计气体的温度，℃；Q_{nd}为标准状况下，转子流量计的流量，ml/min。

(六) 采样效率及其评价

为获得较高采样效率，需要根据被测组分在空气中的存在状态和理化特性，选用合适的收集器，吸收剂(或滤料)、抽气速度、采气量和采样时间。

一般认为，一个方法的采样效率应在 90%以上，才适合实际应用。以下介绍采样效率的几种评价方法：

1. 评价气态和蒸气态采样效率的方法

(1) 绝对比较法：配制一个已知浓度的标准气体，然后用所选定的采样方法采集标准气体，测定其浓度。实测浓度 c_1与标准气浓度 c_0之比，即为采样效率 K。

$$K=\frac{c_1}{c_0}\times100\%$$

(2) 相对比较法：配制一个恒定浓度的气体，而其浓度不一定要求已知，然后用 2 个或 3 个采样管串联起来采样，分别测定各管的浓度，计算第一管含量占各管总量的百分比，即为采样效率 K。

$$K=\frac{c_1}{c_1+c_2+c_3}\times100\%$$

2. 评价气溶胶采样效率的方法 采集气溶胶常用滤料采样法。采集气溶胶的效率有两种表示方法，一种是颗粒采样效率，就是所采集到的气溶胶颗粒数目占总的颗粒数目的百分比；另一种是质量采样效率，就是所采集到的气溶胶质量数占总的质量的百分比。只有当气溶胶全部颗粒大小完全相同时，这两种表示方式才一致，但实际上不会出现。目前在大气监测中一般用质量采样效率表示。

具体评价时应采用某一公认的高效率方法，与你的选择的方法同时进行采样，然后计算百分比。

（七）大气中被测组分浓度的表示方法

在计算大气中被测组分浓度时，需将实际采气量换算成标准状态下（0℃，101.325kPa）的空气体积。

常用的大气浓度表示方法有以下两种：

(1) 物质的质量浓度（g/m^3，mg/m^3）。

(2) 物质的相对浓度（mol/m^3，个$/cm^3$）。

近来，大气可吸入颗粒计数仪，因其具有操作简便、现场直读，不需精密仪器设备等优点，应用逐渐广泛。其浓度表示方法为颗粒数$/cm^3$，属相对浓度，也可与重量浓度换算，但事先需要对同一类场所空气同时用两种方法测定，然后求出其转换系数（附表1）。

附表1 在101.3kPa压力下，不同温度时空气中水的饱和蒸汽压

温度（℃）	水的饱和蒸汽压		温度（℃）	水的饱和蒸汽压	
	mmHg	kPa		mmHg	kPa
9	8.6	1.15	23	21.1	2.81
10	9.2	1.23	24	22.4	2.99
11	9.8	1.31	25	23.8	3.17
12	10.5	1.40	26	25.2	3.36
13	11.2	1.49	27	26.7	3.56
14	12.0	1.60	28	28.3	3.77
15	12.8	1.71	29	30.0	4.00
16	13.6	1.81	30	31.8	4.24
17	14.5	1.93	31	33.7	4.49
18	15.5	2.07	32	35.7	4.76
19	16.5	2.20	33	37.7	5.03
20	17.5	2.33	34	39.9	5.32
21	18.7	2.49	35	42.2	5.62
22	19.8	2.64	36	44.6	5.94

附录二 大气二氧化硫的测定（盐酸副玫瑰苯胺比色法）

（一）原理

空气中的二氧化硫被四氯汞钠溶液吸收后形成稳定的二氯亚硫酸汞钠络合物，再与甲醛和盐酸副玫瑰苯胺反应，生成玫瑰紫红色化合物，根据颜色深浅来比色定量。

本法最低检出限为0.4μg/5ml。

（二）仪器

(1) 小流量气体采样器，流量范围0.2～1L/min。

(2) 棕色U形多孔玻板吸收管。

(3) 10ml 具塞比色管。

(4) 分光光度计。

（三）试剂

所有试剂均需用不含氧化剂的水配制。检验方法：量取 20ml 水，加 5ml 20％碘化钾溶液混合，不应有淡黄色的碘析出。

1. 吸收液 称取 10.9g 二氯化汞和 4.7g 氯化钠溶于水，并稀释至 1000ml。放置过夜，过滤后使用。吸收液最佳 pH 为 4.0，若 pH<3.0 或 pH>5.0，重新配制。吸收液可稳定 6 个月。若发现有沉淀，不可再用。

2. 1.2％氨基磺酸铵($H_2NSO_2 \cdot ONH_4$)溶液 临用时现配。

3. 0.2％甲醛溶液 将 36％～38％甲醛溶液摇匀，量取 5.4ml 注入容量中，稀释至 1000 毫升。临用时现配。

4. 0.02％盐酸副玫瑰苯胺溶液 称取 0.2g 盐酸副玫瑰苯胺放在研钵中，加少量水研磨使之溶解，然后加 60ml 盐酸，转移至容量瓶，洗净研钵后并用水稀释至 1000ml。溶液呈淡黄色，需放置 3 天后使用，密塞保存，可稳定 6 个月。

5. 0.1000mol/L 碘酸钾标准溶液 准确称取经 105℃干燥 2 小时的碘酸钾(G.R)3.5668g，置入小烧杯内，加水溶解后转移至 1000ml 容量瓶中，洗净烧杯，洗液一并转入容量瓶，加水至刻度，摇匀。

6. 0.5％淀粉溶液 称取 0.5g 可溶性淀粉，加 5ml 水调成糊状后，再加入 100ml 沸水和 0.002g 碘化汞(防腐剂)，并煮沸 2～3 分钟，至溶液透明，冷却。临用时现配。

7. 0.1mol/L 硫代硫酸钠标准溶液 称取 25g 硫代硫酸钠($Na_2S_2O_3 \cdot 5H_2O$)溶于新煮沸冷却后的水中，加入 0.2g 碳酸钠，并稀释至 1000ml，储于棕色瓶中，如混浊应过滤。放置一周后用下述方法标定浓度。

标定方法：精确量取 25ml 0.1mol/L 碘酸钾标准溶液于 250ml 碘量瓶中，加入 75ml 新煮沸后冷却的水，加 3g 碘 4 化钾，10ml 冰乙酸，摇匀后，暗处旋转 3 分钟。用硫代硫酸钠标准溶液滴定至淡黄色，加 1ml 0.5％淀粉液，呈蓝色，再继续滴定至蓝色刚刚褪去即为终点。记录所用硫代硫酸钠溶液用量的体积 V(ml)。硫代硫酸钠溶液浓度可用下式计算：

$$\text{硫代硫酸钠溶液的量浓度(mol/L)}=\frac{0.1000\times 25.00}{V}$$

8. 0.1mol/L 碘溶液 称取 40g 碘化钾溶于 25ml 水中，加入 12.7g 碘，待碘完全溶解后，用水稀释至 1000ml，移入棕色瓶中，暗处保存。

9. 二氧化硫标准溶液 称取 0.1～0.2g 亚硫酸氢钠溶于 100ml 吸收液中，放置过夜，用滤纸过滤。按下述碘量法标定溶液中二氧化硫的浓度。使用时，用吸收液稀释成 2μg/ml 的二氧化硫标准应用液，冰箱中保存。浓溶液可放一周，稀溶液可放两天。

标定方法：精确量取 10ml 亚硫酸氢钠溶液于 250ml 碘量瓶中，加新煮沸冷却的水 90ml，再加入 20ml 0.1mol/L 碘溶液和 5ml 冰乙酸，混匀，用上述硫代硫酸钠标准溶液滴定至淡黄色(产生的红色碘化汞沉淀，要一边滴定，一边强烈振摇，使之完全溶解)，加 1ml 0.5％淀粉溶液，呈蓝色，再继续滴定至蓝色刚刚褪去即为终点。记录硫代硫酸钠溶液用量的体积 V_1(ml)；同时取 10ml 吸收液作空白滴定，其操作步骤完全相同，记录空白滴定所用硫代硫酸钠溶液的体积 V_2(ml)。已知硫代硫酸钠溶液的量浓度 mol/L，则二氧化硫浓度可用下式计算：

$$\text{二氧化硫溶液浓度(mg/ml)}=\frac{(V_2-V_1)\times c}{10.00}\times 32.03$$

式中：32.03 为二氧化硫的量浓度；c 为硫代硫酸钠的量浓度(mol/L)

（四）操作方法

1. 采样 用一支内装 5ml 四氯汞钠吸收液的棕色 U 型多孔玻板吸收管，安装于小流量气体采样器上，以 0.5 升/分流量采气 10～20L，并记录采样现场的气压和气温。

2. 分析步骤

(1) 绘制标准曲线：按附表 2 步骤制备标准系列和绘制标准曲线。

附表 2 标准系列制备步骤表

管号	0	1	2	3	4	5	6	7
标准溶液(ml)	0	0.20	0.60	1.00	1.50	2.00	2.50	3.00
吸收液(ml)	5.0	4.80	4.40	4.00	3.50	3.00	2.50	2.00
SO_2含量(μg)	0	0.4	1.2	2.0	3.0	4.0	5.0	6.0

向各管中加入 0.5ml 1.2% 氨基磺酸铵溶液，摇匀，放置 10 分钟（消除 NO_x 干扰），然后加入 0.5ml 0.2%甲醛溶液和 0.5ml 0.02%盐酸副玫瑰苯胺溶液，摇匀，放置数分钟，使其逐渐显色，并于 560nm 波长下测定各管吸光度。以二氧化硫含量(μg)为横坐标，吸光度值为纵坐标，绘制标准曲线。

(2) 样品测定：采样后，将吸收液全部移入比色管中，用少量吸收液冲洗吸收管合并于比色管中，使总体积为 5ml。然后，将该样品管与上述各标准系列管同步操作，加入各项试剂，并测定吸光度，查标准曲线得样品管二氧化硫含量(μg)。

(3) 计算：

$$c=\frac{A}{V_0}$$

式中：c 为二氧化硫浓度 mg/m^2；A 为二氧化硫含量 μg；V_0为换算成标准状态下的采样体积(L)。

(五) 注意事项

(1) 本方法以采气 20L 计，可测定的二氧化硫浓度范围为 0.02～0.3mg/m^3。浓度高于此范围时，可将样品吸收液稀释后测定。

(2) 二氧化硫在吸收液中的稳定性与温度有关，在<5℃时，可保存 30 天无明显损失，但在 25℃时，吸收液中的二氧化硫每天损失 1.5%。随温度升高，损失率增大。故采样应在 5～20℃范围内进行。样品应当天分析，如不能当天完成测定，应将样品存放在 4℃冰箱中保存。

(3) 若无棕色 U 形多孔玻板吸收管，在采样时应避免阳光照射。否则可使吸收液中的二氧化硫急剧减少。

(4) 采样后吸收液混浊，则应离心，取上清液分析。否则，应重新采样。

(5) 亚硝酸对本法测定有干扰。大气中的 NO_x 遇水可生成亚硝酸。为消除此干扰，可加入氨基磺酸铵，以去除 NO_{2-} 的干扰。

$$HNO_2+NH_4SO_3\cdot NH_2\rightarrow NH_4HSO_4+N_2\uparrow+H_2O$$

实验中，各试剂加入的顺序不能颠倒，否则氨基磺酸铵起不到作用。

(6) 温度对显色有影响。温度高，显色快，但稳定时间较短，褪色也快；温度低，显色慢，但稳定时间长。因此，标准系列管和样品管操作要同步，否则影响测定结果的准确性。

(7) 甲醛浓度过高，空白值增大，如过低，显色时间延长。为此，采用 0.2%甲醛较为合适。

(8) 显色剂的浓度和用量对显色效果有影响，如空白管底色深，可降低盐酸副玫瑰苯胺溶液的浓度；盐酸副玫瑰苯胺溶液中的盐酸过多，标准系列显色浅，过少，空白管显色深。为达到足够的灵敏度，又有较低的空白值，盐酸浓度以 6%(V/V)为宜。

(9) 本法吸收液有毒性(含汞)，操作时应避免污染环境和操作者，废液应统一集中处理。

附录三 大气中二氧化氮检验方法

本方法适用于居住区大气中二氧化氮浓度的测定，也适用于室内和公共场所空气中二氧化氮浓度的测定。

(一) 原理

空气中的二氧化氮,在采样吸收过程中生成的亚硝酸,与对氨基苯磺酰胺进行重氮化反应,再与*N*-(1-萘基)乙二胺盐酸盐作用,生成紫红色的偶氮染料。根据其颜色的深浅,比色定量。

(二) 试剂和材料

所有试剂均为分析纯,但亚硝酸钠应为优级纯(一级)。所用水为无 NO_2的二次蒸馏水。即一次蒸馏水中加少量氢氧化钡和高锰酸钾再重蒸馏,制的水的质量以不使吸收液呈淡红色为合格。

1. *N*-(1-萘基)乙二胺盐酸储备液　称取 0.45g *N*-(1-萘基)乙二胺盐酸盐,溶于 500ml 水中。

2. 吸收液　称取 4.0g 对氨基苯磺酰胺、10g 酒石酸和 100mg 乙二胺四乙酸二钠盐,溶于 400ml 热的水中。冷却后,移入 1L 容量瓶中。加入 100mL *N*-(1-萘基)乙二胺盐酸盐储备液,混匀后,用水稀释到刻度。此溶液存放在 25℃暗处可稳定 3 个月,若出现淡红色,表示已被污染,应弃之重配。

3. 显色液　称取 4.0g 对氨基苯磺酰胺、10g 酒石酸与 100mg 乙二胺四乙酸二钠盐,溶于 400ml 热水中。冷却至室温,移入 500ml 容量瓶中,加入 90mg *N*-(1-萘基)乙二胺盐酸盐,用水稀释至刻度。显色液保存在暗处 25℃以下,可稳定 3 个月。如出现淡红色,表示已被污染,应弃之重配。

4. 亚硝酸钠标准溶液

(1) 亚硝酸钠标准储备液:精确称量 375.0mg 干燥的一级亚硝酸钠和 0.2g 氢氧化钠,溶于水中移入 1L 容量瓶中,并用水稀释到刻度。此标准溶液的浓度为 1.00ml 含 250μg NO_2^- 保存在暗处,可稳定 3 个月。

(2) 亚硝酸钠标准工作液:精确量取亚硝酸钠标准储备液 10.00ml,于 1L 容量瓶中,用水稀释到刻度,此标准溶液 1.00ml 含 2.5μg NO_2^-。此溶液应在临用前配制。

5. 二氧化氮渗透管　购置经准确标定的二氧化氮渗透管,渗透率在 0.1～2μg/min,在确定度为 2%。

(三) 仪器与设备

1. 采样装置

(1) 吸收管:根据采样周期不同,采用两种不同体积的吸收管。应检查吸收管的气泡分散是否均匀。在采样条件下,吸收效率不应小于 98%。多孔玻板吸收管,在测定范围内 $NO_2 \rightarrow NO_2^-$ 的经验转换系数为 0.89。若采用新设计的采样管,必须用已知浓度的标准气体测定其 $NO_2 \rightarrow NO_2^-$ 的经验转换系数。

1) 多孔玻板吸收管:用于在 60min 之内样品采集,可装 10ml 吸收液。在流量 0.4L/min 时,吸收管的滤板阻力应为 4～5kPa,通过滤板后的气泡应分散均匀。

2) 大型多孔玻板吸收管:用于 1～24n 样品采集,可装吸收液 50ml,在流量 0.2L/min 时,吸收管的滤板阻力为 3～5kPa,通过滤板后的气泡应分散均匀。

(2) 空气采样器:流量范围为 0.2～0.5L/min,流量稳定。使用时,用皂膜计校准采样系列在采样前和采样后的流量,误差应小于 5%。

2. 分光光度计　用 10mm 比色皿,在波长 540～550nm 处测吸光度。

3. 渗透管配气装置　渗透管配制标准气体的装置参见 GB 5275《气体分析 校正用混合气体的制备渗透法》。配气系统中流量误差应小于 2%。

(四) 采样

1. 短时间采样(如 30min)　用多孔玻板吸收管,内装 10ml 吸收液。标记吸收液的液面位置,以 0.4L/min 流量,采气 5～25L。

2. 长时间采样(如 24h)　用大型多孔玻板吸收管,内装 50mL 吸收液。标记吸收液的液面位置,以 0.2L/min 流量,采气 288L。

采样期间吸收管应避免阳光照射。样品溶液呈粉红色，表明已吸收了 NO_2。采样期间，可根据吸收液颜色程度，确定是否终止采样。

（五）分析步骤

1. 标准曲线的绘制

（1）用亚硝酸钠标准液制备标准曲线。

（2）用二氧化氮标准气绘制标准曲线。

2. 样品分析 采样后，用水补充到采样前的吸收液体积，放置 15min，按（三）-2 条操作，测定样品溶液的吸光度 A，并用未采过样的吸收液测定试剂空白的吸光度 A_0。若样品溶液吸光度超过测定范围，应用吸收液稀释后再测定。计算时，要考虑到样品溶液的稀释倍数。

（六）计算方法

（1）将来样体积按式（1）计算在标准状态下的采样体积。

$$V_0 = V \times p / p_0 \times T_0 / (t + 273) \cdots\cdots (1)$$

式中：V_0为标准状况下的采样体积，L；V 为采样体积，由采样流量乘以采样时间而得，L；T_0为标准状态的绝对温度，273 K；P_0为标准状态的大气压力，101.3kPa；P 为采样时的大气压力，kPa；T 为采样时的空气温度，℃。

（2）空气中的二氧化氮浓度计算

1）用亚硝酸钠标准液制备标准曲线时，空气中二氧化氮浓度用式（2）计算：

$$c = (A - A_0) \times B_s \times V_1 \times D / (V_0 \times K) \cdots\cdots (2)$$

式中：c 为空气中的二氧化氮浓度，mg/m³；K 为 $NO_2 \rightarrow NO_2$-的经验转换系数，0.89；B_s 为由 6.1.1 条测得的计算因子，μg/(ml · 吸光度)；A 为样品溶液的吸光度；A_0为试剂空白吸光度；V_1 为采样用的吸收液的体积（如短时间采样为 10ml，24h 采样为 50ml）；D 为分析时样品溶液的稀释倍数。

2）用二氧化氮标准气制备标准曲线时，空气中的二氧化氮浓度用式（3）计算：

$$c = (A\text{-}A_0) \times B_g \times D \cdots\cdots (3)$$

式中：c 为空气中二氧化氮浓度，mg/m³；A 为样品溶液吸光度；A_0为试剂空白的吸光度；B_g 为由 6.1.2 条得到的计算因子，mg/(m³ · 吸光度)。

附录四 大气中颗粒物的测定——总悬浮颗粒物（TSP）的测定（大流量采样——重量法）

（一）原理

将已恒重的滤膜装入大流量采样器的滤膜夹上，空气通过采样器时，总悬浮颗粒物被阻留于滤膜上，根据采样前后滤膜的重量差和采样体积来计算大气中总悬浮颗粒物的浓度。

（二）仪器

（1）大流量采样器：流量范围 1.1～1.7m³/min，采集粒径在 0.1～100μm 的颗粒物。

（2）U 型水柱压差计：若采样器不带流量自动记录器，可用它测量流量，手工记录，其规格为 40cm 的 U 形玻璃管。

（3）气压计：最小分度值为 2kPa。

（4）分析天平：感量为 0.1mg。

（5）干燥器：内盛变色硅胶。

（6）滤膜：玻璃纤维滤膜，上海红光造纸厂“49”型，200mm×250mm 或 200mm×200mm。

（7）竹制或骨制品的镊子。

（8）滤膜储存盒。

（三）试剂

变色硅胶。

（四）方法

1. 采样　将滤膜放入干燥器中平衡 24h，准确称量至恒重 W_1。采样时用镊子将滤膜平放于支持网上，滤膜毛面向上，放正、铺平、压紧、固定。置采样器于 3～5m（相对高度 1～1.5m）处，接通电源以 1.1～1.7m^3/min 流量采样。采样时间根据需要而定。采样器若无自动流量记录装置，可采用水柱压差计，记录时须在采样开始后 5min 和采样结束前 5min 各记录一次水柱压差值，读数准确至 1mm。取其平均值，再换算成流量（m^3/min），乘以采样时间即得总采样体积（m^3）。采样后，取下滤膜，放入干燥器中平衡 24 小时，准确称量至恒重 W_2。采样前后滤膜称重之差，即为总悬浮颗粒物的重量。

2. 计算

$$c=\frac{(W_2-W_1)\cdot 1000}{V_0}$$

式中：c 为总悬浮颗粒物的质量浓度，mg/m^3；W_2为采样后滤膜重量，g；W_1为采样前滤膜重量，g；V_0为换算成标准大气压下的采样体积，m^3。

（五）注意事项

(1) 每张滤膜在使用前均需用光照检查，不能使用有针孔或有任何缺陷的滤膜采样。

(2) 若需分析 TSP 中 BaP 含量，滤膜在采样前应置于马福炉于 550℃烘烤 30min，以除去有机杂质。若测定 TSP 中重金属的含量宜采用有机滤膜。

(3) 在污染较重的地区采样或采样时间过长，滤膜上积尘太多会影响流量，故须及时更换滤膜并调节和保持流量。

(4) 采样后用镊子小心取下滤膜，采样面对半折叠两次置于干燥器中。

(5) 采样器在使用时应经常校准流量，采样前后流量校准误差应不大于 7%。

(6) 要经常检查采样头是否漏气。当滤膜上颗粒物与四周白边之间的界限逐渐模糊时，则应更换面板密封垫。

(7) 采样器的流量在排除电压不足等影响因素外，仍不能达到要求，此时应检查电机电刷是否磨损，若磨损则应及时更换。

(8) 冬季采样时，U 形玻璃管应灌注乙醇，以防冻裂。

附录五　可吸入颗粒物（PM_{10}）的测定（小流量（冲击式）采样——重量法）

（一）原理

利用二段分离冲击式小流量采样器，在规定流量下采样，空气中的悬浮颗粒物经惯性冲击分离，将空气动力学当量直径小于 30μm（D_{50}=10μm，几何标准差 δ_g=1.5）的颗粒收集于已恒重的滤膜上，根据采样前后滤膜的重量差以及采样体积来计算大气中可吸入颗粒物的浓度。

（二）仪器

(1) PM_{10}采样器。

(2) 分析天平：感量为 0.1mg。

(3) 干燥器：内盛变色硅胶。

(4) 气压计：最小分度值为 2hPa。

(5) 滤膜：玻璃纤维滤膜，直径由所用的采样器决定。

（三）试剂

变色硅胶。

（四）方法

1. 采样　将已恒重（W_1）的滤膜，毛面向上，平置于采样夹中。按采样器说明书操作。在采样器规定的流量下，采气 8～24 小时。置于干燥器中 24 小时，称量至恒重（W_2）。采样前后滤膜重量的差值即为 PM_{10}的重量。

2. 计算

$$c=\frac{(W_2-W_1)\cdot 1000}{V_0}$$

式中：c 为大气中可吸入颗粒物 PM_{10}的质量浓度，mg/m^3；W_2为采样后滤膜重量，g；W_1为采样前滤膜重量，g；V_0为换算成标准大气压下的采样体积，m^3。

（五）注意事项

（1）采样期间流量应保持恒定。使用前应用皂膜流量计进行校准，误差应小于 5%。

（2）采样前应认真清洁采样头的内外表面和分级喷嘴，安装时应防止漏气和压损滤膜。

（唐玄乐）

实习二十二　大气污染物对人群健康的影响评价

（一）实习目的

通过对大气污染中主要污染物的监测和调查，课题资料讨论分析，学会运用大气卫生的基本理论进行大气污染的调查和评价。

（二）预习要求

（1）大气污染及其对居民健康影响的调查方法。

（2）大气污染及其对人体健康的影响。

（三）背景资料

哈市某工厂以初级和次级铅金属为原料，生产铅管或铅合金制品。铅金属具有卓越的抗腐蚀性和柔弱性使其在化学工业用途很广泛。铅管及其附件（包括用于滤水槽的S形弯管）主要用作水、煤气或酸类（例如，硫酸或盐酸）的管道，也用作电缆的外皮等。铅箔主要用于包装（尤其用于作茶叶箱及丝绸箱的衬里）。有时铅箔用锡或其他金属包层或镀面。由于生产工艺中需要熔铅，而熔铅时产生大量铅蒸汽进而污染空气，本调查旨在查清该厂对周围大气的污染及其对居民健康的影响。

1. 污染源的调查　该厂位于哈市道外区大新街和北十二道街交叉口处，占地20 000平方米，主要生产铅管或铅合金制品。日熔铅3吨左右，每月约为80～90吨，原料以初级和次级铅金属为原料，在熔铅车间外上方有一排气装置，排气口仅高于屋顶约1m，距地面约8m。厂内有一燃煤锅炉，每小时燃煤5吨（煤含硫2%），烟囱高30m。

2. 污染状况的调查

（1）采样点：在该厂下风向不同距离以扇形沿三条线设采样点，每条线上设5点，距污染源分别是50m、100m、350m、650m、1000m。见图22-1，对照点选在上风向距厂500米处无明显污染的清洁区，其他条件与观察区内基本相同。

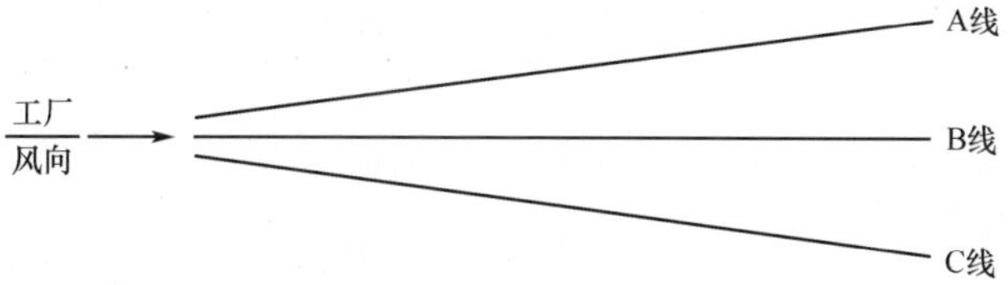

图22-1　采样点分布

（2）采样时间：冬季1月13～15日，连续3天，每天采样时间为2:00，8:00，14:00，20:00。SO_2、NO_x 每次采样30min，PM_{10}和铅（连续10天）每日采样累计12h。

（3）监测指标：SO_2、NO_x、PM_{10}和铅。

（4）监测方法：见附件。

3. 居民健康影响的调查

（1）人群的选择：铅污染调查人群的确立：在污染源下风向50m处有一小学校，选择5年级学生，男女各半共204人。对照区内也选一小学校5年级学生，男生97人，女生98人，共计195人。

（2）健康调查：对小学学生进行体查和询问，结果记录于调查表上，每人取尿样一次测尿铅的含量。

4. 调查结果

(1) 大气污染测定：结果见表 22-1～表 22-3。

表 22-1 大气中 SO_2、NO_x 测定结果（B 线各点小时平均值，mg/m^3）

时间	指标	50m	100m	350m	650m	1000m	对照点
1 月 13 日	SO_2	0.008	0.008	0.016	0.019	0.012	0.005
	NO_x	0.043	0.044	0.049	0.051	0.043	0.020
1 月 14 日	SO_2	0.006	0.007	0.0014	0.018	0.011	0.004
	NO_x	0.031	0.034	0.039	0.049	0.032	0.018
1 月 15 日	SO_2	0.011	0.012	0.016	0.020	0.014	0.007
	NO_x	0.044	0.044	0.049	0.052	0.045	0.025

表 22-2 大气中铅浓度测定结果（B 线日平均值，mg/m^3）

时间	50m	100m	350m	650m	1000m	对照点
1 月 11 日	0.0005	0.0002	0.0001	0.00008	0.00004	0
1 月 12 日	0.0007	0.0005	0.0003	0.0001	0.0001	0
1 月 13 日	0.0010	0.0007	0.0006	0.0003	0.0002	0.0001
1 月 14 日	0.0020	0.0012	0.0001	0.0006	0.0006	0.0001
1 月 15 日	0.0047	0.0020	0.0003	0.0010	0.0006	0.0002
1 月 16 日	0.0028	0.0010	0.0005	0.0004	0.0003	0.0001
1 月 17 日	0.0030	0.0015	0.0010	0.0002	0.0001	0.00005
1 月 18 日	0.0040	0.0015	0.0010	0.0003	0.00008	0
1 月 19 日	0.0018	0.0009	0.0008	0.0005	0.0001	0
1 月 20 日	0.0032	0.0013	0.0011	0.0007	0.0001	0

表 22-3 大气中 PM_{10} 测定结果（B 线各点日平均值，mg/m^3）

时间	指标	50m	100m	350m	650m	1000m	对照点
1 月 13 日	PM_{10}	0.52	0.34	0.45	0.51	0.37	0.30
1 月 14 日	PM_{10}	0.49	0.32	0.38	0.48	0.30	0.20
1 月 15 日	PM_{10}	0.58	0.48	0.46	0.56	0.45	0.32

(2) 人群健康调查结果见表 22-4，表 22-5。

表 22-4 铅污染人群健康调查结果

症状	阳性症状出现的人数		χ^2	P
	污染区，$n=204$（人）	对照区，$n=195$（人）		
头痛	16	2	10.76	<0.01
头晕	25	10	6.33	<0.05
失眠	6	1	3.41	>0.05
多梦	12	3	5.2	<0.05
三颤	11	4	3.08	>0.05

续表

症状	阳性症状出现的人数		χ^2	P
	污染区，n=204（人）	对照区，n=195（人）		
腹胀	20	9	3.98	<0.05
恶心	8	3	2.1	>0.05
便秘	14	5	4.06	<0.05
腹痛	15	6	3.66	>0.05
鼻炎	20	17	0.14	>0.05
气管炎	11	6	1.31	>0.05
咽炎	18	15	0.17	>0.05
眼结膜炎	15	10	0.84	>0.05

表 22-5　尿铅测定结果（mg/L）

组别	例数 N（人）	尿铅含量		t'	P
		均值±s	范围		
污染区	204	0.045±0.0021	0.029～0.078	1.58	>0.05
对照区	195	0.032±0.0017	0.020～0.043		

（四）实习要求

（1）评价某工厂周围大气污染程度及其对居民健康的影响。

（2）课题中的调查有哪些不足之处，如何才能使这次调查更完善？

（五）课堂讨论

（1）通过分析该资料，是否对人群健康产生影响？

（2）在评价大气污染对城市大气环境质量影响时常选用哪些评价指标？

（3）如何进行数据统计与分析？

（4）课题中的调查有哪些不足之处？如何才能使这次调查更完善？

（六）实习形式要求

请撰写调查报告，对居住区大气环境质量作出客观的评价。

（唐玄乐）

实习二十三　集中式给水水源选择和水源卫生防护

水是一切生命过程必需的基本物质，水与人类的生存与发展有密切关系，水质好坏直接关系到人类的健康。地表水水质主要受地质环境和人类活动的影响，正确判断和评价水体是否受到污染以及污染的来源、性质和程度，对选择生活饮用水集中式给水水源、采取有效的消毒方法和预防水体污染对居民健康影响具有重要作用。

生活饮用水的水源水，不论取自何处，都不同程度地含有各种各样的污染物，按其属性可分为四类，即物理性状和一般化学指标、毒理学指标、细菌学指标以及放射性指标。在选择水源时，应考虑上述四类指标。其中物理性状和一般化学指标主要是说明水体是否受到污染及污染状况，毒理学和放射性指标是保证水质对人体健康不产生毒性和潜在危害，细菌学指标是保证水质在流行病学上安全而制订的。如何判断水体性状良好，是否受到有机污染物污染，水质在流行病学上安全，最常用的评价指标为化学耗氧量、溶解氧、氨氮、硝酸盐氮、细菌总数、粪大肠菌群等，本实验的目的是熟悉和掌握水源水中有机污染物的检测方法（如化学耗氧量、溶解氧、氨氮、硝酸盐氮）及水源水氯消毒的方法（加氯量、需氯量、余氯及漂白粉中有效氯含量测定方法），并根据测定结果和所给的数据，运用所学的理论知识，分析判断地表水集中式给水水源选择和卫生防护条件，通过本次实习提高分析判断能力和解决实际问题的能力。

一、水源选择的原则

在选择水源时，应综合考虑以下原则。

1. 水量充足　水源水量，应能满足城镇或居民点的总用水量，并考虑到近期和远期城镇人口的发展。选用地面水时，必须考虑长时间内流量的变化，为确保供水的可靠性，一般要求95%保证率的枯水流量大于设计总用水量。

2. 水质良好　水源水质应符合下列要求：

（1）选用地表水作为供水水源时，应符合《地表水环境质量标准》的要求；选用地下水作为供水水源时，应符合《地下水环境质量标准》的要求。

（2）水源水的放射性指标应符合要求，总α放射性限值为0.1Bq/L，总β放射性限值为1.0 Bq/L。

（3）当水源水质不符合要求时，不宜作为供水水源。若限于条件需要加以利用时，水源水质超标项目经自来水厂净化处理后，应达到标准要求。

3. 便于防护　为了保证水源水质不致因污染而恶化，有条件时宜优先考虑选用地下水。采用地表水作水源时，应结合城市远近期发展规划，将取水点设在城镇和工矿企业的上游。

4. 技术经济合理　在几个水源同时能满足前三项条件下，通过比较、选择基本建设投资费用最省的方案。

二、用水量标准，用水规律及用水量的计算

“用水量”在居民区是指每一居民每天消耗的平均水量，在工业企业是指每一职工每班的生活用水量和淋浴用水量。居民每日和一天中每小时的生活用水量受地区，气候条件、季节、经济文化水平、卫生设备、生活习惯和作息制度等因素的影响。因此在设计给水系统时，除确定每日平均用水量外，还应考虑最高日和最高时的用水量。最高日用水量是指一年中用水量最多的一天的用水量。最高时用水量是指最高日内最高小时的用水量。在一年中最高日用水量与平均日用水量的比值称日变化系数（k_d），在最高日内，最高时用水量与平均时用水量的比值称时变化系数（k_h）。在选择水源和设计给水系统各项构筑物时，一般按最高日用水量考虑；在确定储

水池的容量、配水管工程和设备及供水泵时，应考虑最高时用水量的要求。

三、生活饮用水水质卫生标准

见表 23-3。

四、给水水源卫生防护带的要求

1. 地表水水源卫生防护必须遵守下列规定：

(1) 取水点周围半径 100m 的水域内，严禁捕捞、网箱养殖、停靠船只、游泳和从事其他可能污染水源的任何活动。

(2) 取水点上游 1000m 至下游 100m 的水域不得排入工业废水和生活污水，其沿岸防护范围内不得堆放废渣，不得设立有毒、有害化学物品仓库、堆栈，不得设装卸垃圾、粪便和有毒有害化学物品的码头，不得使用工业废水或生活污水灌溉及施用难降解或剧毒的农药，不得排放有毒气体、放射性物质，不得从事放牧等有可能污染该水域水质的活动。

(3) 以河流为给水水源的集中式供水，由供水单位及其主管部门会同卫生、环保、水利等部门，根据实际需要，可把取水点上游 1000m 以外的一定范围河段划为水源保护区，严格控制上游污染物排放量。

2. 地下水水源卫生防护必须遵守下列规定

(1) 生活饮用水地下水水源保护区、构筑物的防护范围及影响半径的范围，应根据生活饮用水水源地所处的地理位置、水文地质条件、供水的数量、开采方式和污染的分布，由供水单位及其主管部门会同卫生、环保及规划设计、水文地质部门研究确定。

(2) 在单井或井群的影响半径(100m)范围内，不得使用工业废水或生活污水灌溉和施用难降解或剧毒的农药，不得修建渗水厕所、渗水坑、不得堆放废渣或铺设污水渠道，并不得从事破坏深层土层的活动。

(3) 工业废水和生活污水严禁排入渗坑或渗井。

(4) 人工回灌的水质应符合生活饮用水水质要求。

五、背景资料

在松花江沿岸拟建一个化工城市。该地有地表水和地下水做集中式给水水源，已对两种水源的卫生状况进行了调查，并对水质进行了初步分析，请求卫生部门做出给水水源选择的结论。

拟建城市预计五万人口，市内 38%的人口为上、下水道，其余人口居住区只设上水道，暂不设下水道。该城市工业用水量预计 5000 吨/日。

松花江两岸分水岭以内全是耕地，有少数村庄耕地全施粪肥，拟建城市上游 15 公里处有一大城市，取河水为集中式给水水源，并将全市污水排入河中，其污水化学成分主要含有酚、砷等。

松花江丰水期流量(7～8 月)为 $25m^3/s$，枯水期流量为 $6m^3/s$(95%保证率的流量)，年平均流量 $15m^3/s$。平均流速为 0.2m/s(一昼夜 17km)，河床为沙质，两岸为黑土，该地区冬季气候寒冷，河水冻冰 1 米以上，降水集中在 7～8 月份。

在拟建城区的取水点，取江水化验结果如表 23-1，在该地打深井两眼，一为 40m 深，一为 100m 深，取水化验结果见表 23-2，地层土为沙土，有较厚黏土层，都是深层地下水，补给区约 10km。

江水凝集实验表明，用硫酸铝 40mg/L 即可澄清，色度由 38 度降低到 15 度。消毒实验结果表明，加氯 1.5mg/L，半小时后，余氯为 0.3mg/L，有三级氯酚嗅味。

40m 深井每日出水量为 $500m^3$，100m 深井水每日出水量为 $800m^3$。

居民用水量：有上、下水道地区每人每日按 90L 计算，有上水道、无下水道地区用水量每人每日按 40L 计算。

生活饮用水卫生标准(摘录)(GB5749-2006)见表 23-3。

表 23-1 江水化验结果

项目	春	夏	秋	冬
总硬度	180mg/L	165mg/L	170mg/L	182mg/L
总大肠菌群(个/L)	2330	580	2380	1000
色(度)	38	25	20	20
嗅	3 级	2 级	2 级	3 级
味	无	无	无	无
pH	7.78	7.76	7.76	7.55
COD(mg/L)	30	33		15
硝酸盐氮(mg/L)	0.50	0.80		0.90
氯化物(mg/L)	352	200	320	320
氨氮(mg/L)	2.4	1.5	0.21	0.6
亚硝酸盐氮(mg/L)	3.2	3.02	0.63	0.09
酚(mg/L)	0.005	0.001	0.002	0.005
碘(μg/L)	0.001	0.001	0.001	0.001
氟(mg/L)	0.03	0.02	0.03	0.003
砷(mg/L)	0.05	0.05	0.05	0.06

表 23-2 井水化验结果

项目	40m 深		100m 深	
	夏	冬	夏	冬
总硬度	23.1	28.1	30	26
大肠菌群	<3	<3	<3	<3
味	无	无	无	无
嗅	0 级	0 级	0 级	0 级
温度	8.0℃	6.0℃	8.0℃	6.0℃
色	10	16	12	12
pH	7.2	7.5	7.5	7.5
氯化物(mg/L)	68	88	30	36
氨氮(mg/L)	0.08	0.08	0.09	0.09
亚硝酸盐氮(mg/L)	0.1	0.1	0.1	0.1
硝酸盐氮(mg/L)	16.0	12.0	26.0	28.0
铅(mg/L)	0.01	0.01	0.01	0.01
砷(mg/L)	0.01	0.01	0.01	0.01
氟(mg/L)	2.2	3.2	1.5	1.5
铜(mg/L)	0.5	0.6	0.4	0.4
铁(mg/L)	0.5	0.5	0.4	0.4
碘(mg/L)	2.6	3.5	1.8	2.5

表 23-3　生活饮用水卫生标准(摘录)(GB5749-2006)

指标	限值	指标	限值
总硬度($CaCO_3$)计	450mg/L	挥发酚(mg/L)	0.002
浊度	1	Pb(mg/L)	0.01
色度	15	As(mg/L)	0.01
嗅	无	Fe(mg/L)	0.3
味	无	Cr(mg/L)	0.05
pH	6.5～8.5	铜(mg/L)	1.0
氨氮(mg/L)	0.5	氟化物(mg/L)	1.0
亚硝酸氮(mg/L)	1	阴离子合成洗涤剂(mg/L)	0.3
硝酸盐氮(mg/L)	10	细菌总数(CFU/ml)	100
氯化物(mg/L)	250	总大肠菌群数	不得检出
		出厂水余氯(mg/L)	0.3～0.5

六、实习要求

试从以下几方面进行评价及做出结论

(1) 根据表 23-1、表 23-2 提供的水样进行水中化学耗氧量、需氯量、余氯及漂白粉中有效氯的含量进行测定。

(2) 根据测定结果和表中给出数据判断此水体是否符合水源选择要求。

(3) 根据所给资料数据进行综合评价。

1) 城市的预计用水量;

2) 河水及地下水的评价;

水量:是否能满足城市发展的需要;

水质:是否能满足水源水质的要求,不经净化的水源水能否满足饮水水质的要求,净化后能否满足饮用水水质标准。

卫生防护情况:

地面水:根据上游的卫生情况,确定防护带的范围,并提出卫生要求;

地下水:根据底层结构,给养地带等水文地质情况确定地下水水源的卫生防护带;

对各种方案的经济技术条件作比较评价;

3) 选定的水源及其理由。

七、参考学时

总学时为 12 学时,其中化学耗氧量、溶解氧、氨氮、硝酸盐氮测定 4 学时,需氯量、余氯及漂白粉中有效氯的含量测定 4 学时,水源选择评价 4 学时。

附录一　水中化学耗氧量测定方法(高锰酸盐指数法)

化学耗氧量(chemical oxygen demand,COD)指在一定条件下,用强氧化剂如高锰酸钾、重铬酸钾等氧化水中有机物及无机还原性物质,由消耗的高锰酸钾或重铬酸钾量计算相当的氧量。它是测定水体中有机物含量的间接指标,代表水体中可被氧化的有机物和还原性无机物的总量。

(一) 实验原理

样品中加入已知量的高锰酸钾和硫酸,在沸水浴中加热 30min,高锰酸钾将样品中的某些有机物质和无机还原性物质氧化，反应后加入过量的草酸钠还原剩余的高锰酸钾，再用高锰酸钾标准溶液回滴过量的草酸钠。通过计算得到样品中高锰酸盐指数(I_{Mn})。

(二) 仪器与试剂

(1) 250ml 锥形瓶。

(2) 25ml 酸式滴定管。

(3) 水浴或电炉。

(4) 不含还原性物质的水：将 1L 馏水置于全玻璃蒸馏器中，加入 10ml 硫酸(1+3)溶液和少量高锰酸钾颗粒后进行蒸馏。弃去 100ml 初馏液，余下馏出液储于具玻璃塞的细口瓶中备用。

(5) 硫酸(H_2SO_4)溶液：密度为 1.84g/ml。

(6) 硫酸(1+3)溶液：在不断搅拌下，将 100ml 硫酸慢慢加到 300ml 水中，趁热加入数滴高锰酸钾标准溶液直至溶液呈微红色。

(7) 0.1000mol/L 草酸钠标准储备液：称取 0.6705g 经 120℃烘干 2h 并放冷的草酸钠($Na_2C_2O_4$)溶解水中，移入 100ml 容量瓶中，用水稀释至标线，混匀，置 4℃冰箱中保存。

(8) 0.0100mol/L 草酸钠标准溶液：吸取 10.00ml 草酸钠标准储备液于 100ml 容量瓶中，用水稀释至标线，混匀。

(9) 0.1000mol/L 高锰酸钾标准储备液：称取 3.2g 高锰酸钾溶解于少量水中，并稀释至 1000ml。于 90～95℃水浴中加热此溶液 2h，冷却。存放 2 天后，倾出清液，储于棕色瓶内。

(10) 0.0100mol/L 高锰酸钾标准溶液：吸取 100ml 高锰酸钾标准储备液，置于 1000ml 容量瓶中，用水稀释至标线，混匀。此溶液在暗处可保存几个月，使用当天标定其浓度。

(三) 实验方法

(1) 样品的保存：采样后要加入硫酸(1+3)溶液，使样品 pH 至 1～2，并尽快分析。如保存时间超过 6h，则需置暗处，0～5℃下保存，不得超过 2 天。

(2) 测定步骤

1) 取 100.0ml 充分混匀的水样(或根据水样中有机物含量取适量水样，以蒸馏水稀释至 100ml)，置于处理过的 250ml 锥形瓶中，加入 5ml 硫酸(1+3)溶液，用滴定管加入 10.00ml 高锰酸钾标准溶液，摇匀。将锥形瓶置于沸水浴中 30min，水浴沸腾时，开始计时。

2) 取下锥形瓶，自滴定管加入 10.00ml 草酸钠标准溶液至溶液变为无色。趁热用高锰酸钾标准溶液滴定至刚出现粉红色，并保持 30s 不褪色。记录消耗的高锰酸钾溶液的体积(V_1)。

3) 空白试验：用 100ml 水代替样品。按上述步骤测定，记录下回滴的高锰酸钾标准溶液的体积(V_0)。

4) 向空白试验滴定后的溶液中加入 10.00ml 的草酸钠标准溶液。如果需要，将溶液加热至 80℃。用高锰酸钾标准溶液继续滴定至溶液刚出现粉红色，并保持 30s 不褪色，记录消耗的高锰酸钾标准溶液的体积(V_2)。

(3) 计算方法

高锰酸盐指数(I_{Mn})以每升样品消耗毫克氧数来表示(O_2，mg/L)，按如下公式①计算：

$$I_{Mn}=\frac{[(10+V_1)10/V_2-10]\times C\times 8\times 1000}{100} \qquad ①$$

式中：I_{Mn}为高锰酸盐指数；V_1为滴定②时，消耗的高锰酸钾标准溶液体积，ml；V_2为滴定④时，消耗的高锰酸钾标准溶液体积，ml；C 为高锰酸钾标准溶液的浓度，0.0100mol/L。

如果样品经过稀释后测定，则采用公式②计算：

$$I_{Mn}=\frac{\{[(10+V_1)10/V_2-10]-[(10+V_0)10/V_2-10]f\}\times C\times 8\times 1000}{V_3} \qquad ②$$

式中：V_0为空白试验(3)时，消耗的高锰酸钾的体积，ml；V_1为滴定(2)时，消耗的高锰酸钾标准溶液体积，ml；V_2为滴定(4)时，消耗的高锰酸钾标准溶液体积，ml；V_3为测定是所取水样的体积，ml；f为稀释样品时，蒸馏水在 100ml 被测定的体积内所占的比例(例如：将 10ml 水样稀释至 100ml，则。

$$f=\frac{100-10}{100}=0.90$$

(四) 注意事项

(1) 测定前须先处理锥形瓶，向 250ml 锥形瓶内加入 50ml 清水，再加入 1ml 硫酸(1+3)溶液及少量的高锰酸钾溶液，加热煮沸数分钟，溶液应保持微红色，将溶液倾出，并用少量蒸馏水将锥形瓶冲洗数次。

(2) 滴定时温度如低于 60℃，反应速度缓慢。因此应加热至 80℃。

(3) 沸水浴的水面要高于锥形瓶内的液面 。

(4) 样品量以加热氧化后残留的高锰酸钾为其加入量的 1/3～1/2 为宜。加热时，如溶液红色褪去，说明高锰酸钾量不够，须重新取样，稀释后测定。

(5) 沸水浴温度为 98℃，如在高原地区，报出数据时，需注明水的沸点。

(6) 高锰酸盐指数不能作为理论需氧量或总有机物含量的指标，因为在规定的条件下，许多有机物只能部分地被氧化，易挥发的有机物也不包含在测定值之内。

附录二　漂白粉中有效氯含量的测定(碘量法)

漂白粉系一些成分复杂的化合物，化学成分大致是：$3Ca(OCl)Cl \cdot Ca(OH)_2 \cdot nH_2O$，其有效成分为 $Ca(OCl)Cl$，具有杀菌和氧化作用，商品漂白粉含有效氯 25%～35%，商品漂粉精含有效氯在 60%～70%。

有效氯最初的意义是用来表示漂白粉的有效成分，指漂白粉与盐酸作用后多生成的氯量，用百分数表示。事实上有效氯是含氯化合物在水中所起氧化反应的强度来表示。

(一) 实验原理

漂白粉中有效氯在酸性溶液中与碘化钾反应而释放出相当量的碘，再以硫酸钠标准溶液来滴定，根据硫代硫酸钠标准溶液的用量计算出漂白粉中有效氯的含量。

(二) 仪器与试剂

(1) 研钵。

(2) 250ml 碘量瓶。

(3) 150ml 烧杯。

(4) 0.0500mol/L 硫代硫酸钠标准溶液：配制及标定方法见生化需氧量的测定。

(5) 0.5 %淀粉溶液。

(6) 10%碘化钾溶液。

(7) 冰乙酸。

(三) 实验方法

(1) 将具有代表性的样品用研钵磨碎后，放入称量瓶内加盖，称取 0.71g，放入 150ml 烧杯内。

(2) 加 5ml 左右蒸馏水，用玻璃棒搅拌成糊状。再加蒸馏水使成悬浮液，倾入 100ml 容量瓶内，用蒸馏水冲洗烧杯 3 次，将洗液全部倾入容量瓶，加蒸馏水至刻度。不断振荡容量瓶使之混合均匀。

(3) 向 250ml 有玻璃塞的三角瓶内加 0.75g(10%的 KI 溶液 7.5ml)左右碘化钾及 80ml 蒸馏水，使之溶解，再加入 2ml 冰乙酸。

(4) 用吸管从容量瓶内取出样品悬浮液 25ml，放于 250ml 三角瓶内。此时立刻产生棕色，振荡均匀后，静置 5min。

(5) 自滴定管加入 0.0500mol/L 硫代硫酸钠标准溶液，不断振荡三角瓶，直至变成淡黄色，然后加入 1ml 淀粉溶液，继续滴定至蓝色刚褪去为止，记录用量。

(6) 计算方法

$$有效氯(Cl_2\%)=\frac{V\times 0.0500\times 70.91/2000\times 100/25\times 100}{0.71}$$

式中:V 为 0.0500mol/L 硫代硫酸钠标准溶液用量(ml)

因此,滴定时用去的 0.0500mol/L 硫代硫酸钠的毫升数,即直接代表这种漂白粉所含有效氯的百分数。

附录三　水中余氯的测定(3,3′,5,5′-四甲基联苯胺比色法)

(一) 实验原理

在 pH 小于 2 的酸性溶液中,余氯与 3,3′,5,5′-四甲基联苯胺(以下简称四甲基联苯胺)反应,生成黄色的醌式化合物,用目视比色法定量。本方法可用重铬酸钾溶液配制永久余氯标准色列。

(二) 仪器与试剂

(1) 恒温水浴箱。

(2) 50ml 具塞比色管。

(3) 碘化钾-盐酸缓冲液(pH2.2) 称取 3.7g 经 100～110℃干燥至恒重的氯化钾,用纯水溶解,再加 0.56ml 盐酸(ρ_{20}=1.19/ml),并用纯水稀释至 1000ml。

(4) 盐酸溶液(1+4)。

(5) 3,3′,5,5′-四甲基联苯胺溶液(0.3mg/L) 秤取 0.03g 3,3′,5,5′-四甲基联苯胺($C_{16}H_{20}N_2$),用 100ml 盐酸溶液[c(HCl)=0.1mol/L]分批加入并搅拌使试剂溶解(必需时可加温助溶),混匀,此溶液应无色透明,储存于棕色瓶中,在常温下可使用 6 个月。

(6) 重铬酸钾-铬酸钾溶液 称取 0.1550g 经 120℃干燥至恒重的重铬酸钾($K_2Cr_2O_7$)及 0.4650 经 120℃干燥至恒重的铬酸钾(K_2CrO_4),溶解于氯化钾-盐酸缓冲液,并稀释至 100ml。此溶液生成的颜色相当于 1mg/L 余氯与四甲基联苯胺反应生成的颜色。

(7) Na_2EDTA(20g/L)。

(三) 实验方法

(1) 永久性余氯标准比色管(0.005～1.0mg/L)的配制按表 23-4 所列用量分别吸取重铬酸钾-铬酸钾溶液注入 50ml 具塞比色管中,用氯化钾-盐酸缓冲液稀释至 50ml 刻度,在冷暗处保存可用 6 个月。

永久性余氯标准比色溶液的配制(表 23-4):

表 23-4　永久性余氯标准比色溶液的配制表

余氯(mg/L)	重铬酸钾-铬酸钾溶液(ml)	余氯(mg/L)	重铬酸钾-铬酸钾溶液(ml)
0.005	0.25	0.40	20.0
0.01	0.50	0.50	25.0
0.03	1.50	0.60	30.0
0.05	2.50	0.70	35.0
0.10	5.00	0.80	40.0
0.20	10.0	0.90	45.0
0.30	15.0	1.00	50.0

若水样余氯大于 1mg/L 时,可将氯的浓度提高 10 倍,配成相当于 10mg/L 余氯的标准色,配制成 1.0～10mg/L 的永久性余氯标准色列。

(2) 于 50ml 具塞比色管中,先加入 2.5ml 四甲基联苯胺溶液,加入澄清水样至 50ml 刻度,混合后立即比色，所得结果为游离余氯放置 10 分钟，比色所得结果为总余氯，总余氯减去游离余氯即为化合余氯。

(四) 注意事项

(1) pH 大于的水样可以先用盐酸溶液调节 pH 为 4 时再测定。

(2) 水样中铁离子大于 0.12mg/L 时，可在每 50ml 水样中加 1～2 滴 Na_2EDTA 主，以消除干扰。

(3)水温低于 20℃时，可先温热水样至 25～30℃，以加快反应速度。

(4)测试时，如显浅蓝色，表明显色液酸度偏低，可多加 1ml 试剂，就出现正常。又如加试剂后出现橘色，表示余氯含量过高，可改用余氯 1～10mg/L 的标准系列，并多加试剂。

附录四　水中需氯量的测定(邻联甲苯胺比色法)

需氯量是指在一定条件下(如温度、pH、接触时间)因杀灭细菌、氧化有机物以及某些氯化反应所消耗的氯量，水中加氯量除满足需氯量的要求外，尚需留有一定的余氯。在实际工作中，需氯量由加氯量减去余氯量而得。

(一) 实验原理

在水中加入不同量的氯，经一定接触时间后，用邻联甲苯胺比色法测定剩余氮，根据需氯量曲线求出最低需氯量。

(二) 器材与试剂

(1) 250ml 碘量瓶。

(2) 50ml 具塞比色管。

(3) 恒温水浴箱。

(4) 邻联甲苯胺比色法及永久性余氯标准比色溶液见余氯测定。

(5) 0.1% 有效氯标准液 配制方法见碘量法测余氯量。

(三) 实验方法

(1) 取 10 个 250ml 具塞锥形瓶，编好号数，分别加入 200ml 水样，然后用滴定管分别加入 0.00ml、0.25ml、0.50ml、0.75ml、1.00ml、1.50ml、2.00ml、3.00ml、4.00ml、5.00ml0.1%有效氯标准溶液，塞好瓶塞，摇匀，置于暗处。记录水温和时间(加氯溶液时，每瓶相隔 2～3min，以便有充分的时间测定余氯)。

(2) 经过预定的接触时间(如 30min 或 60min)后，从每瓶中取出 50ml 水样，放于预先加有 2.5ml 邻联甲苯胺溶液的 50ml 比色管中混匀，置于暗处 10 分钟后比色测定总余氯。

(3) 以余氯值为纵坐标，加氯量为横坐标画出需氯量曲线，根据预期氯化结果所需的余氯量，从需氯量曲线中查得加氯量。

(4) 计算 需氯量(Cl_2，mg/L)＝加氯量(Cl_2，mg/L)－余氯(Cl_2，mg/L)

(四) 注意事项

(1) 结果报告中应注明水温和接触时间。研究饮水消毒时应在不同的接触时间与温度下比较各种加氯量所产生的结果，同时必须配合细菌检验才能得到可靠结果。

(2) 水样中还原性无机物、氨、氰化物以及许多能与氯反应的有机物对测定有干扰。

(董淑英)

实习二十四　地表水环境质量评价

地表水是降水在地表径流和汇集后形成的水体，包括江河水、湖泊水、水库水等。多年来，我国地表水质量不断下降，水环境持续恶化，由于污染所导致的缺水和事故不断发生，不仅使工厂停产、农业减产甚至绝收，而且造成了不良的社会影响和较大的经济损失，严重地威胁了社会的可持续发展，威胁了人类的生存。面对珍贵的地表水，如不及时采取有效措施，水环境污染将导致可供利用的水资源枯竭，严重影响经济发展和人民生活。对地表水环境质量进行评价的主要目的是，较全面揭示地表水质量状况及其变化趋势，找出污染治理对象，为制定地表水污染综合防治方案提供依据。通过熟悉地表水污染的卫生调查、设计及监测的方法和要求，掌握和学会运用比值简单叠加型、算术均数型和评分加权征询水质指数法评价地面水污染的方法。以地表水质量标准作为评价标准，客观地评价地表水水质污染。通过本次实习学会计算环境水体污染指数，提高评价水体污染综合能力和解决水体污染问题的实际能力。

一、地面水水质调查监测设计的要求

1. 污染源调查　首先应调查水体污染的来源，了解本地区工业企业的总体布局及企业的生产和废水排放情况。包括①企业的种类、性质、规模和整体布局及企业内部等的布局情况；②企业各车间使用的原料成品、半成品、副产品等；③工业用水的水源类型、供水方式和使用情况，废水的排出量及所含污染物的种类和浓度；④废水排放方式和流向；⑤企业对废水回收处理和综合利用情况；⑥企业废水对周围环境造成的污染危害、居民接触或使用废水后对健康的影响。

调查工业废水时，应按照工业废水排放标准的要求，在车间排出口或工厂的总排出口测定废水流量和水质。未经处理的居民生活污水和城市地面经流污水也应采样测定。最后将调查监测结果以每个污染源为单位逐一建立技术档案。

2. 水体污染的调查　水体污染调查可分为：①基础调查，用以了解水体的基本状况，调查范围一般较大；②监测性调查，根据基础调查的结果，选择有代表性的水体断面，进行长期定时调查，了解水体中污染物的变化情况；③专题调查，为深入开展某一课题研究而进行的专门调查；④应急性调查，在水体发生严重污染事故时对污染事故的原因、时间、可能造成的危害等情况进行的调查。

3. 水体污染对居民健康影响的调查　水体污染对居民健康影响的调查，一般采用流行病学的调查方法，由于水体污染物浓度一般较低，对人群健康的危害多为长期、缓慢的过程，且人们对污染物效应的敏感性不同，故在研究水体污染对健康影响时，应全面考虑各种可能的干扰因素，进行深入细致的调查研究。流行病学调查包括现况调查，回顾性调查和前瞻性调查。通过收集水污染地区居民患病率、死亡率及某些健康损害的资料，与其他条件类似的非污染区居民健康状况资料进行对比分析，以确定水体污染与居民健康之间的关系，找出影响居民健康的主要因素。

4. 水体污染的监测　采样断面与采样点的选择 首先应了解沿河大城市和大企业的分布情况，通常可将沿岸的大城市或工业区作为一个大污染源来考虑，该大污染源所在河段至少应设置 3 个采样断面：①清洁或对照断面，设在污染源的上游，以了解河水未受本地区污染时的水质状况；②污染断面，设在污染源的下游，以了解水质污染状况和程度；③自净断面，设在污染断面下游一定距离，以了解污染范围及河水的自净能力。

各断面的采样点数依河道宽度而定，较宽的河道如长江中、下游可设 5 个采样点(分别距两岸边 50m、150m 及江心处)，黄河是按断面四分法测中间三点，较小的河流可只在河中心点采样，对重要的支流入口也应采样监测，因为一些支流本身就是一个重要的污染源。采样深度一般在水下 0.2～0.5m。

(1) 采样时间和次数：如人力、条件许可，最好连续每日、每周或每季度采样，至少应在平水期、枯水期和丰水期各采样一次，每次连续 2～3 天。采样前数日及采样时应避开雨天，以免水样被稀释。

(2) 水质监测项目：取决于水体的用途、水体污染状况及监测的目的，在基础性调查时，应包括能反映水质天然性状的指标 pH、一般卫生学指标以及有毒物质指标，在进行专题调查时，除一般监测项目外，还应选择特异的监测指标。

(3) 水体底质的监测：底质是指江河、湖泊、水库等水体底部的淤泥，是水体的重要组成部分。底质中有害物质(特别是重金属)含量的垂直分布一般能反映水体污染历史状况，有些污染物在水中含量很低而不易检出，而在底质中的含量有时可比水中高出很多倍。

(4) 水生生物的监测：①水生生物种群、数量及分布情况的测定，以了解和评价水体的污染情况；②生物体内毒物负荷的测定，可进一步了解水体污染及污染物在水体中的迁移、消长规律及对人群健康的可能危害；③水中污染物对水生生物综合作用的检测，有助于了解污染对水生物的总体效应，例如观察水生动物的外周血微核发生率、染色体畸变等作为监测水中有害物质对遗传物质影响的指标，已受到人们的重视；④水中大肠菌群和病原微生物的检测，是查明水体生物性污染的常用指标。

二、比值简单叠加型环境质量指数、算术均数型水质指数和评分加权型(Brown)水质指数的原理和方法

1. 比值简单叠加型环境质量指数

$$P_i = \sum c_i / S_i$$

式中：P_i 为 i 污染物的分指数；c_i 为 i 污染物的监测浓度(mg/m^3)；S_i 为 i 污染物的水质卫生标准或质量标准(mg/L)。

此类指数广泛应用于大气、水体、土壤、噪声等。特点：计算简单，但易受选用参数个数的影响。

2. 比值算术均数型环境质量指数

$$P_{地面水} = 1/n \sum c_i / S_i$$

特点：计算简单，消除选用参数个数的影响。但由于它是分指数的平均值，当只有某个分指数很高，其余各分指数不高时，最后得出的综合质量指数值可能偏低而掩盖高浓度参数的影响。

3. 评分加权征询法质量指数　评分加权征询法的设计原理是通过书面调查征询专家意见并加以统计整理，确定评价参数、评分尺度(绘制各参数的评分曲线)、参数权重。实测值经查评分尺度得到质量评分，再乘以权重得到该参数得分指数，再将各分指数叠加后得到某环境要素的综合指数。这种指数较为客观，避免了由少数学者评定的主观性。

该类指数中有代表性的是 Brown 等 1970 年设计的水质指数，又称美国国家环境卫生基金会(NSF)水质指数。在前述环境质量指数采用比值法时，c_i/S_i 比值愈大，表示环境质量愈差。但评分法的水质指数则相反，对差的水质给以较低评分，对好的水质给以较高评分。

所有的专家一致认为，当水中存在的任何一种毒物(不属评分尺度中的参数)其浓度超过饮水标准时，评分加权征询法水质指数就等于 0。

三、背景资料

松花江发源于吉林省长白山，流经吉黑两省入黑龙江流经三岔河处与嫩江汇合注入松花江。沿途最大的污染源为吉林市三大化工厂的工业废水及生活水污染，其次为哈尔滨市有十三个污水

放流口污染松花江。每年枯水期，水量少，江面冰封，复氧困难，污染加重，最大的支流嫩江，接纳齐齐哈尔钢厂、糖厂等工业及生活废水。根据对沿岸各污染源的调查，吉林省排入江中的主要污染物为吉林三大化工厂排出的汞、氰酚及苯胺、甲基汞等有机毒物约数百种。嫩江的主要污染物为氰化物，哈尔滨市污染种类繁多，以城市生活污水及一般工业废水等有机污染为主。

为了监测松花江污染状况，选择了五个采样断面（如图 24-1 所示），第一断面（Ⅰ）位于丰满水坝下一公里处，作为清洁对照点，第二断面（Ⅱ）位于吉林市下游 5 公里处，第三断面（Ⅲ）位于三岔河嫩江入口下游一公里处，第四断面（Ⅳ）位于哈尔滨市下游五公里处，第五断面（Ⅴ）位于哈尔滨市下游 100 公里处。

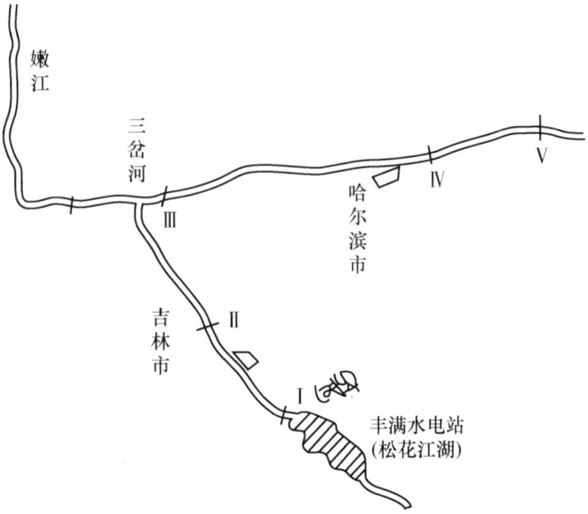

图 24-1　采样断面位置图

每个断面采三个点，(以四分法确定采样点)，根据过去调查结果，松花江枯水期污染严重，故采样时间选择在枯水期(1 月中旬)及丰水期(8 月中旬)各采三天的样品。现将枯水期的监测结果平均值列于表 24-1，表 24-2。

表 24-1　江水水质检测结果(2006 年 1 月)

检测项目	Ⅰ	Ⅱ	Ⅲ	Ⅳ	Ⅴ
pH	6.5	6.0	7.0	8.2	7.5
BOD_5(mg/L)	30.	6.0	3.0	8.0	2.0
DO(%)	90	30	80	70	90
粪大肠菌群(个/L)	23	25 000	2000	50 000	1200
嗅味(级)	无	4 级	2 级	3 级	1 级
氯化物(mg/L)	20	230	50	560	160
电导率($\mu\Omega$)	45	300	125	1500	50
汞(mg/L)	—	0.06	0.04	0.05	0.015
酚(mg/L)	—	0.18	0.10	0.05	0.02
氰化物(mg/L)	—	0.58	0.10	0.30	0.05
苯胺(mg/L)	—	8.0	2.0	0.4	0.20
污水处理(%)	100	<20	<20	<20	<20
水温(℃)	<25	<25	<25	<25	<25

表 24-2　Brown 水质质数的参数和评分尺度

污水处理(服务人口%)	评分	pH	评分	电导率(μΩ)	评分
95～100	100	6～8	100	0～750	100
80～95	80	5～6;8～9	80	750～1500	80
70～80	60	4～5;9～10	40	1500～2500	40
60～70	40	<4;>10	0	>2500	0
50～60	20				
<50	0				
溶解氧(饱和百分数%)	评分	粪大肠菌群数(每 L 最多可能数)	评分	BOD_5 (mg/L)	评分
>70	100	≤200	100	≤3	100
50～70	80	1000～5000	80	3～4	80
30～50	60	5000～10 000	60	5～6	60
10～30	30	10 000～20 000	30	7～10	30
<10～	0	>40 000	0	>10	0
苯胺(mg/L)	评分	氯化物(mg/L)	评分	汞	评分
≤0.1	100	0～100	100	≤0.00005	100
0.1～0.20	80	100～175	80	0.00005～0.0001	80
0.2～0.5	40	175～250	40	0.0001 ～0. 001	40
>0.5	0	>250	0	>0.001	0

表 24-3　Brown 水质质数各项参数的权重

水质参数	初步权重(W)	水质参数	初步权重(W)
污水处理	4	电导率	1
溶解氧	4	苯胺	1
pH	4	汞	1.5
BOD_5	2.3	水温(℃)	0.5
粪大肠菌群	2	氯化物	1

四、实习要求

(1) 根据表 24-3 中所给的初步权重计算相对权重和最后权重，然后利用 Brown 水质参数计算式进行计算，根据 WQI 值进行评价。

(2) 用评分加权水质指数法和比值算术均数型水质指数法分别计算出各断面水质指数，并做出分析。

(3) 对监测计划提出修改建议：你认为采样点数设置是否正确？清洁断面、污染断面、自净断面设置是否合理？

(4) 对材料中五个断面的水质进行综合评价。

(董淑英)

实习二十五　看图法及住宅设计图审查

通过实习，学习看图及对建筑设计图卫生审查的方法，熟悉住宅建筑设计的卫生要求。

一、住宅卫生要求的原则

(1) 保护和提高机体各系统的正常功能。

(2) 有利于儿童、青少年生长发育和老年人身心健康。

(3) 防止疾病传播。

(4) 提高学习和工作效率。

除遵守卫生方面要求外，还应根据我国的国情，合理地使用有限的资金、土地和建材等资源，满足适用、安全和经济的原则。

二、住宅的基本卫生要求

在住宅建筑上应采取各种措施，满足下列各项基本卫生要求：

(1) 小气候(microclimate)适宜。

(2) 采光照明良好。

(3) 空气清洁卫生。

(4) 环境安静整洁。

(5) 住宅组成和平面配置适当，卫生设施齐全。

(6) 防止疾病传播。

(7) 尽量接近自然。

三、住宅设计的卫生要求

住宅的平面配置：

1. 住宅的朝向　住宅的朝向是指住宅建筑物主室窗户所面对的方向，它对住宅的日照、采光、通风、小气候和空气清洁程度等都能产生影响。

2. 住宅的间距　住宅的间距是指相邻两建筑物之间的距离。制定该指标主要为满足后排房屋(北向)不受前排房屋(南向)的遮挡，并保证后排房屋底层南面房间有一定的日照时间。一般认为北方较冷地区冬季南向居室至少应有 3 小时日照；有人认为冬至日满窗日照应不少于 1 小时。

3. 住宅中房间的配置　主室又称居住空间(habitable space)包括起居室(或厅 living room)和卧室。

辅室是主室以外的其他房间，包括厨房、卫生间(bathroom，包括便溺、洗浴和洗脸)、储藏室、过道(前厅)，以及室外活动空间等设施。

四、住宅居室的卫生规模

居室卫生规模是指根据卫生要求提出的居室容积、净高、面积和进深等应有的规模。

1. 居室容积　人均居室容积是指每个居住者所占有居室的空间容积。居室容积与居住者的生活方便舒适、室内小气候和空气清洁度有关，是评定住宅卫生状况的重要指标之一。全国城镇住宅居室容积的卫生标准为 $20m^3$/人(GB 11727—89 住宅居室容积卫生标准)。农村住宅卫生标准 6～8 m^2/人(GB 9981—88)。

2. 居室净高　居室净高是指室内地板到天花板之间的高度。室内净高根据“民用建筑设计定额”规定，居室净高不得低于 2.8m。对居住者而言，适宜的净高能给人以良好的空间感，使人感到心情舒畅，净高过低会使人有一种压抑感。

3. 居室面积　居室面积又称居住面积，我国大多数地区人均居住面积超过 $20m^2$。

人均居住面积＝人均居住容积/居室净高

4. 居室进深　居室进深指开窗户的外墙内表面至对面墙壁内表面的距离。它与室内日照、采光和换气有关。

居室进深与地板至窗上缘高度之比称窗地面积比(室深系数)。窗地面积比在一侧采光的居室不应超过 2～2.5，在两侧采光的居室不应超过 4～5。

五、常用指标及其卫生学意义

1. 窗地面积比值(A_c/A_d)　指直接天然采光口的窗玻璃的面积与室内地面面积之比。

2. 投射角与开角　投射角是指室内工作点与采光口上缘的连线和水平线所成的夹角，投射角不应小于 27°。

如果采光口附近有遮光物时，还需规定开角的要求。

开角是室内工作点与对侧室外遮光物上端的连线和工作点与采光口上缘连线之间的夹角，开角不应小于 4°。

3. 采光系数　又称自然照度系数，是指室内工作水平面上(或距窗 1m 处)散射光的照度与同时室外空旷无遮光物地方接受整个天空散射光(全阴天，见不到太阳，但不是雾天)的水平面上照度的百分比(%)。一般要求主室内最低值不应低于 1%，楼梯间不应低于 0.5%。

人工照明的照度标准，应按视力工作精密程度和持续时间而规定，在阅读或从事缝纫等较精细工作时，一般应达到 100lx 左右，居室只作卧室时，则可以低些，但不应低于 30lx，卫生间、楼梯间应不低于 15lx。

六、实习要求

(1) 学习看图法及审查建筑设计图的一般方法。

(2) 对组合五型家属住宅设计图作卫生审查，写出审查报告。

审查提纲如下：

1) 每户住宅的组成，居室与辅室的配置，有无阳台-游廊；

2) 每人平均居住面积和居住容积，居室净高；

3) 卧室的长、宽、面积，室深系数；

4) 居室的朝向、日照、采光、通风情况；

5) 厨房及厕所的位置、内部设备、上下水设施；

6) 采暖方式、放热器配置、室内、外计算温度。

附　组合五型家属住宅设计

本标准设计适用于我国东北地区，设计的居住面积按每人平均 $7m^2$ 设计，设计有四种单元，供各地根据不同情况自行组合使用。甲单元每层三户，每户二室，乙单元每层二户，其中一户为三室，一户为四室。各地室外计算温度和外墙厚度如表 25-1。

表 25-1　室外计算温度和外墙厚度

地区	室外计算温度(℃)	外墙厚度(砖)	地区	室外计算温度(℃)	外墙厚度(砖)
满洲里	−40	3.0	沈阳	−25	2.0
哈尔滨	−35	2.5	大连	−15	1.5
长春	−30	2.5			

采暖：为单管顺序式热水采暖。送水温度为95℃，回水温度70℃。

换气：厨房及厕所设吸出通风孔，卧室靠自然渗透换气。

各室的室内计算温度和换气次数如表25-2：

表 25-2　各室的室内计算温度和换气次数

室别	室内计算温度(℃)	换气次数	室别	室内计算温度(℃)	换气次数
卧室	18	1.0次/小时	厨房	15	1.5次/小时
走廊	16	—	厕所	15	3.0次/小时

（董淑英）

实习二十六　工作场所职业卫生学综合分析与评价

工作场所中职业性危害因素一般分为化学性、生物性、物理性有害因素。本次实习将工作环境设计为一有机整体，结合工作场所有害因素监测结果，对其进行综合分析与评价。本实习资料生产环境中主要危害为粉尘，学生应从粉尘的采集、分析入手，掌握检测生产环境中粉尘浓度、分散度、游离型二氧化硅含量；评价粉尘对工人呼吸系统的危害，掌握尘肺病人标准片和病例片的阅读与诊断；工作场所物理性有害因素的检测，以噪声危害检测为主，检测现场噪声，评价噪声对工人听觉系统的影响。

本次职业卫生实习选择锰矿开采的矿山工作场所为基本素材，围绕作业工人在生产环境下接触的有害因素及其危害，进行检测、分析与评价。主要的职业性有害因素为矿山开采过程中粉尘、锰尘、物理性因素等。对粉尘性质进行浓度、分散度、游离型二氧化硅含量测定与分析；对接触粉尘的尘肺患者X线进行分析诊断；对矿山掘进工人接触噪声危害进行评价，并对接触人员进行听力分析。

参考学时：32学时。

(1) 工作环境中职业性有害因素分析概述	4学时
(2) 工作环境中粉尘浓度、分散度的测定与评价	4学时
(3) 工作环境中游离型二氧化硅含量测定与评价	8学时
(4) 锰矿山工作场所锰含量的测定与评价	4学时
(5) 尘肺患者X线分析与诊断(标准片、病例片)	8学时
(6) 工作场所物理性有害因素的检测与评价	4学时

粉尘是威胁我国接尘工人健康最主要的有害因素，每年大约有70%的新发职业病是尘肺，防治粉尘危害是我国职业卫生工作的一项重要内容，同时矿山作业还存在生产性噪声的危害。本调查是以锰矿山开采作业为例，通过对矿山开采工作环境职业卫生学调查，使同学们基本掌握开采作业中存在的职业性有害因素、粉尘对作业人员健康的影响以及对工作场所进行综合性监测与评价，达到提高学生对工作场所职业卫生状况综合分析，培养职业卫生实际工作能力的目的。

背景资料

某锰矿1985年建矿，该矿工艺主要包括锰矿的开采和冶炼，包括矿石的运输、粉碎和冶炼。其生产工艺过程中存在很多职业卫生问题，对其职业卫生基本情况进行调查。

问题1　采矿作业工艺流程非常简单，该采矿工艺流程：掘进工人人工炸石→矿石人工打碎→机械粉碎→人工运输。粉尘是采矿作业中最主要的危害因素，生产性粉尘对接尘工人机体健康会产生哪些影响？应采取哪些防护措施？

生产性粉尘是在生产中形成的，并能长时间飘浮在空气中的固体微粒。根据粉尘的性质可将粉尘分为无机粉尘、有机粉尘和混合性粉尘；根据粉尘颗粒的大小可将粉尘分为非吸入性粉尘、可吸入性粉尘和呼吸性粉尘。

粉尘对机体健康产生的影响：

(1) 呼吸系统疾患：尘肺、粉尘沉着症、有机粉尘引起的肺部疾患、肿瘤等。

(2) 局部作用：对皮肤黏膜的作用。

(3) 中毒作用：通过呼吸道吸入含有有毒物质的粉尘造成的中毒，如铅、砷等。

预防措施：

(1) 法律措施：《中华人民共和国职业病防治法》、《职业性粉尘接触限值》、《工业企业设计卫生标准》。

(2) 技术措施：改革工艺过程，革新生产设备；湿式作业；密闭、抽风、除尘。

(3) 卫生保健措施:健全健康监护措施,正确使用个人防护用品,增加作业人员的职业卫生知识。

问题 2 了解了采矿作业的工艺流程后,对该采矿作业进行职业卫生基本情况调查的基本步骤有哪些?

首先需要深入现场了解采矿作业基本情况,根据了解的基本情况分析采矿作业主要有害因素,制定调查计划;对采矿工作环境进行有害因素监测,对接触有害因素的作业人员进行相应的健康监护;最后,对资料进行整理分析,并对结果进行综合评价,提出改进建议。

问题 3 采矿作业基本情况调查包括哪些基本内容?请根据调查内容设计基本情况纪录表,以便现场调查时使用。

包括以下九方面的内容:

(1) 单位的基本概况:包括单位名称、地址、历史、隶属关系、性质、男女职工人数、有害作业的分布、接触有害因素的人数等。

(2) 采石工艺流程:记录采石全过程,并绘制工艺流程图。

(3) 观察记录劳动条件:包括工段、工种布局是否符合卫生要求。

(4) 劳动组织及班次:包括劳动者与用人单位的关系,每周几个工作日,每日工作几小时,有无加班情况等。

(5) 职业性有害因素的种类及接触人数。

(6) 工作环境及接触者健康状况:包括职业病、工作有关疾病、职业性外伤的分布和发生情况,以往环境监测和健康监护资料。

(7) 防护设备和使用情况。

(8) 生活福利和医疗卫生服务情况。

(9) 劳动者反应。

该采石场为国有企业,有职工 220 人,接触有害作业人数 130 人,一线作业人员每周工作 5 日,每日工作 6 小时,偶有加班。

该厂生产工艺简单:井下开采→人工炸石→人工碎石→机械碎石→人工运输→冶炼(表 26-1,表 26-2)。

表 26-1 作业人员岗位分布情况

工种	人工炸石	人工碎石	机械碎石	运输	合计
人数(人)	45	35	15	35	130

表 26-2 该厂职业卫生学调查基本情况

工作环境粉尘监测情况:
1992 年矿石粉碎车间粉尘浓度为 530mg/m³(滤膜法);
1995 年矿石粉碎车间粉尘浓度为 410mg/m³(滤膜法);
1998 年矿石粉碎石车间粉尘浓度为 520mg/m³(滤膜法);
粉尘中游离二氧化硅含量为 24.91%～64.57%;
粉尘分散度小于 5μm 占 47.1%～69.3%。
接尘工人尘肺发病情况:
截止 1998 年 12 月该厂前后诊断尘肺病 35 名,其中三期矽肺 8 名,二期矽肺 10 名,一期矽肺 10 名,死亡 7 名。
工作环境噪声及工人听力监测情况:
1998 年碎石机操作岗位噪声等效声级为 94.5dB(A);
对 45 名碎石作业人员进行听力检查,有高频听力损害者占 46.6%(21 人),有语言频段听损者占 28.9%(13 人)。
防尘、噪声防护措施:
仅有口罩(非防尘口罩),干式作业,工人没有佩戴防噪声耳塞(或耳罩)无任何听力保护措施

问题 4　根据上述采矿作业的基本情况，请分析采石过程中主要存在哪些职业性有害因素？应该检测那些职业性有害因素？

根据基本情况调查，了解到采矿作业主要的有害因素是含有较高量的游离二氧化硅粉尘，其次为噪声、高温和震动。在这类人群中主要的职业病是矽肺。因此，必须对该作业进行全面的粉尘监测，包括粉尘总浓度测定、呼吸性粉尘浓度测定、粉尘分散度测定、粉尘中游离二氧化硅含量测定、气象条件测定，同时也应进行噪声强度测定，必要时可进行辐射强度测定。

问题 5　在进行全面的粉尘监测前，应该做些什么准备工作？

在进行环境监测以前，应进行一些准备工作，如检查仪器是否能正常工作，滤膜数量是否足够等，同时还应掌握现场采样的基本原则。

(1) 采样方法：定点采样。

(2) 采样地点

1) 监测点的选择：根据监测的目的和现场调查结果，选出作为长期或定期采样和监测的有代表性的作业点。应设在有代表性的工人接触点(工人作业活动范围)。采样高度为工人作业时的呼吸带(一般距地面 1.5 m)。为了估计人体接触水平，根据各工种一个作业时间内活动范围在不同时间、地点定点采样。

2) 设点数目：按产品的工艺过程、不同操作岗位和工序，在有粉尘逸散的作业点分别设点。

(3) 采样时间：一般为 15min，最短采样时间不应小于 5min，最长不应大于 60min。

(4) 采样样品数量：每个监测点上，每个工作班内，采样 2 次，每次同时采集 3 个样品。在整个工作班内浓度变化不大的监测点，可在工作开始 1h 后的任何时间采样 2 次；浓度变化大的监测点，2 次采样应在浓度较高时进行，其中 1 次在浓度最大时进行，接近最高容许浓度时，则应重复多次采样。

(5) 采样频率：经常性职业卫生监督，最少每年监测 1 天，每天上下午各采样 1 次。对超过最高容许浓度的监测点，每 3 个月要复查 1 次，直至浓度降至最高容许浓度。

(6) 采样时其他注意问题：需同时测定气象条件(气温、气湿、气流和气压)

问题 6　采集的粉尘样品如何进行实验室分析？

对采集来的粉尘样品要及时进行实验室分析，主要项目有粉尘总浓度测定、呼吸性粉尘浓度测定、粉尘分散度测定和粉尘中游离二氧化硅含量测定。

问题 7　采矿作业中存在噪声的类型？如何测量？

在人工炸石和人工碎石过程中存在的是非稳态噪声，在机械碎石及人工运输过程中存在的基本上是稳态噪声。稳态噪声的测量方法见附件。

问题 8　采矿作业人员健康监护的主要内容有哪些？如何进行该作业人群的健康促进？健康促进的目标是什么？

健康监护的主要内容依据有毒有害作业岗位要求而定。

(1) 企业管理政策：健康促进是社会、经济、文化和生态政策的重要组成部分。企业应将健康促进项目列入企业管理的议事日程，制订相应的支持性政策。

(2) 职工参与：增强健康意识、提高参与素质，让工人意识到健康促进的直接受益者是工人自己；使职工接受的医疗、卫生服务更合理；让职工代表参与健康促进的设计、实施和管理的全过程。

(3) 健康教育：包括职业及一般健康教育，达到如下要求。

1) 让职工了解自己及所处的环境，包括生活环境和工作环境，以及个人的生物学特性、癖好、行为和生活方式等；

2) 了解上述个体与环境因素对健康的可能影响及控制方法；

3) 参与工作环境和作业方式的改进，控制影响健康的危险因素，自觉地实施自我保护，促进健康并创造良好的支持环境。

4) 卫生服务：坚持预防为主；把职业卫生、健康促进与日常的“初级卫生保健”三者紧密地结合起来，达到“人人享有卫生保健”的目的；指导和参与健康教育与培训、改造工作环境和改变不健康的生活方式。

(4) 健康促进目标

1) 创造卫生、安全、满意和高效的工作环境。

2) 保护充满活力的人力资源。

3) 促进社会经济公平和持续发展。

问题9　采矿作业最常见职业病是尘肺病，尘肺病的诊断原则是？

诊断尘肺病与诊断其他职业病的原则基本一样，需要有确定的生产性粉尘的接触史；要对工作场所进行现场职业卫生学调查；要有合格的动态的后前位胸部X线片；多数早期尘肺患者的临床症状与体征不明显，因此，临床症状与体征在尘肺诊断时仅作参考。诊断应根据《中华人民共和国尘肺病诊断标准》(GBZ70-2002)进行。

问题10　通过基本情况调查获得了现场监测资料和职业病发病情况资料，如何进行资料的统计与分析？

计算电平均浓度或强度，计算点合格率、点超标率和超标倍数，时间加权日平均浓度或强度。对作业人员职业病发病或患病情况进行分析。

问题11　如何对结果进行综合评价？

根据监测结果和作业人员的健康状况对生产过程、劳动过程和环境中存在的职业性有害因素进行综合性分析与评价，并对工作场所提出改进意见。

案例综合评价：

(1) 该工作场所存在的主要职业性危害因素的种类有哪些？

(2) 该工作场所工人作业条件如何？

(3) 常见职业性危害因素有哪些？如何进行现场监测分析？

(4) 该作业可以导致哪些职业病发生？

(5) 在这种生产条件下应采取哪些措施来预防职业病的发生？

附录一　工作环境中职业性有害因素分析概述

生产性粉尘是指在人类的生产活动中产生的能够较长时间漂浮于生产环境中的固体微粒。它是污染工作环境、损害劳动者健康的重要职业性有害因素，可引起包括尘肺病在内的多种职业性肺部疾患。尘肺病(pneumoconiosis)是由于在职业活动中长期吸入生产性粉尘并在肺内潴留而引起的以肺组织弥漫性纤维化为主的全身性疾病。是当前我国由粉尘引起的职业性肺部疾患中危害最严重的一类疾病。

(一) 粉尘工作场所采样基础与原则

空气采样基本原则包括选择合理的采样方法、地点、采样频率、采样时间、样品数目等问题。采样方式一般可分为定点采样和个体采样两大类。

1. 采样方法的选择　需根据化学物质在空气中存在的形态、理化性质、分析方法，以及现场条件来确定采样方法，选择合适的收集器和吸收剂、吸附剂，以得到合格的采样效率。因此采样前，必须先进行现场调查。

2. 现场调查　除一般职业卫生调查外，还需了解有毒物质的存在形态，其形态有三类：

(1) 气体和蒸气：有毒物质在常温下是气体或是易挥发的液体和固体，以分子形态扩散于空气中。

(2) 气溶胶：有毒物质以微小的固体或液体颗粒悬浮于空气中，形成的烟、尘或雾。

(3) 蒸气和气溶胶共存。

3. 监测点的选择　应根据监测的目的和现场调查结果，选出作为长期或定期采样和监测的有代表性的作业点。

(1) 选点原则：监测点应设在有代表性的工人接毒地点，尽可能靠近工人，但不影响工人的正常操作，在监测点上设置的收集器应在工人工作时的呼吸带，一般情况下，距地面 1.5 米。

(2) 设点数目：应按产品的工艺过程、不同操作岗位和工序，凡有待测物质逸散的作业点，分别设点。一个车间内有 1～3 台同类生产设备，设一个监测点，4～10 台设 2 个点，10 台以上至少设 3 个点。仪表控制室和工人休息室内一般设 1 个点。

4. 采样频率　经常性职业卫生监督，最少每年监测 1 天，每天上下午各采样 1 次。对超过工作场所空气中容许浓度(PC—TWA 和 PC—STEL)的监测点，每 3 个月要复查 1 次，直至浓度降至容许的浓度。对新建、改建和扩建的工矿企业进行验收或对职业卫生防护的效果进行卫生学评价时，要连续采样测定 3 天，每天上下午各 1 次。

5. 采样时间　一般采样时间为 15 分钟，测的结果为 15 分钟内的平均浓度。最短采样时间不应小于 5 分钟，最长不应大于 60 分钟。

6. 采集样品的数目和时机　在每个监测点上，每个工作班内，采样 2 次，每次同时采集 2 个样品。在整个工作班内浓度变化不大的监测点，可在工作开始 1 小时后的任何时间采样 2 次，在浓度变化大的监测点，2 次采样应在浓度较高时进行，其中 1 次在浓度最大时进行。

(二) 空气样品的采集方法

根据被测物质在空气中的存在形态、浓度以及所用分析方法的灵敏度，可采用不同的采样方法。

1. 富集法　由于空气中有害物质的含量一般都较低，为了达到分析方法灵敏度的要求，需将现场空气通过各种收集器，从大量空气样品中，将有害物质吸收、吸附或阻留下来，使原来低浓度的物质得到浓缩。根据收集器的不同可分为：

(1) 液体吸收法：液体吸收法是用吸收液采集气态、蒸汽态以及某些气溶胶态有害物质。常用的吸收液有水、水溶液和有机溶剂，液体吸收管主要有：

1) 气泡吸收管：有大型、小型两种。

2) 多孔玻板吸收管。

3) 冲击式吸收管。

(2) 固体吸附法：用固体吸附剂采集空气中有害物质。

1) 粒状吸附剂：为多孔性物质，不仅有大的外表面，而且有更大的内表面。各种颗粒吸附剂由于表面积和极性不同，它们的吸附力、吸附物质的种类也不同。

A. 硅胶：是一种极性吸附剂，对极性物质有强吸附作用，由于硅胶可以吸附相当大量的水，以致降低甚至失去它的吸附性能。所以，硅胶只宜在较干燥的环境中采样，采样时间不宜长。

B. 活性炭：属非极性吸附剂，吸附非极性和弱极性的有机气体和蒸气，吸附容量大，吸附力强。

C. 高分子多孔微球：通气阻力较小，有利于用较大的采样流量采集低浓度、分子较大、沸点较高的有机物，如多环芳烃等。

2) 纤维状滤料：常用的有定量滤纸、玻璃纤维滤纸、过氯乙烯氯膜等。主要用于对烟和粉尘状气溶胶颗粒的采样。

(3) 冷冻浓缩法：又称冷肼法。低沸点物质在常温下不易被采集，采用冷冻剂使收集器的温度降低，在低温下可以采集下来。常用的冷冻剂有水、干冰和液氮等。

(4) 个体采样法：本法适用于长时间，低流量采样，可较精确地测得一个工作日工人接触有害物质的日平均浓度，即时间加权平均容许浓度(TWA)。

1) 有泵型个体采样器。

2) 无型个体采样器。

(5) 直读式检测仪:应用化学和物理学原理制成的各种测定仪器和检测器,可在工作场所直接显示化学污染物的浓度。有的还有自动连续记录浓度变化装置和报警装置,如:

(1) 光学气体检测仪(一氧化碳测定仪);

(2) 热化学气体检测仪(可燃气体—甲烷、乙炔、汽油等)测爆仪;

(3) 电化学气体检测仪(二氧化硫检测仪)等。

2. 集气法 当空气中有害物质浓度较高,或测定方法的灵敏度较高,只要采集少量空气时,或在某些情况下,不宜采用富集法采样时,可使用集气法,一般可用大注射器、球胆、真空瓶等。

(三) 空气中有害物质浓度表示方法与计算

在测定空气中有害物质时,现场空气的温度、压力是变化的,为了使测定结果具可比性,必须将所采集的空气体积换算成标准状态下的体积后,再计算空气中有害物质的浓度。

标准状态下的体积指的是气温 0℃、大气压 101.3kPa(760mmHg)下采集的空气体积,其换算公式为:

$$V_0=V_t\times\frac{273}{273+t}\times\frac{P}{101.3}$$

式中:V_0 为标准状态下的采气体积,L;V_t 为实际采样体积,L;t 为采样地点的气温,℃;P 为采样地点的气压,kPa。

(四) 生产环境中化学有害因素检测的质量保证

生产环境中化学有害因素检测结果能否真实反应工作场所中有害物质的浓度,将直接影响对危害因素控制措施的制定和实施。为确保检测结果的准确性、可比性和公正性。必须加强整个检测体系全过程的质量保证,包括检测前的准备、样品的采集、运输、储存、预处理、分析测定和计算。

1. 检测前的准备

(1) 收集被检物质的理化性质、存在形态,共存物种类,选择合适的采样和分析方法。

(2) 根据检测目的和现场实际情况,确定采样点的位置和数目。

(3) 检查采样用的收集器是否被污染,整套采样装置连接是否漏气以及流量计的流量是否准确。

2. 样品的采集

(1) 采样的准备工作应在无污染区进行,不应在采样现场灌装吸收液、吸附剂或装滤料。

(2) 采样时,收集器应尽量靠近工人呼吸带。用注射器或采气袋采样时,应先用样品气置换 3~4 次后再采样。采样时注意每种采样方法至少带 2 个空白样品。

(3) 采样流量不能任意改变,采样过程中注意保持此值。

(4) 使用挥发性大的吸收液采样时,应避免吸收液挥发太多(必要时,应加以冷却)。采样后,应补充吸收液至原来用量。

3. 样品的运输和保存

(1) 样品在运输和保存过程中,应防止样品的污染、变质和损失。

(2) 滤膜样品应将滤膜的接尘面朝里对折两次,放入清洁纸袋中;含油样品应放入铝箔袋内,再置于塑料袋中;用滤膜盒的则装在盒内保存。

(3) 样后的注射器和吸收管密封开口后,直立放在采样架上,防止破损。采样后的固体吸附剂管应密封两端。

4. 样品的预处理

(1) 在测定过程中,应尽量避免或减少样品的预处理操作。必须处理时,应尽量减少操作步骤和试剂用量,以避免被检物的损失和污染。

(2) 需灰化、消解、蒸馏、萃取等处理时,应防止样品因挥发、吸附、沉淀和分解等造成损失和污染,全过程回收率不应小于 75%或大于 105%。

(3) 固体吸附管的解吸效率最好在 90%以上,不得低于 75%。

5. 分析测定

(1) 分析实验用刻度吸管、容量瓶等应采用计量局审核标记的量具。

(2) 在测定样品前,应先对选用分析方法的标准曲线、检测限、精密度、准确度等进行验证,熟练操作后,再进行样品测试。

(3) 标准曲线(或工作曲线)的线性范围,是指由检测下限至检测上限之间的具有严格固定斜率的一段曲线,其范围至少应包括 0.5～2 倍该被检物的最高容许浓度。应用标准曲线法求算试样测定值时,应限定在线性范围内,不得任意延伸标准曲线。分光光度法制作标准曲线应用 5 个浓度;色谱法、原子吸收光谱法用 3 个浓度,重复 6 次的测量结果,经回归处理绘制标准曲线。

(4) 试剂空白值是测定分析方法所用全部化学试剂和溶剂中含有痕量被检物或干扰物的测定值。如空白值太高,将影响方法的检测限和分析结果的精密度。所以每批样品测定的同时,至少作 2 个试剂空白,空白值应小于所用分析方法检出限的 1/2。

(5) 检测限是指检测方法对被测样品能合理地进行测定的最小浓度或量。可测定 6 个或 6 个以上空白液的标准差,计算出分析方法的检测限。检测限的量度,当用分光光度法时,以吸光度为 0.02 时的浓度为检测限;气相和液相色谱法,以噪声的 3 倍所相当的浓度或含量为检测限。

(6) 精密度是指由同一个人在相同条件下,对同一个均匀样品进行多次测定结果的重复性指标。在检测方法线性范围内高、中、低三档浓度在一周内同时进行 6 次重复测定,6 次结果的相对标准差应小于 10%。

(7) 准确度是指检测平均值与真值之间的符合程度,由于试样的真值是不可知的。常用加标样品回收率或对 1－2 个标准物质或质控样进行测定的方法,考核方法的准确度。

(8) 当测定结果为阴性时,应注意是否因分析时吸取采样液的量太少或是因采气量不足造成的假阴性。

6. 计算

(1) 必须认真检查检测过程中的全部数据,包括采样数据(吸收液用量、采样量等)、检测中的量值(配制标准溶液的量和浓度、取样量和稀释倍数、标准曲线、检测结果等),计算中的量值(校正系数、换算系数、计算结果等)和报告数据等。

(2) 数据出现可疑值时,除检测过程中由明显失误造成的,可直接舍弃外,并记录舍弃原因,其余可疑值必须经统计检验后,才能决定舍弃。

(3) 计算时,应对数据按规则进行修约,有效数字的位数可比卫生标准数值多保留一位。

(4) 在检测报告中,未检出值统一由"低于检出限"表示,并注明方法的检出限。

附录二　工作环境中生产性粉尘浓度、分散度、游离型二氧化硅含量的测定

根据生产性粉尘来源、分类及其理化特性的不同,可初步判断生产性粉尘对人体的危害性质和程度。从卫生学角度出发,主要应考虑的粉尘的特性。

粉尘的化学成分、浓度和接触时间、工作场所空气中粉尘的化学成分和浓度是直接决定其对人体危害性质和严重程度的重要因素。根据化学成分不同,粉尘对人体可有致纤维化、刺激、中毒和致敏作用。如含游离二氧化硅粉尘致纤维化,游离二氧化硅含量在 70%以上的粉尘短期暴露后即可发病,病理上多以胶原性结节为主的纤维病灶,而含游离二氧化硅在 10%以下时,病变发展较慢,病理上以肺间质纤维化为主。某些金属(如铅及其化合物)粉尘通过肺组织吸收,进入血循环,引起中毒。另一些金属(如铍、铝等)粉尘可导致过敏性哮喘或肺炎。同一种粉尘,工作环境空气中浓度越高,暴露时间越长,对人体危害越严重。

粉尘的分散度:分散度(distribution of dust particulates)是用粉尘颗粒大小的组成描述某一生产过程中物质被粉碎的程度,以粉尘粒径大小(μm) 的数量或质量组成百分比来表示,前者称为粒子分散度,粒径较小的颗粒越多,分散度越高;后者称为质量分散度,粒径较小的颗粒占总质量百分比越大,质量分散度越高。

粉尘粒子分散度越高，其在空气中飘浮的时间越长，沉降速度越慢，被人体吸入的机会就越多；而且，分散度越高，比表面积越大，越易参与理化反应，对人体危害越大。当粉尘粒子比重相同时，分散度越高，粒子沉降速度越慢；而当尘粒大小相同时，比重越大的尘粒沉降越快。当粉尘质量相同时，其形状越接近球型，在空气中所受阻力越小，沉降速度越快。

不同种类的粉尘由于粉尘的密度和形状的不同，同一粒径的粉尘在空气中的沉降速度不同，沉积在呼吸道内的部位也不同，为了互相比较，提出空气动力学直径这一概念。尘粒的空气动力学直径(aerodynamic equivalent diameter, AED)是指某一种类的粉尘粒子，不论其形状，大小和密度如何，如果它在空气中的沉降速度与一种密度为1的球形粒子的沉降速度一样时，则这种球形粒子的直径即为该种粉尘粒子的空气动力学直径。同一空气动力学直径的尘粒，在空气中具有相同的沉降速度和悬浮时间，在通过除尘装置或进入粉尘采样系统中时具有相同的几率，并趋向于沉降在人体呼吸道内的相同区域。一般认为，AED小于15μm的粒子可进入呼吸道，其中10～15μm的粒子主要沉积在上呼吸道，因此把直径小于15μm的尘粒称为可吸入性粉尘(inhalable dust)；5μm以下的粒子可到达呼吸道深部和肺泡区，称之为呼吸性粉尘(respirable dust)。近年来也有学者认为仅AED在3μm以下的粒子才可进入肺泡，但尸检结果也在肺组织中发现长达数厘米的纤维。

粉尘的硬度：粒径较大、外形不规则坚硬的尘粒可能引起呼吸道黏膜机械损伤；而进入肺泡的尘粒，由于质量小，肺泡环境湿润，并受肺泡表面活性物质影响，对肺泡的机械损伤作用可能并不明显。

粉尘的溶解度：某些有毒粉尘，如含有铅、砷等的粉尘可在呼吸道溶解吸收，其溶解度越高，对人体毒作用越强；相对无毒的粉尘如面粉，其溶解度越高作用越低；石英粉尘等很难溶解，在体内持续产生危害作用。

粉尘的荷电性：物质在粉碎过程和流动中相互摩擦或吸附空气中离子而带电。尘粒的荷电量除取决于其粒径大小、比重外，还与工作环境温度和湿度有关。飘浮在空气中90%～95%的粒子荷正电或负电。尘粒的荷电性影响其在空气中的沉降和在机体呼吸道中阻留以及被巨噬细胞的吞噬速度。同性电荷相斥增强了空气中粒子的稳定程度，异性电荷相吸使尘粒撞击、聚集并沉降。一般来说，荷电尘粒在呼吸道内易被阻留。

粉尘的爆炸性：可氧化的粉尘如煤、面粉、糖、亚麻、硫黄、铝等，在适宜的浓度下(如煤尘35g/m^3；面粉、铝、硫黄7g/m^3；糖10.3g/m^3)一旦遇到明火、电火花和放电时，可发生爆炸。

生产环境中粉尘的测定是职业卫生监测的一个重要方面，包括：粉尘浓度测定；粉尘分散度测定；粉尘中游离二氧化硅含量测定。粉尘浓度是指单位体积空气中所含粉尘的质量或数量，我国卫生标准中，粉尘最高容许浓度采用质量浓度，以mg/m^{3}表示。

(一) 总粉尘浓度的测定(滤膜质量法)

1. 原理 抽取一定体积的含尘空气，将粉尘阻留在已知质量的滤膜上，由采样后滤膜的增量，求出单位体积空气中粉尘的质量(mg/m^3)。

2. 器材 粉尘采样器(在需要防爆的工作场所，用防爆型采样器)；滤膜(用过氯乙烯纤维滤膜)；滤膜夹、样品盒、镊子；分析天平；秒表；干燥器(内盛变色硅胶)。

3. 操作步骤

(1) 滤膜准备：用镊子取下滤膜两面的夹衬纸，将滤膜放在分析天平上称量。编号和质量记录在衬纸上。打开滤膜夹，将直径40mm的滤膜毛面向上平铺于锥形环上，旋紧固定环，务使滤膜无褶皱或裂隙，放入样品盒。直径75mm的滤膜折叠成漏斗状，装入滤膜夹。

(2) 采样

1) 采样器架设于接尘作业人员经常活动的范围内，粉尘分布较均匀的呼吸带。有风流影响时，一般应选择在作业地点下风侧或回风侧；在移动的扬尘点，应位于作业人员活动中有代表性的地点，或架设于移动设备上。

2) 先用一个装有滤膜(未称量滤膜即可)的滤膜夹装入采样头中旋紧，开动采样器调节至所需流量，然后将已称量滤膜换入采样头，使滤膜尘面迎向含尘气流。当迎向含尘气流无法避免飞溅的泥浆、砂粒对样品污染时，受尘面可侧向。

3）采样流量，用40mm滤膜时为15～40L/min，用漏斗状滤膜时，可适当加大流量，但不得超过80L/min。

4）根据采样点的粉尘浓度估计值及滤膜上所需粉尘增量（直径40mm平面滤膜，不得少于1mg，但不得多于10mg。直径75 mm的漏斗状滤膜粉尘增量不受此限）确定采样持续时间，但一般不得小于10min（当粉尘浓度高于10mg/m^{3}时，采气量不得少于0.2m^3；低于2mg/m^{3}时，采气量应为0.5～1m^3）。记录滤膜编号、采样时间、气体流量和采样点生产工作情况。

5）采样结束后，用镊子将滤膜从滤膜夹上取下，受尘面向内折叠几次，用衬纸包好，储于样品盒中，或装入自备的样品夹中，带回实验室。

6）已采样滤膜，一般情况下不需干燥处理，即可称量。如果采样时现场空气相对湿度在90%以上或有水雾时，应将滤膜放在干燥器内2h后称量，然后在放入干燥器中30min，再次称量。当相邻两次的称量结果之差小于0.1mg时，取其最小值。

4. 结果计算

$$c=(m_1-m_2)/Qt\times1000$$

式中：c为粉尘浓度，mg/m^3；m_1为采样前滤膜质量，mg；m_2为采样后滤膜质量，mg；t为采样时间，min；Q为采气流量，L/min。

5. 注意事项

（1）本方法为我国现行卫生标准采用的基本方法。如果使用其他仪器或方法测定粉尘质量浓度时，必须以本方法为基准。

（2）过氯乙烯纤维滤膜表面呈细绒膜状，不易脆裂，具有明显的静电性和憎水性，能牢固地吸附粉尘，但不耐高温，易溶于有机溶剂。已采样滤膜可留作测定粉尘分散度或作为碱熔钼蓝比色法测定游离二氧化硅的材料。在55℃以上现场采样测定粉尘质量浓度时不宜应用，可改为玻璃纤维滤膜。

（3）采样现场空气中有油雾时，可用石油醚或航空汽油浸洗，晾干后再称量。

（二）粉尘分散度的测定（滤膜溶解涂片法）

粉尘分散度是指空气中不同大小粉尘颗粒的分布程度，用百分构成表示。有数量分散度和质量分散度两种，我国现行卫生标准采用数量分散度。

1. 原理　采样后滤膜溶解于有机溶剂中，形成粉尘粒子的混悬液，制成涂片标本，在显微镜下测定。

2. 器材及试剂　乙酸丁酯；小烧杯或小试管；小玻棒；玻璃滴管或吸管；载玻片；生物显微镜；目镜测微尺；物镜测微尺。

3. 操作步骤

（1）将采有粉尘的过氯乙烯纤维滤膜放入小烧杯或试管中，用吸管或滴管加入乙酸丁酯1～2ml，用玻璃棒充分搅拌，制成均匀的粉尘悬液，立即用滴管吸取一滴置载玻片上，均匀涂布，待自然挥发成透明膜，贴上标签，注明编号，采样地点，日期。

（2）目镜测微尺是一标准尺度，其总长为1mm，分为100等分刻度，每一分度值为0.01mm，即10μm。

（3）目镜测微尺的标定，将待标定的目镜测微尺放入目镜镜筒内，物镜测微尺置于载物台上，先在低倍镜下找到物镜测微尺的刻度线，移至视野中央，然后换成400～600倍放大倍率，调至刻度线清晰，移动载物台，使物镜测微尺的任一刻度线与目镜测微尺的任一刻度线相重合，然后找出两尺另外一条重合的刻度线，分别数出两条重合刻度线间物镜测微尺和目镜测微尺的刻度数。

计算目镜测微尺每刻度的间距（μm）：

目镜测微尺每刻度间距

$$(\mu m) = a/b \times 10(\mu m)$$

式中：a 为物镜测微尺刻度数；b 为目镜测微尺刻度数；10 为物镜测微尺每刻度间距，μm

目镜测微尺 45 个刻度相当于物镜测微尺 10 个刻度，则目镜测微尺 1 个刻度相当于：

$$10/45 \times 10(\mu m) = 2.2\mu m$$

(4) 取下物镜测微尺，将粉尘标本片放在载物台上，先用低倍镜找到粉尘粒子，然后在标定目镜测微尺时所用的放大倍率下，用目镜测微尺测量每个粉尘粒子的大小。移动标本，使粉尘粒子依次进入目镜测微尺范围，遇长径量长径，遇短径量短径，测量每个尘粒。每个标本至少测量 200 个尘粒。按实习记录，算出百分数。

4. 注意事项

(1) 所用器材在用前必须擦洗干净，避免粉尘污染。已制好的涂片标本应置玻璃平皿内保存。

(2) 当发现涂片标本尘粒过密，影响测量时，可再加适量乙酸丁酯稀释，重新制作涂片标本。

(3) 已标定的目镜测微尺，只能在标定时所用的目镜和物镜放大倍率下应用。

(4) 应选择涂片标本中粉尘分布较均匀的部位进行测量，以减少误差。

(5) 本法不适用于可溶于有机溶剂中的粉尘和纤维状粉尘，此类粉尘应改用自然沉降法。

(三) 工作场所粉尘游离型二氧化硅含量测定

1. 原理 在 245～250℃温度下，焦磷酸能溶解硅酸盐及金属氧化物等，而游离二氧化硅几乎不溶。用热焦磷酸处理含硅酸盐和游离二氧化硅等的粉尘，以质量法测定游离二氧化硅含量。

2. 器材 25ml 锥形瓶或烧杯；25 带盖瓷坩埚；坩埚钳或铂尖霸埚钳；25ml 量筒；250ml 烧杯；玻璃漏斗和漏斗架；慢速定量滤纸；pH 试纸；小玻棒和 300%温度计；可调电炉；可控温高温电炉；干燥器（内盛变色硅胶）；1/万分析天平；玛瑙乳钵；粉尘采样器；测尘滤膜（750mm）。

3. 试剂

(1) 焦磷酸辣：将 85%(W/W)的磷酸加热，温度在 250 不冒泡为止，放冷，储于试剂瓶中。

(2) 硝酸铵。

(3) 0.1 盐酸溶液：取浓酸 0.9，加水稀释至 100ml。

(4) 氢氟酸。

4. 采样

(1) 空气悬浮粉尘土 用直径 75mm 滤膜的采样方法，采集 0.2g 左右的粉尘。

(2) 沉积尘 在采样地点，生产设备或其他物体上相当于呼吸带高度处采集沉降积尘约 1g。

5. 分析步骤

(1) 将已采集的粉尘样吕放在 105℃±3℃烘箱中干燥 2h，稍冷，储于干燥器中备用。如粉尘粒子较大，需用玛瑙乳钵研磨至手捻有滑感为止。

(2) 准确称取 0.1～0.2g 粉尘样品于 25ml 锥形或小烧杯中，加入焦磷酸 15ml 及硝酸铵数毫克，搅拌，使样品全部湿润，置可调电炉上，插好带有玻棒的 300℃温度计，迅速加热到 245～250℃，并不断搅拌，保持 15min。

(3) 样品中如果含有煤，其他碳素及有机物时，应在瓷坩埚中称量，置高温炉中，800～900℃灼烧 30min 以上，使碳及有机物完全灰化，冷却后用 15ml 焦磷酸分次将残渣洗入 25ml 锥形瓶或小烧杯中，再进行步骤 2。

(4) 加热 15min 后，由电炉上取下锥形瓶，在室温下冷却至 40～50℃，将内容物缓慢倾倒入盛有 40～50ml 热蒸馏水（约 80℃）的 250ml 烧杯中，一面倾斜倒一面搅拌，充分混匀，用热蒸馏水冲洗温度计，玻棒及锥形瓶或小烧杯数次，洗液一并倒入烧杯中，使最后体积为 150～200ml。

(5) 取慢速定量滤纸折叠成漏斗状，放于漏斗中用蒸馏水湿润。取上液于电炉上煮沸，稍静置，待混悬物略沉降，趁热过滤，倾入漏斗中的滤液应倒至不超过滤纸 2/3 处。

(6) 过滤后，用 0.14 盐酸洗涤烧杯移入漏斗中，并将滤纸上沉渣冲洗 3～5 次，再用热蒸馏水洗至滤出液无酸性反应(用 pH 试纸检验)。如用铂坩埚时,要洗至无磷酸根反应后再洗三次。上述过程应在当日完成。

(7) 将带有沉渣的滤纸折叠数次,放于已恒重的瓷坩埚中,在 80℃烘箱中烘干,再放在电炉上炭化,炭化时加盖,稍留一条小缝隙,然后放入高温炉(800～900℃)中灼烧 30min,取出室温下稍冷后,放入干燥器中冷却 1h,称至恒重并记录。

$$粉尘中游离二氧化硅含量:SiO_2(F)=(m_1-m_2)/G\times100$$

式中:$SiO_2(F)$为游离二氧化硅含量,%;m_1 为坩埚质量,g;m_2 为坩埚加残渣质量,g;G 为粉尘样品质量,g。

当粉尘中含有难以被焦磷酸溶解的物质时(如碳化硅,绿柱石,电气石,黄玉等),需用氢氟酸处理。

将带有沉渣的滤纸放入铂坩埚内,如步骤 7 灼烧至恒重,加入数滴 1∶1 硫酸,使残渣全部湿润。然后加 40%氢氟酸液 5～10 ml(通风柜内),稍加热,使残渣中游离二氧化硅溶解,继续加热至不冒白烟为止(防止沸腾)。再于 900℃温度下灼烧,称至恒重。

氢氟酸处理后游离二氧化硅含量计算:

$$SiO_2(F)=(m_2-m_3)/G\times100$$

式中:m_2 为坩埚加残渣质量前坩埚加残渣质量;m_3 为经坩埚加残渣质量后坩埚加残渣质量;G 为粉尘样品质量。

附录三　工作场所生产性毒物的测定

生产性毒物主要来源于原料、辅助原料、中间产品(中间体)、成品、副产品、夹杂物或废弃物;有时也可来自热分解产物及反应产物等。生产性毒物可以固态、液态、气态或气溶胶的形式存在。气态毒物指常温、常压下呈气态的物质,如氯气、氮氧化物、一氧化碳、硫化氢等;液态物质蒸发或挥发、固态物质升华时形成的气态物质称为蒸气,前者如苯蒸气,后者如熔磷时产生的磷蒸气;凡沸点低、蒸气压大的液体都易产生蒸气,对液体加温、搅拌、通气、超声处理、喷雾或增大其表面积均可促进蒸发或挥发。悬浮于空气中的液体微滴称为雾,多由蒸气冷凝或液体喷洒而形成,如镀铬作业时产生的铬酸雾、喷漆作业时产生的漆雾等。悬浮于空气中直径小于 0.1μm 的固体微粒称为烟,金属熔融时产生的蒸气在空气中迅速冷凝、氧化可形成烟,如熔炼铅、铜时可产生铅烟、铜烟和锌烟;有机物加热或燃烧时,也可形成烟。能较长时间悬浮在空气中,其粒子直径为 0.1～10μm 的固体微粒则称为粉尘,固体物质的机械加工、粉碎,粉状物质在混合、筛分、包装时均可引起粉尘飞扬。飘浮在空气中的粉尘、烟和雾,统称为气溶胶(aerosol)。了解生产性毒物的来源及其存在形态,对于了解毒物进入人体的途径、评价毒物的毒作用、选择空气样品的采集和分析方法以及制订相应的防护策略等均具有重要意义。在生产劳动过程中主要有以下操作或生产环节有机会接触到毒物,例如原料的开采与提炼,加料和出料;成品的处理、包装;材料的加工、搬运、储藏;化学反应控制不当或加料失误而引起冒锅和冲料,物料输送管道或出料口发生堵塞,作业人员进入反应釜出料和清釜,储存气态化学物钢瓶的泄漏,废料的处理和回收,化学物的采样和分析,设备的保养、检修等。此外,有些作业虽未应用有毒物质,但在一定条件下也可能接触到毒物,甚至引起中毒。例如,在有机物堆积且通风不良的场所(地窖、矿井下的废巷、化粪池、腌菜池等)作业可接触硫化氢,含砷矿渣的酸化或加水处理时可接触砷化氢,并有可能引起相应的急性中毒。生产性毒物主要经呼吸道吸收进入人体;亦可经皮肤和消化道进入。

本实验中生产性毒物主要为锰尘,本次试验对工作场所中锰含量进行检测。

附录四　工作场所中生产性毒物锰的测定(磷酸—高碘酸钾比色法)

(一) 原理

锰及其氧化物(MnO_2)被玻璃纤维滤纸阻留后,用磷酸溶解,在酸性溶液中被高碘酸钾氧化成红色的高锰酸盐,根据颜色深浅进行比色定量。

$$2Mn^{++}+5KIO_4+3H_2O \rightarrow 2MnO_4^-+5KIO_3+6H^+$$

本法灵敏度：3μ 个/10ml。

（二）仪器

分光光度计；可调电炉；玻璃纤维滤纸（49 型）；滤膜采样夹；粉尘采样器；50 烧杯；10 比色管；25 比色管；刻度吸管。

（三）试剂

(1) 85%磷酸；16%磷酸溶液；高碘酸钾；硝酸铵

(2) 锰标准溶液：储备液，将硫酸锰（$MnSO_4 \cdot 4H_2O$）于 280℃高温电阻炉中烘烤 1 小时，取出放入干燥其中，冷却至室温。准确称取 0.1737g 于 1000ml 容量瓶中，用 16%磷酸溶液溶解并稀释至刻度。此液 1ml≈0.1mgMnO_2。

（四）采样

将直径为 4cm 的玻璃纤维滤纸固定在粉尘采样夹上，以 10～15L/min 的速度抽取空气 60～100L，取下滤纸，向内折叠 2～3 次，储于样品盒中，带回实验室分析。

（五）分析步骤

(1) 样品处理：将已采样的玻璃纤维滤纸放入 50ml 烧杯中，加入 4ml 85%磷酸，于电炉上徐徐加热（约 245～255℃），待玻璃纤维滤纸溶解后，保持加热 5～7min，取下放至室温，（若溶液为褐黑色，可加少许硝酸铵。再于电炉上缓慢加热至无色为止）。加水约 15ml，立即搅拌稀释，再于电炉上加热至近沸，乘热过滤至 25ml 比色管中，用少量水分次洗涤烧杯，洗液一并滤入比色管中，最后加水至刻度。摇匀，量取 10ml 于 10ml 比色管中，此为样品管。按以上方法同时作玻璃纤维滤纸空白管。

(2)按下表配置标准色列

管号	0	1	2	3	4	5	6
标准溶液(ml)	0.0	0.1	0.2	0.4	0.6	0.8	1.0
16%磷酸溶液(ml)	10.0	9.9	9.8	9.6	9.4	9.2	9.0
MnO_2 含量(μg)	0	3	6	12	18	24	30

(3) 向样品管、空白管、标准管各加入约 0.2g 高碘酸钾，置沸水浴中加热 20 分钟，取出冷却后用 2cm 比色杯，530nm 波长，以空白管调零（标准色列以“0”管调零）进行比色，读取光密度。

(4) 将标准色列各管测得的光密度与相应的 MnO_2 含量(μg)绘制标准曲线。

（六）计算

$$\text{空气中锰及其氧化物浓度}(MnO_2\,mg/m^3)=\frac{\frac{25}{10}\times c}{V_0}$$

式中：c 为样品管含锰（MnO_2）量（μg）；V_0 为换算成标准状况下的采气体积(L)。

（七）注意事项

如样品中含锰量较高时（以 16%磷酸溶解时显紫红色），显色时可减少样品液用量，用 16%磷酸溶液补足 10ml，否则浓度太高会影响比色。配制标准溶液如无高温电炉烘烤 $MnO_2 \cdot H_2O$，亦可用 $MnSO_4 \cdot H_2O$ 于 120℃干燥箱中烘干至恒重，准确称取 0.1944g，用 16%磷酸溶液溶解，并稀释至 1000ml，用此标准溶液以 16%磷酸溶液稀释成 1ml=30μg MnO_2 的标准应用液。

附录五　矿山作业工人矽肺患者 X 线阅片

该矿山工作场所中工人接触生产性粉尘，所引起的尘肺，该职业病诊断依据国家尘肺病诊断标准，来进行正确诊断。根据《中华人民共和国职业病防治法》制定本标准。自本标准实施之日起，原标准与本标准不一致的，以本标准为准。尘肺病是我国最主要的职业病，不仅患病人数多，而且危害大，是严重致劳动能力降低、致残和影响寿命的疾病，也是国家和企业赔偿的主要职业病。因此，尘肺诊断是政策性很强的工作。1986 年颁布的《尘肺的 X 线诊断》(GB5906—1986)是本标准的第一版本。标准执行 10 多年来对我国尘肺防治起到了重要作用，但也存在一些明显的不足，如某些分期基线较高；有些影响影像学术语不规范；随着 X 射线影像学技术的发展，应用新的技术对过去 X 射线平片的一些影像有了新的认识；特别是对标准片认识有了很大的提高，86 年研制的诊断标准片在表达内容上不够准确，在技术上已落后于国际上普遍采用的高千伏技术。1997 年 6 月 16 日发布的 GB5906—1997 版本仅对 1986 年版本的附录 B 和附录 D 作了修订，删去了附录 C。没有对标准进行全面修订。因此，根据有关标准修订的规定，对本标准提出了修订。

尘肺病诊断标准(Diagnostic Criteria of Pnemoconioses，GBZ70－2009)

尘肺病是由于在职业活动中长期吸入生产性粉尘并在肺内潴留而引起的以肺组织弥漫性纤维化为主的全身性疾病。

根据《中华人民共和国职业病防治法》制定本标准。

本标准的第 6.1 条为推荐性的，其余为强制性的。

本标准代替 GBZ70—2002《尘肺病诊断标准》。自本标准实施之日起，GBZ70—2002 同时废止。本标准与 GBZ 70—2002 相比主要修改如下：

——增加观察对象；

——在 X 射线胸片表现分期中删除“无尘肺”，包括删除“无尘肺 0”和“无尘肺 0^+”；

——在 X 射线胸片表现分期中删除 $Ⅰ^+$、$Ⅱ^+$、$Ⅲ^+$；

——将原标准 $Ⅱ^+$ 中的有小阴影聚集和有大阴影但尚不能够诊断为Ⅲ者改为：有总体密集度的小阴影分布范围超过 4 个肺区，并有大阴影或有小阴影聚集者可诊断为三期尘肺。

本标准的附录 A 是资料性附录，附录 B、C、D、E、F 是规范性附录。

本标准由中华人民共和国卫生部批准。

本标准负责起草单位：中国疾病预防控制中心职业卫生与中毒控制所。参加起草单位：北戴河煤炭工人疗养院、广东省职业病防治院、浙江省医学科学院卫生研究所、湖南省劳动卫生职业病防治所、包头钢铁公司劳动卫生研究所。

本标准主要：李德鸿、余晨、齐放、陈志远、丘创逸、张幸、肖云龙、郝佐红。

本标准所代替标准的历次版本的发布情况为：

——GB 5906—1986

——GB 5906—1997

——GBZ 70—2002。

1. 范围　本标准规定了尘肺病的诊断原则和尘肺病的 X 射线胸片表现分期及处理原则。

本标准适用于国家现行职业病名单中规定的各种尘肺病的诊断。

2. 规范性引用文件　下列文件中的条款通过本标准的引用而成为本标准的条款。凡是注日期的引用文件，其随后所有的修改单(不包括勘误的内容)或修订版均不适用于本标准，然而，鼓励根据本标准达成协议的各方研究是否可使用这些文件的最新版本。凡是不注日期的引用文件，其最新版本适用于本标准。

GB/T16180　劳动能力鉴定职工工伤与职业病致残等级

3. 诊断原则　根据可靠的生产性粉尘接触史，以 X 射线后前位胸片表现为最主要依据，结合现场职业卫生学、尘肺流行病学调查资料和健康监护资料，参考临床表现和实验室检查，排出其他肺部类似疾病后，对照尘肺病诊断标准小阴影总体密集度至少达到 1 级，分布范围至少达到 2 个肺区，方可做出尘肺病的诊断。

4. 观察对象 粉尘作业人员健康检查发现X射线胸片有不能确定的尘肺样影像学改变,其性质和程度需要在一定期限内进行动态观察者。

5. X线胸片表现分期

(1) 一期尘肺:有总体密集度1级的小阴影,分布范围至少达到2个肺区。

(2) 二期尘肺:有总体密集度2级的小阴影,分布范围超过4个肺区;或有总体密集度3级的小阴影,分布范围达到4个肺区。

(3) 三期尘肺:有下列三种表现之一者:

1) 有大阴影出现,其长径不小于20mm,短径不小于10mm;

2) 有总体密集度3级的小阴影,分布范围超过4个肺区并有小阴影聚集;

3) 有总体密度3级的小阴影,分布范围超过4个肺区并有小阴影聚集。

6. 处理原则

(1) 治疗原则:尘肺病患者应及时调离粉尘作业,并根据病情需要进行综合治疗,积极预防和治疗肺结核及其他并发症,以期减轻症状、延缓病情进展、提高病人寿命、提高病人生活质量。

(2) 其他处理:需要进行劳动能力鉴定的依照GB/T16180处理。

7. 正确使用本标准的说明 见附件A。

8. 尘肺病诊断标准名词及判定方法 见附件B。

9. 胸片质量与质量评定 见附件C。

10. 尘肺病X射线诊断标准片 见附件D。

11. 胸片X射线检查的技术要求 见附件E。

12. 尘肺病诊断读片要求 见附件F。

附件

A. 正确使用本标准的说明

A.1 本标准的适用范围 本标准适用于卫生部颁布的《职业病目录》中所列的各种尘肺病,即矽肺、煤工尘肺、石墨尘肺、炭黑尘肺、石棉肺、滑石尘肺、水泥尘肺、云母尘肺、陶工尘肺、铝尘肺、电焊工尘肺、铸工尘肺,以及根据本标准可以诊断的其他尘肺。

A.2 诊断原则 确切可靠的生产性粉尘接触史是诊断尘肺病的基本条件,应包括工作单位、工种、不同时间段接触生产性粉尘的起止时间、接触粉尘的名称和性质等。

X射线后前位胸片表现是诊断的主要依据,胸片质量与评定见附录C。

现场职业卫生学调查主要是指接触粉尘的性质、粉尘中游离二氧化硅含量、粉尘分散度、粉尘浓度的检测和监测结果,工作场所防降尘设施、个人防护情况等,以判定接触程度和累计接触量。

尘肺病流行病学调查资料主要是指该企业既往尘肺病和患病情况。

尘肺病患者虽可有不同程度的呼吸系统症状和体征及某些实验室检查的异常,但均不具有特异性,因此只能作为诊断尘肺病的参考。临床检查和实验室检查重点是排除其他X射线胸片表现与尘肺病相类似的疾病和进行鉴别诊断。

A.3 观察对象 鉴于尘肺病X射线胸片表现的非特异性,故早期轻度的X射线影像学改变,其性质及演变情况需要一定的医学动态观察才能确定诊断。通过动态观察主要是确定其形态学改变是否是病理性的尘肺病改变以及小阴影密集度的改变。观察对象应在X射线胸片有尘肺样小阴影改变的基础上,至少有2个肺区小阴影的密集度达到0/1,或有1个肺区小阴影密集度达到1级。观察对象可根据职业健康监护技术规范的有关规定,适当缩短健康检查的周期。观察期限最长可为5年,即观察5年仍不能诊断为尘肺病者,则按一般接触粉尘作业工人进行健康监护。

A.4 小阴影密集度的判定 本标准规定的尘肺X射线胸片表现分期中的小阴影总体密集度,是在对小阴影密集度分肺区判定的基础上对全肺小阴影密集度的一个总体判定。判定方法是以最高肺区的密集度作为总体密集度,以4大级分级表示。

根据需要,肺区小阴影密集度判定时可使用 4 大级分级或 12 小级分级。

A.5　动态观察胸片　尘肺病 X 线改变是一个渐变的过程,有动态系列胸片可为诊断提供更为可靠的依据,因此两张及以上动态胸片方可做出确诊。但特殊情况下,有可靠的生产性粉尘接触史和职业卫生学调查资料支持,有典型的尘肺病 X 射线胸片改变,并有明确的临床资料可排除其他疾病,亦可考虑做出诊断。

A.6　尘肺病诊断结果的表述　尘肺病诊断结论的表述是"具体尘肺病名称+期别",如矽肺一期,煤工尘肺二期等。未能诊断为尘肺病者,应表述为"无尘肺"。

B. 尘肺病诊断标准名词及判定方法

B.1　肺区划分方法　将肺尖至膈顶的垂直距离等分为三,用等分点的水平线把每侧肺野各分为上、中、下三个肺区。

B.2　小阴影

小阴影指肺野内直径或宽度不超过 10mm 的阴影。

B.2.1　形态和大小

小阴影的形态可分为圆形和不规则形两类,按其大小各分为三种。小阴影的形态及大小以标准片所示为准。

B.2.1.1　圆形小阴影以字母 p、q、r 表示:

p:直径最大不超过 1.5mm;

q:直径大于 1.5mm,不超过 3mm;

r:直径大于 3mm,不超过 10mm。

B.2.1.2　不规则形小阴影以字母 s、t、u 表示:

s:宽度最大不超过 1.5mm;

t:宽度大于 1.5mm,不超过 3mm;

u:宽度大于 3mm,不超过 10mm。

B.2.1.3　记录方法

阅读胸片时应记录小阴影的形态和大小。胸片上的小阴影几乎全部为同一形态和大小时,将其字母符号分别写在斜线的上面和下面,例如:p/p、s/s 等;胸片上出现两种以上形态和大小的小阴影时,将主要的小阴影的字母符号写在斜线上面,次要的且有相当数量的另一种写在斜线下面,例如:p/q,s/p,q/t 等。

B.2.2　密集度

指一定范围内小阴影的数量。小阴影密集度的判定应以标准片为准,文字部分只起说明作用。读片时应首先判定各肺区的密集度,然后确定全肺的总体密集度。

B.2.2.1　四大级分级密集度可简单地划分为四级:0、1、2、3 级。

0 级:无小阴影或甚少,不足 1 级的下限。

1 级:有一定量的小阴影。

2 级:有多量的小阴影。

3 级:有很多量的小阴影。

B.2.2.2　十二小级分级

小阴影密集度是一个连续的渐变的过程,为客观地反映这种改变,在四大级的基础上再把每级划分为三小级,即 0/-,0/0,0/1;1/0,1/1,1/2;2/1,2/2,2/3;3/2,3/3,3/+,目的在于提供更多的信息,更细致地反映病变情况,进行流行病学研究和医学监护。读片及记录方法如下:将胸片与标准片比较,先按规定的四大级判定分级,若其小阴影密集度与标准片基本相同,先记录为 1/1,2/2,3/3。若其小阴影密集度和标准片比较,认为较高一级或较低一级也应认真考虑,则同时记录下来,例如 2/1 或 2/3,前者含义是密集度属 2 级,但 1 级也要认真考虑;后者含义是密集度属 2 级,但 3 级也要认真考虑。

B.2.2.3　分布范围及总体密集度判定方法

a）判定肺区密集度要求小阴影分布至少占该区面积的三分之二；

b）小阴影分布范围是指出现有1级密集度(含1级)以上的小阴影的肺区数。

c）总体密集度是指全肺内密集度最高的肺区的密集度。

B.3　大阴影　指肺野内直径或宽度大于10mm的阴影。

B.4　小阴影聚集　指局部小阴影明显增多聚集，但尚未形成大阴影。

B.5　胸膜斑　长期接触石棉粉尘可引起胸膜改变，如弥漫性胸膜增厚、局限性胸膜斑。胸膜斑系指除肺尖部和肋膈角区以外的厚度大于5mm的局限性胸膜增厚，或局限性钙化胸膜斑块。

接触石棉粉尘，胸片表现有总体密集度1级得小阴影，分布范围达到1个肺区或小阴影密集度达到0/1，分布范围至少达到2个肺区，如出现胸膜斑，可诊断为石棉肺一期；胸片表现有总体密集度1级得小阴影，分布范围超过4个肺区，或有总体密集度2级得小阴影，分布范围达到4个肺区者，如胸膜斑已累及部分心缘或膈面，可诊断为石棉肺二期；胸片表现有总体密集度3级得小阴影，分布范围超过4个肺区者，如单个或两侧多个胸膜斑长度之和超过单侧胸壁长度的二分之一，或累及心缘使其部分显示蓬乱，可诊断为石棉肺三期。

B.6　附加符号

a）bu 肺大泡
b）ca 肺癌和胸膜间皮瘤
c）cn 小阴影钙化
d）cp 肺心病
e）cv 空洞
f）ef 胸腔积液
g）em 肺气肿
h）es 淋巴结蛋壳样钙化
i）ho 蜂窝肺
j）pc 胸膜钙化
k）pt 胸膜增厚
l）px 气胸
m）rp 类风湿性尘肺
n）tb 活动性肺结核

C. 胸片质量与质量评定

C.1　胸片质量

C.1.1　基本要求

a）必须包括两侧肺尖和肋膈角，胸锁关节基本对称，肩胛骨阴影不与肺野重叠；

b）片号、日期及其他标志应分别置于两肩上方，排列整齐，清晰可见，不与肺野重叠；

c）照片无伪影、漏光、污染、划痕、水渍及体外物影像。

C.1.2　解剖标志显示

a）两侧肺纹理清晰、边缘锐利，并延伸到肺野外带。

b）心缘及横膈面成像锐利。

c）两侧侧胸壁从肺尖至肋膈角显示良好。

d）气管、隆突及两侧主支气管轮廓可见，并可显示胸椎轮廓。

e）心后区肺纹理可以显示。

f）右侧膈顶一般位于第十后肋水平。

C.1.3　光密度

a)上中肺野最高密度应在1.45～1.75之间；

b）膈下光密度小于0.28；

c）直接曝光区光密度大于2.50。

C.2　胸片质量分级

C.2.1　一级片(优片)　完全符合胸片质量要求。

C.2.2　二级片(良片)　不完全符合胸片质量要求，但尚未降到三级片。

C.2.3　三级片(差片)　有下列情况之一者为三级片，不能用于尘肺初诊。

a) 不完全符合胸片基本要求,其缺陷影响诊断区面积之和在半个肺区至一个肺区之间。

b)两侧肺纹理不够清晰锐利,或局部肺纹理模糊,其影响诊断区面积之和在半个肺区至一个肺区之间。

c) 两侧肺尖至肋膈角的侧胸壁显示不佳,气管轮廓模糊,心后区肺纹理难以辨认。

d) 吸气不足,右侧膈顶位于第八后肋水平。

e) 照片偏黑,上中肺区最高光密度在 1.85～1.90 之间;或照片偏白,上中肺区最高光密度在 1.30～1.40 之间;或灰雾度偏高,膈下光密度在 0.40～0.50 之间;或直接曝光区光密度在 2.20～2.30 之间。

C.2.4　四级片(废片)

胸片质量达不到三级片者为四级片,不能用于尘肺病诊断。

D. 尘肺 X 射线诊断标准片

D.1　标准片与标准条文的关系　标准片是尘肺诊断标准的组成部分,主要是表达难以用文字表达的 X 射线影像学改变。故尘肺各种 X 射线改变的判定应以标准片为准,文字部分只是说明。

D.2　标准片的编制原则　标准片编制的原则是小阴影密集度和形态表达准确,使用方便。

D.3　标准片的组成和内容　标准片由 7 张组合片和 16 张全肺大片组成。组合片分别表达不同形态、大小的小阴影的密集度及不同部位的胸膜斑。小阴影的密集度按各级密集度的中点编制,即 0/0、1/1、2/2、3/3。全肺大片主要示范尘肺各期小阴影密集度和分布范围之间的关系及大阴影。

D.4　标准片的应用　在阅读 X 射线胸片进行尘肺诊断和分期时,尤其是在判定小阴影的形态和密集度时,必须和相应的组合标准片对照。

各期尘肺全肺大片标准片是诊断分期的参照。

D.5　标准片的版权　标准片版权归国家所有。

D.6　标准片的复制和发行　标准片的复制和发行委托全国劳动卫生职业病防治中心负责,和标准片说明一并发行。

E. 胸片 X 射线检查的技术要求

诊断尘肺病的 X 射线检查必须使用高千伏摄影技术。X 射线高千伏胸片摄影的设备及技术应满足以下要求。

E.1　摄影器械设备

E.1.1　X 射线机

最高管电压输出值不低于 125kV,功率不小于 20kW。

E.1.2　X 射线球管及窗口过滤

a) 旋转阳极;

b) 焦点不大于 1.2mm;

c) 窗口总过滤 2.5～3.5mm 铝当量。

E.1.3　滤线栅

a) 栅密度不小于 40 线/cm;

b) 栅格比不小于 10∶1;

c) 栅焦距 1.8m;

d) 规格与胶片匹配。

E.1.4　增感屏、暗盒

a) 一般使用中速增感屏;增感屏无污点;

b) 增感屏分辨率不低于 5～6 线对/mm;

c) 增感屏和胶片接触紧密;

d) 暗盒不漏光。

E. 1. 5　X 射线胶片

a) 一般使用通用型(手显、机显)胶片，提倡应用适合胸部摄影的专用胶片；

b) 蓝色片基；

c) 本底灰雾 Dmin<0. 20；

d) 规格：356mm×356mm 或 356mm×432mm。

E. 1. 6　电源

a) 电源应符合 X 射线机的额定要求；

b) X 射线机需独立供电，不与动力电器共用电源；

c) 电源电压波动范围±10%。

E. 2　摄影技术

E. 2. 1　准备及体位要求

a) 被检查者应将胸壁紧贴摄影架，双脚自然分开，双臂内旋转使肩胛骨尽量不和肺野重叠；

b) 焦—片距 1. 80m；

c) 调整球管位置，中心线在第六胸椎水平；

d) 曝光应在充分吸气后屏气状态时进行；

e) 以后前位胸片为常规检查，为诊断和鉴别诊断的需要必要时加侧位、斜位、体层摄影或 CT 检查等。

E. 2. 2　摄影条件

a) 根据 X 射线机的具体情况使用 120～140kV 进行胸部摄影；

b) 根据胸厚确定曝光量，一般使用 2～8mAs，曝光时间不超过 0. 1s。

c) 摄影时应参考过去的胸片调整摄影条件。

E. 3　暗室技术

E. 3. 1　暗室必须符合工作要求

E. 3. 2　人工手洗

a) 原则上要求恒温定时，药液温度应控制在 20～25℃之间；显影时间 3 分钟～5 分钟；

b) 定影要充分，流水冲洗要彻底；

c) 必须使用合格的专用安全灯；

d) 及时更换显、定影液。

E. 4　自动洗片机　为保证胸片质量，有条件时应尽量采用自动洗片机，并严格按照自动洗片机要求的操作规程进行。

F. 尘肺病诊断读片要求

F. 1　从事尘肺 X 射线诊断人员必须通过国家职业病(尘肺病)诊断医师资格考核并取得资质证书。

F. 2　尘肺诊断实行集体诊断的原则。有关程序根据国家《职业病诊断与鉴定管理办法》进行。

F. 3　读片时应取坐位，观片灯的位置要适当，一般置于读片者眼前 25cm(利于观察小阴影)至 50cm(利于观察全胸片)处。

F. 4　读片时应依胸片时间先后顺序观察比较影像学的动态变化，仅有一张胸片不宜作出确诊。

F. 5　读片时应参考标准片，一般应将需诊断的胸片放在灯箱中央，两旁放常用的标准片。

F. 6　观片灯至少要有 3 联灯箱，最好有 5 联。观片灯最低亮度不低于 3000CD，亮度均匀度(亮度差)小于 15%。

F.7 读片室内应安静，无直接的其他光线照射到观片灯上，读片速度根据个人习惯而定，但应在每1小时至1.5小时左右休息一次，以保持读片者视力和脑力有良好的分辨能力。

附录六 工作场所物理性有害因素的检测与评价

物体的振动是不规则的，振动波的周期性变化也是不规则的，这种振动所发出的声音是各种不同频率，不同强度声音无规律的杂乱组合，这种声音听起来使人厌烦，我们将这样的声音称为噪声。实际上，人对声音的感觉是悦耳还是厌烦取决于两个因素。一个是客观因素，即声音的质和量(频率组合与强度)；另一个是主观因素，即人的心理状况和特点。如在集中精力工作的时候，乐音也会被感受为噪声。因此，从广义上给噪声下一个定义：凡是干扰工作、学习或生活，引起人们厌烦，不需要的声音都是噪声。评价噪声时，常常测定噪声的强度(定量)和分析噪声的频普组成(定性)。噪声的强度可以用声压、声强或声功率表示。在这三者中，声压和声强最为常用。

(一) 声压

由于声波的摆动而对介质(空气)产生的压力叫声压。用P表示，单位是帕(Pa)或微帕(μPa)，现在改用牛顿/米^2(N/m^2)表示。1Pa=1N/m^2。与声压有关的术语还有两个：听阈声压和痛阈声压。

(二) 声强

因为声音是有能量的，所以也可用能量的大小表示。声强是指垂直于声波传播的方向上，单位时间内作用于单位面积上的能量。声强用I表示，单位是瓦/米^2(W/m^2)。声强也存在听阈声强和痛阈声强。听阈声强为10^{-12}W/m^2(1pW/m^2)痛阈声强为1W/m^2。两者相差10^{12}倍。

(三) 声级和分贝

无论是声压还是声强，从听阈到痛阈的跨度都很大。声压从听阈到痛阈相差1 00万倍(10^6)，声强从听阈到痛阈相差10^{12}倍。因此这样宽的听觉范围用声压或声强的绝对值表示很不方便。按照Weber-Fechner定律，感觉与刺激强度的对数成正比，即人耳对声音强弱的反应与声音强度的对数成正比。这样就引入了级或分贝的概念，即把噪声的声压或声强经过对数转换，用来表示噪声的大小，称作声压级和声强级，单位就是dB。

附录七 噪声测量

测量工作环境噪声最常用的仪器为声级计，声级计有多种类型，可大致分为普通声级计和精密声级计。

(一) 仪器构造及原理

声级计主要由传声器，放大器，指示器及计权网络等部分组成。

1. 传声器 是将声能(声压)转变为电能的换能器，通常采用的有晶体式，电容式及动圈式换能器。

2. 放大器 将传声器输出的信号经一级或多级放大，转换成可以显示的信号。

3. 衰减器 将放大后的信号精确地按照每档10dB衰减，以便读数．仪器面板上输出衰减器由旋钮，按钮或移动键控制。

4. 计权网络 常用的有A、B、C三种滤波器，是根据不同频率声音的响应曲线而设计的计权网络，用计权网络测出的声级必须注明该计权网络的代号，如dB(A)、dB(B)或dB(C)。

5. 倍频程滤波器 是一种频谱分析仪，可用以测量各频带声压的大小，倍频程滤波器有的与主机装在一起，有的是与主机分离的，使用时需与主机配套使用。有的声级计还同时设有1/2倍频程，1/3倍频程滤波器，供频谱分析使用。

6. 指示器 用以显示所测噪声强度的大小，指针式指示器需与衰减器配合读数，指示器量程为−10～10dB，并附有“快”、“慢”二挡，一般情况下，如果所测噪声比较稳定，可使用“快”挡测量，以便节省测量时间，如果所测噪声稳定性不好，使用“慢”挡能够读出比较准确的读数。有的声级计使用液晶数字显示器，使用按键控制衰减器。

（二）测量方法

1. 使用前准备 以指针式声级计为例，装好电池，将开关置于“电池检查”位置，正常情况下，指示灯亮后，指针在红线范围内，否则表示电压不足，应更换电池。电池检查后将开关放置在“快”或“慢”挡的位置（根据需要而定），此时指示器的指针应回到−∞处。

2. 校正 声级计使用前需经过校正，以保证测量数据准确可靠。具体方法可以直接送计量部门或单位进行校正，也可使用活塞发声器按照要求予以校正。如无活塞发声器，也可以使用仪器内部电器校正信号进行校正。

3. 声压级测量 两手平握声级计，使传声器指向被测声源，计权网络开关置于“线性”位置，透明输出旋钮顺时针旋转到底，再调节黑色输入旋钮使指针有适当偏转，由透明输出旋钮两条红线所指的量程加上指示器指针的读数，即为所测声压级．当所测声压级小，黑色输入旋钮置于 70dB 位置而指针仍无反应使，可按逆时针方向转动透明输出旋钮，待指针有适当偏转使，即可读数。

4. 声级测量 按照“3”的方法进行声压级测量后，黑色及透明旋钮保持原位置不动，将计权网络开关置于“A”、“B”、“C”或“D”的位置，测得的值即声级，读数方法同“3”。测定结果应根据使用的计权网络加以注明，如 85dB(A)。

5. 频谱分析 按照“3”的方法进行声压级测量后，将开关置于“滤波器”位置，滤波器开关按照顺序旋转到相应的中心频率的位置，再按“3”的操作及读数方法，依次测得各中心频率的声压级并做好记录，按倍频程中心频率的大小顺序以及相应的声压级，可绘制出该声音的频谱曲线。

（三）注意事项

（1）电池极性或外接电源极性切勿接反，以免损坏仪器。

（2）使用完毕或长期不使用时，应将电池取出。

（3）装卸电容传声器时，必须将电源关闭，勿随意打开传声器前面的护栅，勿用力触碰内部膜片。

（4）转动衰减器时，勿用力过猛，以免造成错位或损坏仪器。

（5）测声仪器和活塞发生器应定期送计量单位校准。

（四）现场噪声测定

（1）现场噪声测定应在生产正常的情况下进行。

（2）测点应选在工人生产操作经常停留的地点，测点位置高度以人的耳高为准。测点数目根据目的要求和噪声源分布情况确定。如果声源比较多且很分散，则应将现场划分若干个小区，每一小区内各处声级的差别不应大于 3dB。测点附近避免有物体遮挡，以免影响噪声测量结果。

（3）一个生产日内如果噪声呈周期性变化，则应根据变化规律安排测定时间，否则测定时间视目的和要求而定。

（4）如果需要了解背景噪声情况，在条件允许的情况下，测定时应将电源关闭。

（5）测量时应同时对现场有关情况进行详细记录。

（6）如果被测噪声为波动声或工人在工作中间断接触不同声级的声音，则应测定并计算等效连续 A 声级；如果是稳态噪声则所测的 A 声级也即等效连续 A 声级。如果有条件，也可使用个体噪声计量仪测量 8 小时工作中噪声的累积暴露量或等效连续 A 声级。

（7）现场测量时应注意减少和避免其他环境因素的干扰，如强气流（避开气流或在传声器上加装防风罩）、电磁场、高温、高湿。

（8）脉冲噪声的测量，应选用脉冲声级计。测量的项目主要包括：峰值声压级（dB），有效声压级

(rms,dB),脉冲持续时间(ms)。

(五) 等效连续 A 声级的测量和计算

如果在一个工作日内接触不同强度的噪声,应计算等效连续 A 声级进行评价。

根据能量平均的原则,把一个工作日内各段时间所接触的不同水平噪声,经过测量和计算,用平均的 A 声级来表示,称等效连续 A 声级(equivalent continuousA-weighted sound pressure level),以 L_{Aeq} 表示。

首先测量各个时间段的 A 声级并记录接触时间,测量数据按声级大小由小到大分段进行排列,按 5 dB 分段,以中心声级表示,如 85 dB(A)表示由 83～87 dB(A),90 dB(A)表示由 88～92 dB(A),计算出各段声级在一个工作日中总的接触时间,填入相应的记录表中。

以每个工作日 8 小时计算,小于 80 dB(A)不记入 ,一个工作日接触的等效连续 A 声级按下式计算:

$$L_{Aeq}=80+10\log(\sum 10^{(I-1)/2}T_i)/480$$

式中:L_{Aeq} 为等效声级 A 声级[dB(A)];I 为中心声级分段序号;T_i 为第 I 段中心声级(L_i)在一个工作日内累积接触总时间(min)。

举例:某纺织厂送料工,每天工作 8 小时,其中 4 小时接触 100 dB(A)、2 小时接触 9010kHz(A)、2 小时接触 80 dB(A)的噪声,按上式计算其接触的等效连续 A 声级为:

$$\begin{aligned}L_{Aeq}&=80+10\log[10^{(5-1)/2}\times240+10^{(3-1)/2}\times120+10^{(1-1)/2}\times120]/480\\&=80+10\log25320/480\\&=80+17.2\approx97\ \text{dB(A)}\end{aligned}$$

附录八　噪声作业人员听力测定

通常使用的测听仪器为纯音电测听仪,不同型号的测听仪器外形可有较大差别,但其基本构造和工作原理大致相同。

(一) 仪器构造及原理

1. 仪器主要部件包括　音频震荡器,也称纯音发生器,可发出不同频率的纯音,经多级放大达到测试要求;噪声发生器,用以测听时作掩蔽声;耳机,分为气导和骨导两种耳机;衰减器即声音强度调节器,用以控制耳机输出的纯音和噪音的强度。此外,还设有送话和回话装置。

2. 频率选择开关　频率设置多为 125Hz、250Hz、500Hz、1kHz、2kHz、3kHz、4kHz、5kHz、6kHz、10kHz,气导测试范围 125Hz 至 10kHz,骨导测试范围 250Hz 至 8kHz。

3. 纯音或语音信号功率衰减器　一般按 5dB 分档,衰减范围从－10～100dB,0 dB 纯音为听力零级。

4.“纯音-语音”信号输出开关　分左、右两挡,以纯音或语音信号输出给左耳或右耳的装置。

5.“掩蔽-平衡”信号输出开关　分左、右及平衡各挡,用以将噪声信号输出给左耳或右耳或作两耳交替平衡实验用。

6.“断续-阻断-连续”开关　为纯音信号输出方式选择开关,置于“断续”位置时,纯音信号周期性自动输出;置于“阻断”位置则无纯音信号输出;置于“连续”位置时,则有连续信号输出。

(二) 操作方法

1. 准备　听力测定应在隔声室内进行,隔声室本底噪声应低于 30dB。听力计应经过较准。测试前向被试者说明测试要求及注意事项,并进行预试,待反应正确后再进行正式测听。听力测定记录表见表 26-1。

表 26-1 听力测定记录表

姓名　　性别　　年龄　　工种　　工龄　　单位　　年　月

日期	测前接触时间	停止接触时间	右耳									左耳								
	时分	时分	250	500	1k	2k	3k	4k	6k	8k	10k	250	500	1k	2k	3k	4k	6k	8k	10k
听力损失情况																				

2. 听阈测定 采用断续纯音测定听阈，两耳分别进行，如两耳听力接近，一般先测左耳，后测右耳；如两耳听力相差较大，则应先测听力较好的一侧。

(1) 气导听阈测定：通常从 1kHz 纯音开始，按下 1kHz 纯音按键，调节听力衰减器旋钮或按键，增加 dB 值，当被试者在某一 dB 值下听到声音信号后，便将信号强度降低，直至听不到为止，然后再以 5dB 为一挡上下推动数次，最后确定刚刚听到声音的听阈值。以后用同样方法测 1kHz 以上的高频听力和 1kHz 以下的低频听力。由高频回测低频听力时仍从 1kHz 开始，即重复一次 1kHz 的听力，如前后两次基本一致(或相差不超过 5dB)，则表示测试准确，否则需要重复高频听力测试，再依次测试低频部分听力。测完一个耳朵再测另一个耳。如果两耳听力相差较大时，则测听力较差耳时应同时对较好耳进行噪声掩蔽。测试时纯音衰减器的调节时间不宜太快，声音刺激的停留时间不宜短于 2s。

(2) 骨导听阈测定：如气导听阈正常，则骨导测听可以免测。如气导听阈不正常，特别是低频听阈明显提高时，需进行骨导测听。测听时将骨导耳机置放于乳突处，其他操作方法同气导测听。

(3) 掩蔽：因为给予被测耳的信号可以绕过头顶或通过头颅传道对侧耳，造成测试误差，所以需对好耳用一定强度的噪声进行掩蔽。如测左耳气导听力时将“掩蔽-平衡”开关置于“右”的位置，则右耳机即有噪声输出，掩蔽用的声级一般采用 60～70 dB。

(4) 听阈测试记录：一般用符号“0”表示右耳，“×”表示左耳；实线“——”表示气导，虚线“…….”表示骨导。测试时如衰减器已调到最大值而被试者仍无反应时，则以“↓”符号表示之。

(5) 测试时间：每人每次测试一般不超过 10min。TTS 测试时间应在停止噪声接触后两分钟内进行；PTS 测定应在停止噪声接触 12h 以后进行。

(三) 注意事项

(1) 职业性噪声聋的听力评定以纯音的气导结果为依据，纯音测听结果为感音性听力损失。

(2) 鉴于职业性噪声听力损失有暂时性听阈位移，故应将受试者脱离噪声环境 12～48h 作为测定听力的筛选时间。若筛选测听所得的结果已达听力损伤及噪声聋水平者，应进行复查，复查时间定为脱离噪声环境一周。测试人员应经过专门培训并达到合格水平。

(3) 纯音气导的年龄修正值：确定职业性噪声聋时，应考虑年龄因素，按 GB7582 耳科正常人(18～70 岁)听阈偏差的中值(50%)进行修正。

(4) 如某一频率纯音气导听阈提高至 100dB 或听力计最大声输出受检者仍无反应时，以 100dB 计算。

(5) 诊断原则中所述的排除其他致聋原因，主要包括：伪聋、外伤性聋、药物中毒耳聋、传染中毒性聋、家族性聋、老年性聋、Meniere 病、突发耳聋、迷路炎、听神经瘤、各种中耳疾患等。

(6) 若出现语频听力损失大于高频听力损失或双耳听力损失分级相差为 3 级或 3 级以上者(职业性噪声聋分级)，均应请耳科医生复查，以排除其他致聋原因。若听力较差耳的致聋原因与职业性噪声无关，则不记入，只以较好听阈值进行听力损失分级。

(7) 当一侧耳为混合性聋，若骨导听阈提高符合职业性噪声聋的特点，并且与传导性聋不为同一病因，可按骨导听阈进行评定；若骨导听阈提高可能与传导性聋是同一病因，则按对侧耳分级。同时，应结合以前定期体检的结果综合分析。

（四）评定听力损伤程度及噪声聋

(1) 计算单耳平均听阈

右耳平均听阈＝$(HL_{500Hz}+HL_{1000Hz}+HL_{2000Hz})/3$

左耳平均听阈＝$(HL_{500Hz}+HL_{1000Hz}+HL_{2000Hz})/3$

(2) 计算双耳平均听阈

双耳平均听阈＝〔较好耳平均听阈(dB)×4＋较差耳平均听阈(dB) ×1〕/5

（吴永会）

实习二十七　疾病频率测量

(一) 实习目的

深入理解流行病学调查分析中常用疾病频率测量指标的概念，通过课题讨论与计算，掌握常用疾病频率测量指标的应用条件和计算方法。

(二) 参考学时

6 学时

(三) 实习内容

流行病学研究中常用的疾病频率测量指标包括发病频率测量指标、患病频率测量指标、死亡频率测量指标。

发病频率测量指标包括发病率、累积发病率、发病密度、罹患率、续发率；患病频率测量指标包括患病率、感染率；死亡频率测量指标包括死亡率、病死率、生存率。

请复习上述指标的概念、应用条件和计算方法。

课题一

某地 2000 年年初人口为 2536 人，7 月 1 日人口为 2525 人，年末人口为 2514 人，2000 年该地某病发病情况见图 27-1。

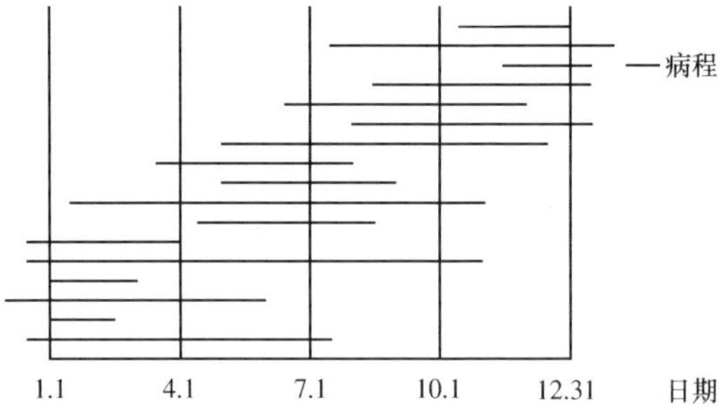

图 27-1　2000 年某病发生情况

问题 1　请计算 2000 年 1 月 1 日、2000 年 7 月 1 日、2000 年 12 月 31 日该病的患病率；

2000 年 1 月 1 日患病率＝(6÷2536)×1000‰

2000 年 7 月 1 日患病率＝(8÷2525)×1000‰

2000 年 12 月 31 日患病率＝(5÷2514)×1000‰

问题 2　请计算该病 2000 年的期间患病率、2000 年的发病率。2000 年期间患病率＝(17÷2525)×1000‰

2000 年的发病率＝(11÷2525)×1000‰

课题二

某地自 1998 年开始进行肿瘤登记报告工作，搜集恶性肿瘤发病资料和死亡资料。2000 年登记的新发肺癌共 5612 例，其中男性 3847 例，女性 1765 例；2000 年共死亡肺癌 4916 例，其中男性 3388 例，女性 1528 例。该地常住人口 1083 万，男性人口 559 万，女性人口 524 万。

问题 1　请计算 2000 年该地肺癌的分性别和总的发病率及死亡率。

2000 年男性肺癌的发病率＝3847÷55.9×10 万/10 万

2000 年女性肺癌的发病率＝1765÷52.4×10 万/10 万

2000 年肺癌的发病率＝5612÷108.3×10 万/10 万

2000 年男性肺癌的死亡率＝3388÷55.9×10 万/10 万

2000 年女性肺癌的死亡率＝1528÷52.4×10 万/10 万

2000 年肺癌的死亡率＝4916÷108.3×10 万/10 万

问题 2　选择合适的表和图表示男女肺癌的发病率及死亡率。

选择组合表和复式直条图表示男女肺癌的发病率和死亡率。

问题 3　试述肺癌发病和死亡的性别分布特征。

男性肺癌的粗发病率和粗死亡率高于女性。

问题 4　试述发病率和死亡率的用途。

发病率和死亡率的用途见《流行病学》第 6 版教材。

课题三

北京地区实施人群心血管病动态监测(MONICA)方案,其中中关村地区包括 15 个区居委会,监测人群为 37695 人,1984－2000 年中关村地区急性冠心病事件的发病及死亡资料见表 27-1。

表 27-1　1984～2000 年中关村地区急性冠心病事件病死率变化趋势

年份	院内就诊数	院内死亡数	院内病死率(%)	院外死亡数	死亡总数
1984～1989	32	14		20	34
1990～1995	71	26		26	52
1996～2000	74	23		25	48
合计	177	63		71	134

问题 1　请计算 1984～2000 年中关村地区急性冠心病事件的病死率、院内病死率、院外死亡构成比。

急性冠心病事件总病死率＝(71＋63)÷(177＋71)×100%

急性冠心病事件院内病死率＝63÷177×100%

急性冠心病事件院外死亡构成比＝71÷(71＋63)×100%

问题 2　请计算 16 年间中关村地区急性冠心病事件平均年发病率、平均年死亡率。

平均年发病率＝(177＋71)÷(37 695×16)×1000‰

平均年死亡率＝134÷(37 695×16)×1000‰

问题 3　试述中关村地区急性冠心病事件院内病死率 16 年间变化,并用图表示。

随着医疗水平不断提高,介入治疗等先进技术的应用,急性冠心病事件院内病死率呈下降趋势,选择线图表示。

课题四

为研究职业状况与冠心病的关系,1965～1967 年开始对 Framingham Heart Study 中经鉴定无冠心病的 45～64 岁 387 名职业女性和 580 名职业男性随访 8 年观察冠心病的发生情况,随访过程中无失访、死亡和中途加入者,资料见表 27-2。

表 27-2　8 年间不同性别不同职业人群的冠心病发病情况

职业	女性			男性		
	随访例数	发病数	发病率(%)	随访例数	发病数	发病率(%)
白领	77	4		116	23	
办事员和售货员	142	15		104	6	
蓝领	168	11		360	45	
合计	387			580		

问题 1 计算不同性别不同职业人群 8 年间冠心病的累积发病率，填入表中相应栏内。

计算结果略。

问题 2 选择合适的图表示冠心病在不同性别不同职业人群的发病水平。

复式直条图表示冠心病在不同性别不同职业人群的发病水平。

问题 3 对结果进行比较分析，试述冠心病在不同职业人群、不同性别的分布特征。

在职业女性中，办事员和售货员的发病率是白领和蓝领的 2 倍，$P>0.05$；而在职业男性中，白领的发病率较高，蓝领和办事员较低，$P<0.05$。只有办事员和售货员的发病率是男性低于女性。

课题五

为研究 2 型糖尿病与冠心病的关系，对经鉴定无冠心病的 39 岁以上的 6032 名女性和 5612 名男性 2 型糖尿病患者(符合世界卫生组织诊断标准)随访 4 年，在观察期间内有 881 名 2 型糖尿病患者首次发生冠心病，资料见表 27-3。

表 27-3 2 型糖尿病患者中冠心病及其 2 类亚型的发病率

疾病	男性			女性		
	病例数	观察人年	发病密度(1/1000 人年)	病例数	观察人年	发病密度(1/1000 人年)
冠心病	449	13 837		432	15 232	
急性心肌梗死	164	13 837		88	15 232	
致死性冠心病	38	13 837		14	15 232	

问题 1 计算参加此项研究的人群中冠心病及 2 类亚型的发病密度，填入表中相应栏内。

计算结果略。

问题 2 试述参加此项研究的人群中冠心病及 2 类亚型发病的性别分布特征。

男性发病水平高于女性。

课题六

1988 年初上海市发生了一起甲型肝炎暴发。为了解这次甲肝流行的人群分布特点、流行原因和隐性感染情况等，研究者在上海市长宁区以整群抽样方法询问调查了 1649 名居民，并采集了 470 份血清通过检测抗 HAIgM、抗 HAIgG 进行血清流行病学研究。人群罹患甲肝资料见表 27-4，人群血清学资料见表 27-5。

表 27-4 1649 名居民年龄和性别甲肝罹患率

年龄组(岁)	全人口			男性			女性		
	人数	病例数	罹患率(%)	人数	病例数	罹患率(%)	人数	病例数	罹患率(%)
0～	172	3		78	0		94	3	
10～	127	8		71	6		56	2	
20～	225	38		116	19		109	19	
30～	400	42		217	22		183	20	
40～	164	4		82	1		82	3	
50～	187	0		86	0		101	0	
60～	206	0		79	0		127	0	
70～	168	0		77	0		91	0	
合计	1649	95		806	48		843	47	

表 27-5　470 名居民血清检测结果

年龄组	检测人数	抗 HAIgG 阴性数	抗体阴性率(%)	病例数	隐性感染者数*	感染率(%)	隐性感染率(%)
0～	42	34		1	2		
10～	41	32		4	3		
20～	58	34		7	1		
30～	102	24		8	1		
40～	48	4		1	1		
50～	58	4		0	0		
60～	75	6		0	1		
70～	46	4		0	0		
合计	470	142		21	9		

* 隐性感染者为抗 HAIgM 阳性的无临床症状者

问题 1　计算调查人群的甲肝罹患率，填入表 27-4 中相应栏内。

计算结果略。

问题 2　应用罹患率和病例构成比描述该次甲肝暴发的年龄分布特征，并用图表示。

甲型肝炎罹患率为 5.76%，发病以青壮年为主，发病高峰年龄在 20～29 岁和 30～39 岁，其次为 10～19 岁。这三个年龄组病例数占整个病人总数的 92.63%。分别选择直方图、百分条图或圆图表示。

问题 3　比较分析该次甲肝暴发的性别分布特征。

男女性别之间罹患率差别无显著意义($P>0.05$)。

问题 4　计算检测人群中抗 HAIgG 阴性率、抗 HAIgG 阴性人中隐性感染率及感染率，填入表 27-5 中相应栏内。

计算结果略。

问题 5　试述人群对甲肝的易感性及其年龄分布特征，并讨论该次甲肝暴发所见年龄分布特征的原因。

人群对甲肝的易感性平均为 30.21%。随着年龄的增加，易感性逐渐下降。

课题七

为进一步了解甲肝疫苗对甲肝病人密切接触易感者应急保护的效果，自 1996～1999 年，研究者对某市甲肝病人接诊后及时访视，并定期随访，对其密切接触者接种甲肝疫苗后续发病情况进行了观察。

某市 1996～1999 年共发生甲肝病人 1046 例，其中住院病人 970 例。4 年内共观察甲肝病人的密切接触者 1487 例，续发病人 6 例。住院甲肝病人的密切接触者 1364 例，其中接种甲肝疫苗 1123 例，无续发病例；未接种疫苗者 241 例，续发 2 例。首发病人未住院的密切接触者 123 例，接种甲肝疫苗 85 人，续发 1 人；未接种 38 人，续发 3 人，见表 27-6。

问题 1　分别计算甲肝病人密切接触者、住院与未住院病人接触者、住院病人接触者中进行与未进行应急接种疫苗者、未住院甲肝病人的密切接触者中接种与未接种甲肝疫苗的续发率，并选择合适的统计图进行比较。

计算结果略。

首发病例未住院其密切接触者续发率是住院的 22.3 倍，有显著差异($P<0.05$)。首发病人未住院的密切接触者中未接种甲肝疫苗者续发率是接种的 6.7 倍，有显著差异($P<0.05$)。

表 27-6 甲肝病人密切接触者续发率

年龄组(岁)	住院病人接触者			未住院病人接触者		
	观察数	续发数	续发率(‰)	观察数	续发数	续发率(‰)
0～	141	0	—	10	0	
5～	236	0	—	20	0	
10～	256	0	—	21	2	
15～	141	0	—	16	0	
20～	274	1		32	1	
25～29	316	1		24	1	
合计	1364	2		123	4	

选择复式直条图。

问题 2　计算住院与未住院病人接触者各年龄组的续发率，填入表 1-6 中相应栏内。试述续发病例的年龄分布特征。

计算结果略。

续发病例主要集中于 10～29 岁。

问题 3　计算甲肝病人住院后密切接触者接种甲肝疫苗阻断其续发甲肝的保护率。

保护率指接种甲肝疫苗后人群的保护效果，即保护率＝(未接种甲肝疫苗者发病率-接种甲肝疫苗者发病率)/未接种甲肝疫苗者发病率×100％。

计算结果略。

课题八

甲乙两县年龄别人口数及肺癌死亡资料见表 27-7，2004 年某地农村居民肺癌年龄别粗死亡率与世界标准人口数见表 27-8。

问题 1　分别以世界标准人口数和两县各年龄组合计人口数为标准人口，采用直接法计算并比较两县肺癌标准化死亡率。

计算结果略，方法参见《卫生统计学》第 5 版 308 页。

问题 2　请计算 2004 年某地农村居民肺癌世界人口标化率，采用直接法进行计算。

计算结果略，方法参见《卫生统计学》第 5 版 308 页。

表 27-7 甲乙两县年龄别人口数及肺癌死亡率

年龄组	甲县				乙县			
	人口数	人口构成(%)	死亡数	死亡率(1/10 万)	人口数	人口构成(%)	死亡数	死亡率(1/10 万)
0～	1317673	65.2	0	0.0	1294364	65.8	0	0.0
30～	183707	9.1	12	6.5	216974	11.0	25	11.5
40～	188759	9.3	91	48.2	187860	9.6	125	66.5
50～	155210	7.7	306	197.2	143403	7.3	343	239.2
60～	107920	5.3	459	425.3	85766	4.4	369	430.2
70～	67703	3.4	291	429.8	38753	2.0	170	438.7
合计	2020972	100.0	1159	57.3	1967120	100.0	1032	52.5

表 27-8 2004 年某地农村居民肺癌年龄别粗死亡率与世界标准人口数

年龄(岁)	2000 年世界标准人口	年龄别粗死亡率	年龄(岁)	2000 年世界标准人口	年龄别粗死亡率
0～4	8800	1.33	50～54	5400	30.06
5～9	8700	0.20	55～59	4600	52.78
10～14	8600	0.00	60～64	3700	80.58
15～19	8500	0.10	65～69	3000	115.17
20～24	8200	0.50	70～74	2200	179.53
25～29	7900	0.81	75～79	1500	209.58
30～34	7600	2.41	80～84	900	215.26
35～39	7200	4.84	85～	600	251.12
40～44	6600	7.74	合计	100 000	22.61
45～49	6000	15.83			

（鲍春丹）

实习二十八　描述性研究

（一）实习目的

学习描述性研究在病因探索中的作用，了解其原理、用途、设计的主要内容和优缺点。

（二）参考学时

4 学时。

（三）实习内容

描述性研究(descriptive study)：又称描述流行病学，是指利用常规监测记录或通过对专门调查获得的数据资料包括实验室检测结果，按不同地区、不同时间及不同人群特征分组，描述人群中疾病或健康状态或暴露因素的分布情况，在此基础上进行比较分析，获得疾病三间分布的特征，进而提出病因假设和线索。它是流行病学研究工作的起点，也是其他流行病学研究方法的基础。描述性研究中，除现况研究外，尚包括监测、生态学研究等方法。

课题一

美国宾夕法尼亚州甲型肝炎暴发调查

1. 概述　2003 年 10 月至 12 月间，在美国宾夕法尼亚州发生了一起由食源性感染造成的急性病毒性肝炎的暴发，通过宾夕法尼亚州电子疾病检测系统找到的 601 个甲肝患者中，3 人已死亡，有至少 124 人住院治疗。其中 425 人回忆曾在河狸县的一家餐厅(A 餐厅)用餐 1 次，其中 356(84%)人用餐时间是在 10 月 3 日至 10 月 6 日间，284 人(67%)用餐时间是在 10 月 4 日或 5 日。据估测在 3～6 日这四天里，餐厅总供应食物 1986 份，罹患率达 17.9%。A 餐厅所有的工作人员都接受了 FDA 人员的检查，没有人被确认是造成暴发的感染源。对甲肝患者的血液进行序列分析，均发现甲肝病毒的 RNA 序列。

问题 1　如何定义本次甲肝暴发中的病例？

本次暴发病例的定义为：在 2003 年 10 月 1 日至 12 月 1 日之间出现的急性甲型病毒性肝炎临床症状的患者，所有病人曾在发病前 2～6 星期(与甲肝的潜伏期相同)在宾夕法尼亚州河狸县 A 餐厅就餐，并且血清学检测发现甲肝病毒抗体 IgM，血液序列分析发现甲肝病毒 RNA 序列。

问题 2　如果 12 月底你作为流行病学专家去现场参加调查并处理疫情，你准备做哪些工作？

(1) 根据临床特征，结合实验室证据判断暴发信息的确凿性；

(2) 准备和组织相关人员及所需物资，包括：统一的领导指令，充足的物资筹备与后勤供应，相关的临床专家及实验室检测人员；

(3) 迅速开展现场调查：包括高危人群的安全预防，病例发现，采集生物学标本，个案调查，探索传染源和传播途径等；

(4) 进行资料整理：描述疾病发生症状，计算疾病症状、体征的频率，计算罹患率、人群感染率等；

(5) 确定暴发终止并上报文字总结。

2. 流行特征

(1) 地区分布：病例主要流行于宾夕法尼亚州的河狸县，以及曾到河狸县的餐厅用餐的附近居民中。其中宾夕法尼亚本地居民为 527 人(87.69%)。同期，其他 7 州的 CDC 报告的 74 名甲肝患者均回忆曾在 A 餐厅就餐。

(2) 时间分布：甲型病毒性肝炎的潜伏期一般为15～50天，对宾夕法尼亚州全部甲肝病人发病日统计分析可见：多数病例发生在2003年10月15日至11月27日之间，从10月18日起病例数迅速上升后下降，10月31日～11月4日达到顶峰，流行曲线呈单峰(图28-1)。

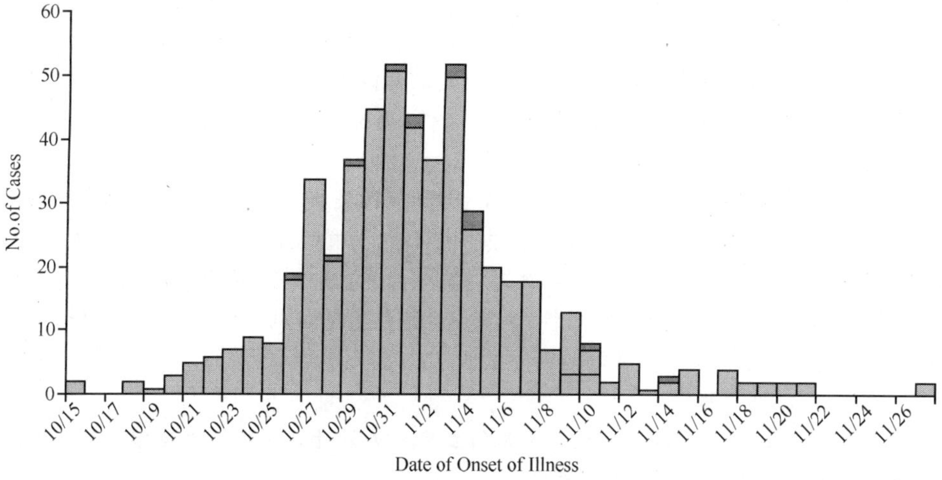

图28-1　美国宾夕法尼亚州2003年10～11月急性病毒性肝炎发病时间分布情况
(2005, Charlotte Wheeler)

(3) 人群分布：病例主要为曾在A餐厅就餐的顾客，年龄分布<1～82岁，年龄中位数为34岁，就餐日期分别为10月3日前23例(5%)，3日20例(5%)，4日187例(44%)，5日97例(23%)，6日52例(12%)，6日以后46例(11%)。

问题3　从以上疾病的三间分布能否找到可疑的病因线索，形成初步的病因假设？

从以上疾病的三间分布可以看出，本次甲型病毒性肝炎的暴发属于食源性的暴发，主要与宾夕法尼亚州河狸县A餐厅的食物有关，但尚不能确定导致疾病暴发的食物种类，欲得到进一步的病因线索还需对A餐厅食物的种类、吃过每种食物的顾客甲肝的发生率，以及食用不同食物相对危险度计算等才能获得。

问题4　请联系本案例讲述现况研究的主要目的和用途？

现况研究的主要目的和用途：掌握目标群体中疾病或健康状况的分布；提供疾病病因研究的线索；确定高危人群；评价疾病监测、预防接种等防治措施效果。

问题5　现况研究的调查方法有哪些？分别的适用条件？

普查：调查特定时点或时期、特定范围内的全部人群(总体)。

抽样调查：指从某人群总体中按一定原则抽取部分有代表性的个体(样本)进行调查，用这部分样本的调查结果推算出该人群总体某病患病率或某些特征情况。(抽样调查的种类及应用略)

课题二

吸烟与肺癌的关系研究

1. Doll和Hill关于吸烟与肺癌关系研究　在英格兰和威尔士，由登记记录显示肺癌死亡人数发生显著增加。从1922～1947年之间，每年的肺癌死亡数从612例增加到9287例，后者约为前者的15倍。这种增长趋势，也许与老龄人口比例增加有关，于是采用标准化死亡率，之后显示以下变化趋势：在1901～1920年，男性1.1/10万，女性0.7/10万；1936～1939，男性10.6/10万，女性2.5/10万。1921～1930年和1940～1944年相比，45岁以上男性肺癌死亡率增加了6

倍,女性肺癌死亡率增加了3倍。在瑞士、丹麦、美国、加拿大、澳大利亚、土耳其和日本的肺癌死亡率均表现为增加的趋势。

问题1 上述调查研究属于一种什么性质的流行病学研究?该研究有哪些特点?

现况研究。

现况研究开始时一般不设有对照组;现况研究是对特定时间或期间的研究;现况研究在确定因果联系时受到限制;现况研究对不会发生改变的暴露因素可以做因果推论;现况研究可以用现在的暴露(特征)来替代或估计过去情况的条件;现况研究定期重复进行可以获得发病率资料。

有学者提出肺癌流行主要原因可能有两个:①大气污染:包括汽车尾气、柏油马路表面的灰尘、天然气、工业污染和燃煤等;②吸烟:在过去的50年,人群吸烟率大大增加。举例来说,德国学者Muller(1939年)研究报告:调查86例男性肺癌患者,其中56例重度吸烟者,有3例不吸烟;另外选择86例相同年龄组健康男性,只有31例重度吸烟,14例不吸烟。同样,美国学者Schrek(1950年)研究报告,82例肺癌的男性患者,14.6%不吸烟,相对的522例男性上呼吸道和消化道肿瘤中,23.9%不吸烟。

问题2 对于未知原因的疾病,现况研究的主要任务是什么?根据上述学者提出的肺癌流行主要原因可推测肺癌高发的原因是什么?

现况研究的主要任务是寻找病因线索。

吸烟是目前与肺癌发病相关度最高的因素,虽然不是100%吸烟的人都会得肺癌,但是吸烟人群中肺癌的发病率较之普通人群要高大概20倍,并且吸烟越多,发生肺癌的概率越大。此外,近年来肺癌的发病率逐渐走高,一个很重要的原因就是随着全球工业化的发展,大气质量随之下降,煤和石油等工业燃料释放出3,4-苯丙芘等可致癌的有害气体,工业发达的地区肺癌发病率高于工业不发达地区,城市高于农村,近郊高于远郊。另外室内装修引起的氡气污染(一种放射性气体,无色无味,主要由花岗岩等装饰材料释放),目前被认为是不吸烟人群中引发肺癌的首因。

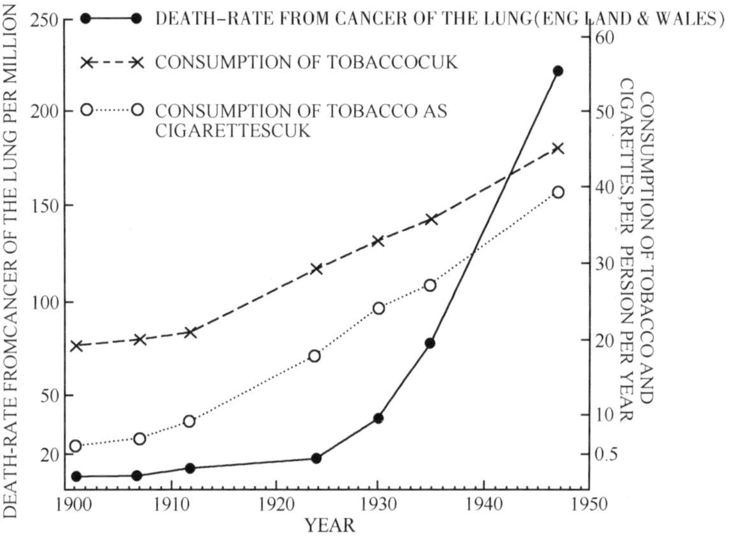

图28-2 英国肺癌死亡率和烟草消耗量(Doll& Hill,1950)

问题3 由图28-2所示,英国肺癌死亡与烟草消耗量之间有怎样的关系?由此研究进行病因推断会存在哪些偏倚?如何对研究中出现的偏倚进行有效的控制?

由图28-2可见,从1900年至1950年英国肺癌死亡率与烟草的消耗量变化一致,都呈逐渐升高的趋势,并且自1920年至1950年,肺癌死亡率升高显著,由此可推断:吸烟可能是导致肺癌发生的危险因素。

本研究为现况研究，可能存在的偏倚包括：无应答偏倚、幸存者偏倚、回忆偏倚、调查偏倚和测量偏倚等。

现况偏倚的控制：

(1) 严格遵照抽样方法要求，确保随机化原则；

(2) 提高研究对象的依从性和受检率；

(3) 正确选择测量工具和检测方法

(4) 培训调查员，统一标准和认识

(5) 做好资料的复查复核工作

(6) 选择正确的统计分析方法，辨析混杂因素。

2. 美国1930～2000年间肺癌死亡率的监测数据　根据系统综述的结果，吸烟可以导致多器官肿瘤的发生，包括肺癌、胃癌、胰腺癌、前列腺癌、肝癌等。另外与心血管疾病、呼吸系统疾病以及其他疾病有关。以现在的吸烟率计算，全球每年因吸烟而导致的死亡在400万～500万；21世纪因吸烟而导致的死亡将达到10亿(相对于20世纪的1亿)。图28-3是美国1930～2000年间的各种相关肿瘤死亡率调查。图28-4为美国肺癌的监测数据及美国烟草消耗量的数据。

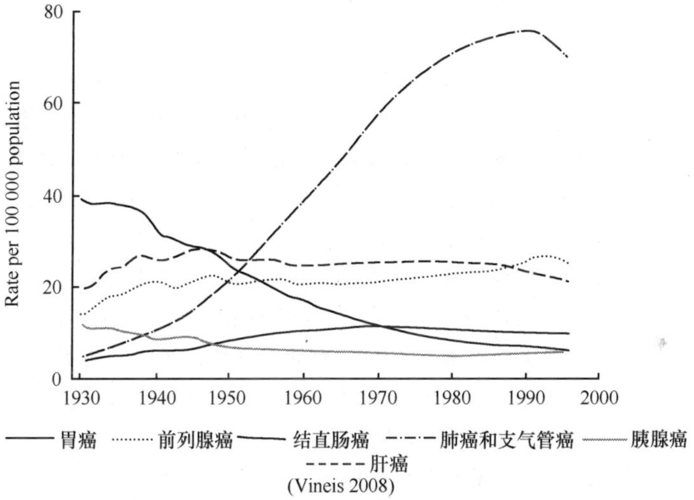

图28-3　美国各种癌症死亡率的监测数据

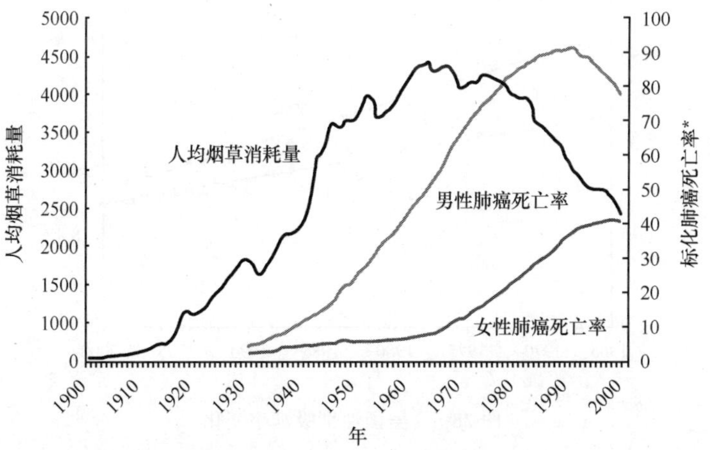

图28-4　美国肺癌的监测数据年及美国烟草消耗量的数据(American Cancer Society,2005)

问题 4　疾病监测数据作为描述性研究有什么用途？根据疾病监测数据可以看出肺癌的死亡率长期趋势是怎样的？是否存在性别差异？

疾病检测数据可反映不同地区，不同时间及不同人群疾病特征的分布，能够把疾病的分布情况真实地描绘、叙述出来，并为解揭示因果关系提供最基础的依据。

根据疾病检测的数据可以观察到 1930～2000 年间，美国前列腺癌、结直肠癌、胰腺癌和肝癌的死亡率变化不大，胃癌死亡率呈明显的下降趋势，肺癌和支气管癌的死亡率明显增加，1990 年达到高峰。

男性肺癌死亡率与女性肺癌死亡率变化一致，在 1990 年以前都呈升高趋势，男性一直高于女性，并且死亡率高峰较女性提前。

问题 5　根据烟草消耗量与肺癌死亡率的生态学趋势研究结果，可以得出什么结论？烟草消耗量的高峰和肺癌死亡率的高峰在时间上是否一致，为什么？

根据烟草消耗量与肺癌死亡率的生态学趋势研究可以发现，1900～2000 年间，美国肺癌死亡率的变化曲线与人均烟草消耗量的变化曲线基本相符，尤其是男性肺癌死亡率的变化与人均烟草消耗的变化相一致，提示吸烟可能是导致人群肺癌发生的主要危险因素。

烟草消耗的高峰和肺癌死亡率的高峰在时间上并不一致，提示肺癌发生是烟草的有害物质在体内不断积累，经过一段的时间后导致肺癌发生。烟草暴露时间在前，肺癌发生在后，提示时间上两者互为因果关系。

3. 国家制定限制吸烟法律后吸烟率及肺癌死亡率的变化　根据基础研究，烟草含有多种癌混合物，吸烟过程中可产生 60 多种致癌物质，其中与肺癌关系密切的主要有多环芳烃类化合物、砷、苯及亚硝胺。因吸烟有害健康，欧美国家已经制定并实施了严格的限制吸烟法律。进入 20 世纪 70 年代后，英美等西方国家的吸烟率持续下降，美国吸烟率变化如图 28-5，美国肺癌和支气管癌 1950～1996 年人群标化死亡率如图 28-6。

问题 6　请描述国家制定限制吸烟法律后对美国吸烟率的影响？

由图 28-5 可见：国家制定限制吸烟法律后，美国男性和女性的吸烟率明显下降。

问题 7　美国吸烟率性别差别？吸烟率的性别差别与肺癌死亡率的关系？

由图 28-5 可见，男性的吸烟率一直高于女性，但自 1970 年以后都明显下降。由图 28-6 可见：曾经吸烟与正在吸烟的人群越来越少，从不吸烟的人群越来越多。由图 28-7 可见：女性的肺癌死亡率始终低于男性，这与男性吸烟较女性更多有关。

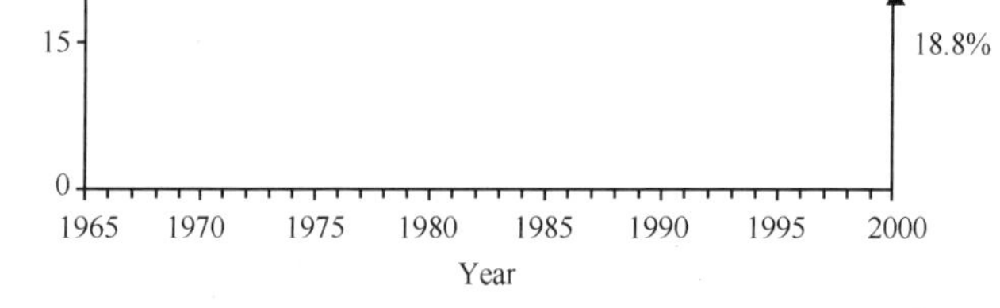

图 28-5　美国性别吸烟率变化

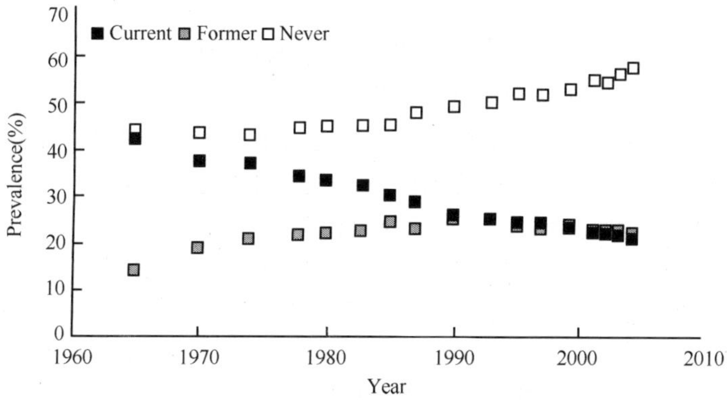

图 28-6　美国成人吸烟率的变化(Brunnhuber 2007)

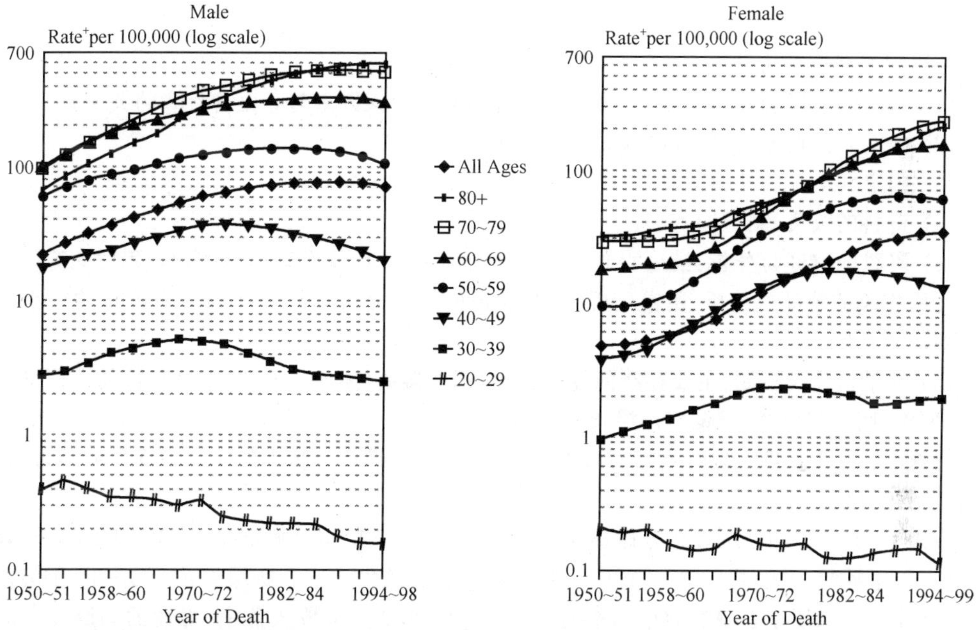

图 28-7　美国肺癌和支气管癌 1950～1996 年人群标化死亡率(1/百万)(Wingo，1999)

问题 8　美国肺癌和支气管癌 1950～1996 年人群标化死亡率各年龄组变化趋势如何？根据此变化趋势，请你提出肺癌的进一步防控措施？

自 1970 年后，50 岁以下的青年人肺癌死亡率明显下降，这与烟草消耗量的变化是一致的，50 岁以上的老年人肺癌死亡率也有所降低，但不如 50 岁以下的人群变化明显，可能因吸烟暴露的时间过长，已经造成肺部的器质性病变。

肺癌的防控措施：

(1) 控制吸烟：①加强宣传；②制定法律和相关条例禁止吸烟；③提高烟税和卷烟的价格。

(2) 改善环境：控制大气污染，加强居室内的有效通风，采用空气净化装置，选用环保型室内装修材料，烹调时选择合适的油类并使用油烟机，预防吸入有害气体等。

(3) 开展劳动卫生和加强职业防护工作，预防职业性肺癌。

(4) 对高危人群进行人群筛检，做到早发现、早诊断、早治疗。

课题三

心血管疾病及其危险因素

1. 血清胆固醇与心血管疾病的关系 早在20世纪初期，动物实验就显示，给动物喂食高胆固醇饮食以后，它们的动脉血管壁上就会出现斑块。那时，感染性疾患是导致美国及其他国家人口死亡的主要病因。然而，一些研究数据显示，提高血清胆固醇的水平能增加冠心病的发病率。1920～1940年，美国因心血管疾病致死的人数开始超过感染性疾患致死的人数，成为死因排名第一的疾病。美国国立卫生院为了研究心血管疾病的流行病学特点——患病率、发病率与病因，在马萨诸塞州的弗明汉建立了一项心血管研究项目。我们所知道的大部分心血管危险因素来源于弗明汉医学研究，它始于20世纪40年代晚期。

1950年1月1日，在弗明汉开展了横断面调查，目标人群为30～59岁年龄组，研究可能的环境因素和个人因素与心血管疾病的关系。

问题1 如果你作为流行病学专家去开展本次调查，请你设计一个调查方案？调查中可能出现的偏倚有哪些？

应用现况研究的方法：

(1) 明确调查目的和类型：研究可能的环境因素和个人因素与心血管疾病的关系；

(2) 确定研究对象：目标人群为30～59岁年龄组；

(3) 确定样本量和抽样方法；

(4) 资料的收集：制定调查表；

(5) 资料的整理与分析：描述心血管疾病的三间分布，计算发病率、患病率、死亡率等。

运用相关的统计学分析、逻辑分析、专业知识的推理分析等分析影响疾病分布的因素及因素与疾病的关联。

(6) 常见偏倚及控制：主要存在的偏倚包括：选择偏倚(无应答偏倚、幸存者偏倚)、信息偏倚(报告偏倚、回忆偏倚、测量偏倚)、混杂偏倚等。

问题2 通过不同年龄及性别间的患病率比较，可以得出动脉硬化心脏病随年龄如何变化，性别差别怎样？

由表28-1数据可见：无论男性还是女性，45～62年龄组动脉硬化心脏病患病率普遍高于30～44年龄组，即随着年龄的增加，动脉硬化心脏病的患病率有所增加；在30～44年龄段人群中，女性的动脉硬化心脏病的患病率稍高，而在45～62年龄段人群中，男性的动脉硬化心脏病的患病率明显高于女性。

表28-1 动脉硬化心脏病患病率(年龄、性别)

年龄	男性			女性		
	检测人数	患病人数	患病率(%)	检测人数	患病人数	患病率(%)
总数	2024	48	2.37	2445	28	1.15
30～44	1083	5	0.46	1317	7	0.53
30～34	335	2		389	1	
35～39	390	2		491	1	
40～44	358	1		437	5	
45～62	941	43	4.57	1128	21	1.86
45～49	313	5		379	3	
50～54	319	18		365	8	
55～59	236	15		321	8	
60～62	73	5		63	2	

(DAWBER,1957)

问题 3　不同类型动脉硬化心脏病在人群(年龄、性别)分布的差异?

由表 28-2 数据可以看出:无论男性、女性,心绞痛型的动脉硬化心脏病人所占百分比都高于心肌梗死型,在女性中差别尤其显著。在 30～44 年龄组,男性中心肌梗死病人与心绞痛类型的病人所占百分比基本相同;而在女性中,很少发生心肌梗死,主要以心绞痛型为主。在 45～62 年龄组,男性心绞痛型百分比稍高于心肌梗死,女性仍以心绞痛型为主。

表 28-2　不同类型动脉硬化心脏病检测结果(年龄、性别)

诊断	男性			女性		
	总数	30～44	45～62	总数	30～44	45～62
总数	48	5	43	28	7	21
心肌梗死	17(35.42%)	2(40.00%)	15(34.88%)	1(3.57%)	—	1(4.76%)
心绞痛	20(41.67%)	2(40.00%)	18(41.86%)	18(64.29%)	5(71.43%)	13(61.90%)
仅有心电显示可能发生心肌梗死	11(22.92%)	1(20.00%)	10(23.26%)	9(32.14%)	2(28.57%)	7(33.34%)

(DAWBER, 1957)

2. 冠心病的常规危险因素　冠心病患者常规危险因素包括吸烟、糖尿病、高脂血症和高血压。本研究计划于 2002～2003 年间,调查冠心病的 4 个常规危险因素在冠心病患者中的流行情况。调查对象选择了过去 10 年来 14 个临床试验中心登记的冠心病患者 122 458 人,其中 ST 段抬高心肌梗死患者 76 716 人,不稳定性心绞痛不伴 ST 段抬高心肌梗死患者 35 527 人,经皮冠脉介入治疗患者 10 215 人。调查结果见表 28-3(图 28-8,图 28-9,表 28-4)。

表 28-3　冠心病常规危险因素发生率

	女性(n=34589)	男性(n=87869)		女性(n=34589)	男性(n=87869)
ST 段抬高 MI	19513	57203	高血压,例数,(%)	19271(55.9)	33624(38.4)
不稳定心绞痛/非 ST 段抬高 MI	12367	23160	风险因素,例数,(%)		
经皮冠脉介入治疗	2709	7506	0	5118(15.4)	16454(19.4)
年龄,均数(SD)	66.1(11.2)	59.9(11.6)	1	12348(37.2)	36539(43.0)
近期吸烟,例数,(%)	10107(29.5)	36301(41.6)	2	11025(33.2)	23622(27.8)
糖尿病,例数,(%)	7989(23.2)	13424(15.3)	3	4310(13.0)	7558(8.9)
高血脂,例数,(%)	13335(39.6)	29252(34.1)	4	437(1.3)	787(0.9)

注:MI,心肌梗死

女性和男性之间所有差异均具有统计学显著性,$P<0.001$

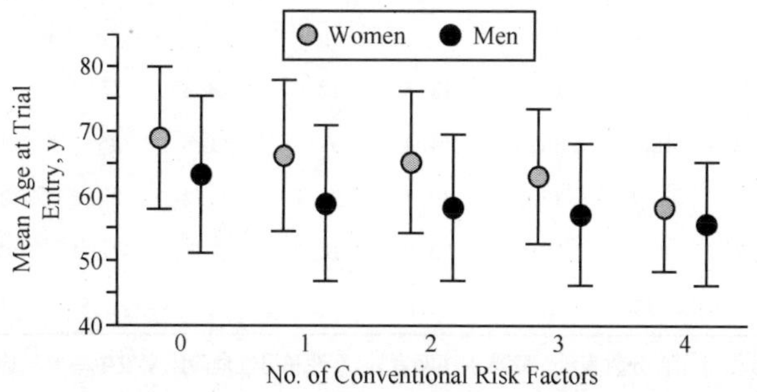

图 28-8　冠心病常规危险因素与入选年龄的关系

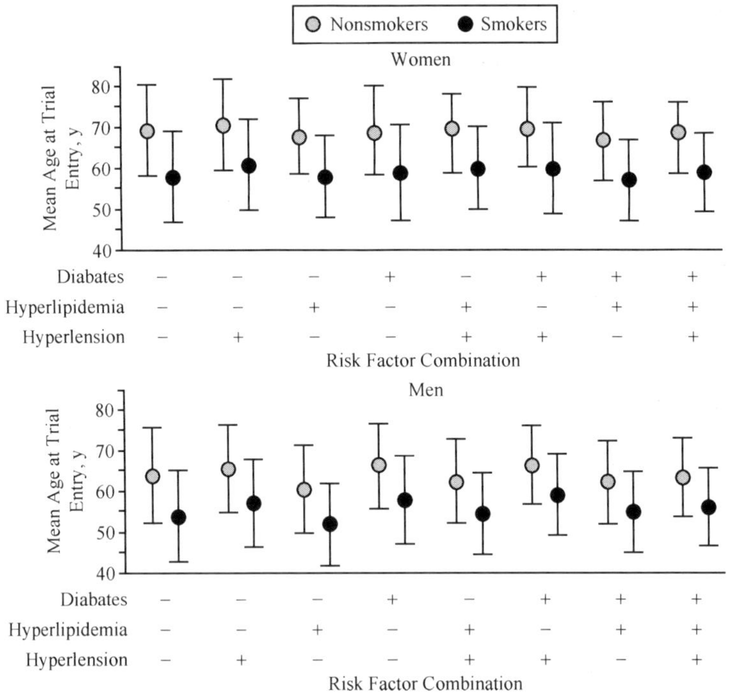

图 28-9　不同吸烟状态冠心病常规危险因素与入选年龄的关系(Khot,2003)

表 28-4　不同年龄和性别患者常规危险因素的发生率*

	年龄,岁									
	≤45		46～55		56～65		66～75		>75	
	女性	男性	女性	男性	女性	男性	女性	男性	女性	男性
个体危险因素										
例数	1 623	10 531	4 608	21 632	8 858	25 666	12 285	22 215	7 215	7 825
目前吸烟	72.0	71.7†	57.9	58.7†	38.9	39.8†	19.1	23.3	7.9	11.8
糖尿病	17.8	7.4	19.7	12.1	24.1	16.9	25.2	19.2	22.0	18.4
高脂血症	33.2	37.0‡	41.0	38.5‡	45.0	36.3	42.2	30.7	29.1	20.4
高血压	37.1	25.3	46.8	33.6	54.6	40.5	6.01	45.1	60.2	43.1
危险因素总数										
数据完整例数	1 569	10 251	4 453	20 996	8 524	24 817	11 807	21 411	6 885	7 485
危险因素数										
0	9.4	11.4	10.7	13.3	12.0	18.4	15.8	24.6	23.3	35.5
1	41.9	48.0	35.5	44.4	34.5	41.8	36.4	41.5	41.7	40.7
2	30.8	29.8	35.1	30.1	34.7	29.2	34.6	26.0	28.1	19.3
3	15.2	9.9	16.3	10.8	16.7	9.5	12.4	7.4	6.7	4.2
4	2.7	0.9	2.5	1.3	2	1.1	0.8	0.6	0.2	0.2

*除非另有说明,所有数据都用百分数表示。除特别注明者外,女性和男性危险因素发生率差异均具统计学显著性 $P<0.001$

†女性和男性危险因素发生率差异无显著性

‡女性和男性危险因素发生率差异具有统计学显著性 $P<0.01$

(Khot,2003)

问题 4　冠心病常规危险因素不同性别分布的差别？

女性冠心病患者危险因素由高至低排序为：高血压(55.9%)＞高血脂(39.6%)＞近期吸烟(29.5%)＞糖尿病(23.2%)，由此可见，高血压在女性冠心病患者中分布最高，高血脂次之，吸烟者仅占总病例数的 23.2%，糖尿病例数最少。男性冠心病患者危险因素由高至低排序为：近期吸烟(41.6%)＞高血压(38.4%)＞高血脂(34.1%)＞＞糖尿病(15.3%)，因此，男性冠心病患者中分布最高的是吸烟，高血压和高血脂次之。糖尿病例数最少。

问题 5　冠心病常规危险因素在不同性别各年龄组分布的总体情况？

≤45 岁的女性冠心病患者吸烟率较高(72%)，高血压和高血脂次之，糖尿病分布最少，46～55 岁的女性冠心病患者各危险因素分布的排序与≤45 岁组相同，但吸烟率略有减少，可见在较低年龄的女性冠心病患者中，起主要作用的危险因素为吸烟；56～65 岁组，高血压分布最高，并且随着年龄段的升高，高血压分布逐渐增加，吸烟率逐渐降至最低，可见在较高年龄的女性冠心病患者中，起主要作用的危险因素为高血压。

与女性相似，≤45 岁的男性冠心病患者吸烟率较高(71.7%)，高血脂次之，糖尿病分布最少，56 岁以后高血压成为主要危险因素，且随着年龄增长，高血压的分布不断增加吸烟率逐渐减少。

问题 6　吸烟对冠心病在不同年龄性别组的影响？

在较低年龄组(＜55 岁)，无论男性、女性，吸烟都是导致冠心病发生的主要危险因素，随着年龄增长，吸烟率有所降低，高血压和高血脂成为较高年龄组(≥56 岁)冠心病发生的主要危险因素。

3. 生活方式改变后美国 1965～2001 年间冠心病死亡率监测　50 年前，美国冠心病的死亡率一度曾上升很快，自 60 年代开始，冠心病的死亡率则有大幅度的下降，直到现在。目前美国男女冠心病的死亡率每年平均下降幅度为 3%，在其他一些工业化国家如澳大利亚、新西兰、芬兰等也有类似的情况。对于冠心病死亡率下降的原因，一些学者认为，主要归于生活方式的改善，降低了发病危险因素的结果。1965～2001 年美国心血管疾病调整年龄的死亡率见图 28-10，2002 年美国冠心病调整年龄的患病率见图 28-11。

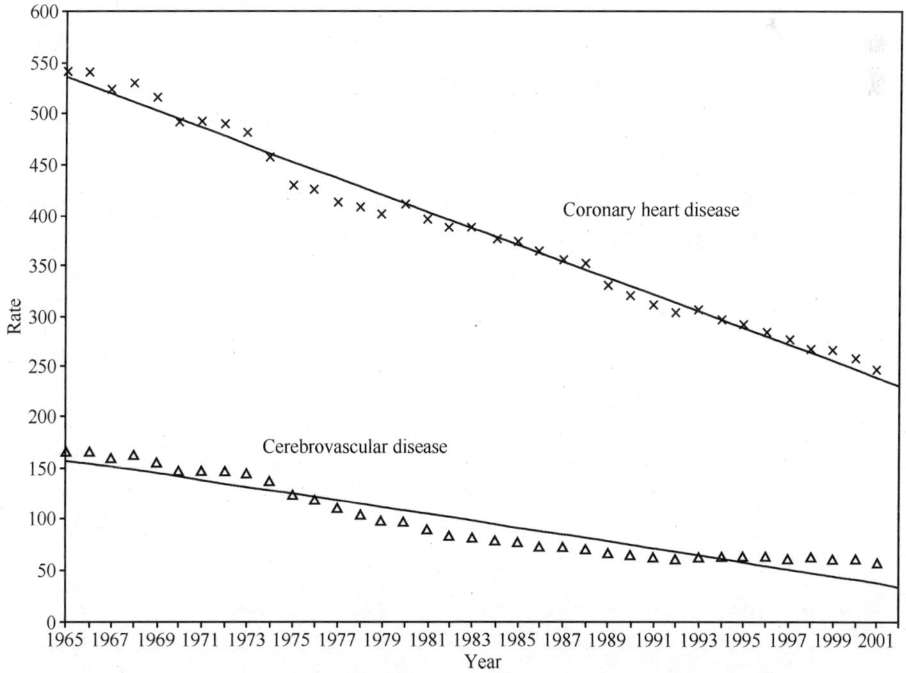

图 28-10　美国心血管疾病调整年龄的死亡率(1/10 万)1965～2001 年

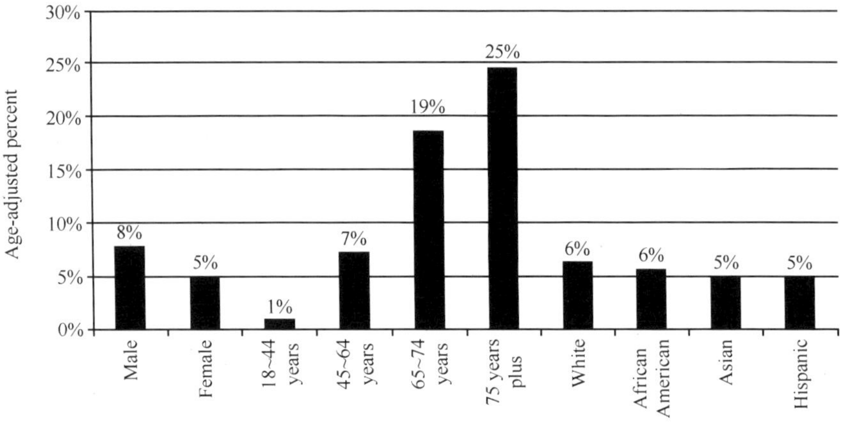

图 28-11 2002 年美国冠心病调整年龄的患病率(Dallas,2003)

问题 7 生活方式改变后,美国冠心病及心血管疾病流行趋势如何?

生活方式改变后,美国冠心病及心血管疾病调整年龄的死亡率呈明显下降的趋势(如图10),可见改善生活方式,对预防心脑血管疾病起到了很大的作用

问题 8 请描述美国 2002 年冠心病流行特点?请你提出冠心病的进一步防控措施?

由图 28-11 可见:2002 年美国冠心病调整年龄患病率男性(8%)仍高于女性(5%),65 岁以上人群是冠心病的高危人群,尤其以 75 岁以上人群患病率为最高(25%),白种人及非洲裔美国人冠心病患病率稍高,但各种族间不存在显著差异。

冠心病的防控措施:

1. 合理调整饮食 限制饮食中的胆固醇和饱和脂肪酸,增加不饱和脂肪酸,同时补充维生素 C、B、E 等,限制食盐和碳水化合物的摄入,可预防动脉粥样硬化。

2. 加强体力活动 流行病学调查表明,从事一定的体力劳动和坚持体育锻炼的人,比长期坐位工作和缺乏体力活动的人的冠心病发病率低,同时体育锻炼对控制危险因素(减低血脂、降低高血压、减轻体重),改善冠心病患者的血液循环也有良好的作用。

3. 控制吸烟 吸烟在冠心病的发病中起着一定的作用。尤其是在低年龄组人群中,吸烟是导致冠心病发生的主要危险因素。

4. 治疗有关疾病 早期发现和积极治疗高血脂、高血压、糖尿病等与冠心病有关的疾病,尽可能消除和控制这些危险因素,对防治冠心病是十分重要的。

(王 帆 赵亚双)

实习二十九　病例对照研究

(一) 实习目的

通过课题资料分析，掌握病例对照研究的基本原理，病例对照研究常用指标的计算及资料基本整理分析方法。

(二) 参考学时

6～9学时。

(三) 实习内容

单元1　病例对照研究的基本原理

1. 背景资料　20世纪20年代以来，许多国家尤其是工业发达国家多次报道，肺癌年死亡率逐年升高；1901～1920年男性为1.1/10万，女性为0.6/10万，至1936～1939年上升到男性为10.6/10万，女性为2.5/10万。

关于肺癌病因的探讨，近半个世纪以来曾提出过吸烟、大气污染等危险因素，但亦有人提出肺癌死亡率升高的原因是由于人的寿命延长、人口老化的结果和(或)对肺癌诊断手段的改进，使肺癌的检出率与死因诊断水平提高等等。

问题1　为确定肺癌与吸烟是否有关联，应采用何种流行病学研究方法？如何用该研究方法验证上述假设？如何排除其他因素的干扰？

为确定肺癌与吸烟是否有关联，可以采用病例对照研究，也可以采用队列研究。

参照病例对照研究及队列研究的基本原理及混杂因素的控制方法。

2. 研究方法　Doll和Hill针对上述问题，用流行病学方法研究了吸烟与肺癌的关系。1948年4月至1952年2月，Doll和Hill收集了伦敦及附近20所医院(后来又增加了一些其他城市的医院)诊断为肺癌的住院病人为调查对象，四年期间，凡上述医院新收入肺癌及胃癌、肠癌等患者时，即派调查员前往医院调查。每调查一例肺癌病人，同时配一例同医院同期住院的其他肿瘤病人为对照。针对研究的病因拟订了简明的调查用表。肺癌组和对照组病人均详细询问既往和现在的情况，并填入统一的调查表，调查的项目完全相同(参阅表29-1)。调查工作由具有四年该种调查研究经验的调查员完成，调查对照时与病例一样力求详细准确。

问题2　为什么要调查同期的胃癌和肠癌等患者？

调查同期的胃癌、肠癌等患者的目的是将其作为对照，因为以医院为基础选择对照时应选择尽可能多的病种的病人，避免过多的选择某一类病人，而且应从新发病人中选取，故调查同期的、非肺癌的其他癌症患者。

问题3　选用住院的肺癌病人作为调查对象有无代表性？在住院病人中选取对照组如何保证与肺癌组的可比性？

选用住院的肺癌病人作为调查对象代表性不是很好，且容易发生选择偏倚，但可节省费用，容易获得，合作好，信息完整准确；病例的选取以社区来源为优，代表性较强，但实施难度大。为使对照组与肺癌组具有可比性，对照者的年龄应与病人在相同的年龄组内。性别、民族、职业、经济生活条件、社会阶层等都应该同病人一致或相似。并且应该注意不要将与新研究的有共同已知病因的疾病作为对照。

表 29-1 吸烟与肺癌关系调查表

病例 对照 编 号

姓名________ 性别________ 出生年月________ 年龄________岁，

职业________ 民族________ 家庭住址：________________

________年迁来 工作单位：________________

地址________________

工种(职务)________从事该工作年限________年，工作中曾否接触过有毒有害物质：

是否；接触：① 铀，② 石棉尘，③ 放射性物质，④ 水泥，⑤ 锯末，⑥ 芥子气，⑦ 二氧化硫，⑧ 氯气________

何时接触________。 接触________，________________年

访问开始时间：______点______分，结束时间：______点______分，实际访问时间______分。

对调查评论：________________

调查者签名：________

病 史 及 诊 断

1. 曾否患肺癌：有，无，确诊时间______年______月
2. 曾否患其他癌症：有，无，患癌部位：______确诊时间：______年______月
3. 确诊单位：______住院日期：______年______月，病历号______
4. 确诊依据：①临床 ②X 线 ③手术 ④病理 ⑤其他
5. 诊断：______ 组织类型______

1. 曾否吸过烟：曾，否；吸烟______年 现在吸烟：吸，不吸
2. 开始经常吸烟后，是否曾戒烟 1 个月以上，以后又吸：有，无________

每次戒烟一个月以上总共戒烟多长时间？________

第一次在______年，有______月，第四次在______年，有______月，

第二次在______年，有______月，第五次在______年，有______月，

第三次在______年，有______月，总 计______年。

3. 开始经常吸烟时年龄：______岁。
4. 曾否吸烟达六个月以上：曾，否；吸烟量的变化：

从______年至______年，平均每日吸烟______支，共______年，

从______年至______年，平均每日吸烟______支，共______年，

从______年至______年，平均每日吸烟______支，共______年。

5. 经常吸：纸烟______牌，烟叶。
6. 吸烟时是否吸入：吸入(深)，不吸入(浅)，吸入有______年。
7. 吸非滤嘴烟：吸，不吸；吸______年。吸滤嘴烟：吸，不吸；吸______年。

均吸，从______年开始由吸______烟改吸______烟。

8. 曾否吸过雪茄：吸，不吸；每周吸______支，吸______年。
9. 曾否吸过烟斗烟：吸，不吸；每周吸______次，吸______年。
10. 你爱人是否吸烟：吸，不吸；吸______烟，每天平均吸______次。吸______年。每天吸二手烟时间______小时

调查者______调查日期______年______月______日

单元 2 病例对照研究资料分析

1. 描述性统计 肺癌病人大多是经病理组织学/或痰的细胞学检查确诊，少部分病人依据肺部 X 线检查或支气管镜检查确诊。事先规定 75 岁以上的病人不作为调查对象，并去除了误诊为肺癌最后订正诊断的病人 80 例，因故未能调查的肺癌病例 408 例(包括调查时已出院者 189 例，病危者 116 例，死亡者 67 例，耳聋者 24 例，不会英语者 12 例)，被调查的肺癌病人大约占当时这些医院里肺癌病人总数的 85%，共计 1465 例。

肺癌组和对照组配对的条件是：①年龄相差不超过 5 岁，性别相同；②居住地区相同；③家庭经济条件相似；④同期入院并住同一医院；⑤民族、职业、社会阶层医治条件相似。对照与肺癌病人在同一个医院选择，并注意不将病因可能相同的疾病作为对照。在资料分析之前或分组之后要测定对比病例组与对照组的均衡性，可分层测定，包括年龄、性别、职业、社会阶层、居住地区等，两

组不应有显著性差异。只有基线资料具有均衡性的两组才有可比性。对确有统计学显著性差异的因素，在分析时应考虑到它对其他因素可能造成的影响。其均衡性测定见表 29-2。

表 29-2　肺癌病人和配对对照病人的均衡性

比较项目	肺癌组		对照组		比较项目	肺癌 男女总数	对照 男女总数
	男	女	男	女			
年龄					访问地区		
25～	17	3	17	3	伦敦	1035	1035
35～	116	15	116	15	布里斯托尔	73	73
45～	493	38	493	38	剑桥	36	36
55～	545	34	545	34	利兹	58	58
65～74	186	18	186	18	纽卡斯尔	263	263
合计	1357	108	1357	108	合计	1465	1465
社会阶层					居住地区		
1	39		53		伦敦	791	900
2	165		172		其他地区自治城市	225	181
3	750		720		其他都市区	275	213
4	172		198		农村	155	164
5	231		214		外国	19	7
合计	1357		1357		合计	1465	1165

问题 1　肺癌组与对照组病人为什么要考虑这些配对条件？还应考虑哪些干扰因素？

考虑如上配对条件是为了使病例组和对照组具有良好的可比性，排除年龄、性别、民族、职业、经济生活条件、社会阶层等因素的干扰。除上述因素外还应考虑各种偏倚，包括入院率偏倚，奈曼偏倚，回忆偏倚，调查偏倚等，为减少各种偏倚对调查结果的影响，应尽量随机选择研究对象，在多个医院选择对象，调查时应选择新发病例，并且尽量包括早、中、晚期病人，尽量采用敏感的疾病早期检查技术，充分利用客观的记录资料，选择不易为人们所忘记的重要指标做调查并重视问卷的提问方式和调查技巧。总之，可通过严谨的设计和细致的分析加以识别、减少、控制各种干扰因素的影响。

研究者对各项调查内容均有明确规定，其中吸烟者的定义是：每日吸一支或以上纸烟，持续一年之久者。不满足此标准者为非吸烟者。课题进展过程中，研究人员随机抽查了 50 例调查对象，在询问吸烟史 6 个月后，再次询问吸烟史，两次回答的结果见表 29-3。

表 29-3　两次询问吸烟量(支/日)的结果

		第二次询问						
		0～	1～	5～	15～	25～	50～	合计
第一次询问	0～	8	1	0	0	0	0	9
	1～	0	4	1	0	0	0	5
	5～	0	1	13	3	0	0	17
	15～	0	0	4	9	1	0	14
	25～	0	0	0	1	3	0	4
	50～	0	0	0	0	1	0	1
	合计	8	6	18	13	5	0	50

问题 2　在病例对照研究中，为什么要进行一致性检验？你对研究中调查对象回答吸烟情况的准确性如何评价？

一致性检验：*Kappa* 统计量及显著性检验

(1) 对于一个 R=C 的 R×C 表，计算公式为：$Kappa=\dfrac{P_0-P_e}{1-P_e}$

$$P_0=\frac{\sum_{i=1}^{c}A_{ii}}{N}$$

式中 P_0 为实际一致率：

P_e 为期望一致率：$P_e=\sum_{i=1}^{c}P_{i.}P_{i.}$

A_{ii} 为 R×C 表主对角线上的实际值；$P_{i.}$，$P_{.i}$ 为 R×C 表第 i 行或第 i 列的边际概率。

参考评价原则：$Kappa>0.75$，重现性极好；$0.4\leqslant Kappa\leqslant 0.75$，重现性好；$0<Kappa\leqslant 0.4$，重现性差。

(2)显著性检验：H_0：总体 $Kappa=0$；H_1：总体 $Kappa>0$

$$\delta_e^2=\frac{1}{N(1-P_e)}\left\{P_e+P_e^2-\sum_{i=1}^{c}\left[P_{i.}P_{.i}(P_{i.}+P_{.i})\right]\right\}$$

在病例对照研究中，为了检验调查对象对吸烟史或别的调查项目回答的可靠性，我们进行一致性检验。

本研究中调查对象回答吸烟情况的一致率为 36/50=72%。

Kappa 值为(0.72−0.24)/1−0.24=0.63。$P_0=0.72$；

P_e=(8＊9/50+6＊5/50+17＊18/50+13＊14/50+4＊5/50+1/50)/50=0.24

显著性检验结果：$\delta_e^2=-0.23$，$P<0.05$(过程参照卫生统计学里的 *Kappa* 检验)。

研究对象对吸烟史的回答的可靠性具有统计学意义。重现性好。

2. 统计性推断

(1) 不匹配不分层资料分析：每个暴露因素可整理成表 29-4 的四格表形式

表 29-4　病例对照研究资料整理表

暴露或特征	疾病		合计
	病例	对照	
有	a	b	$a+b=n_1$
无	c	d	$c+d=n_0$
合计	$a+c=m_1$	$b+d=m_0$	$a+b+c+d=t$

课题一

美国的弗明汉(Framingham)心血管病研究。心血管疾病是危害人类健康的严重疾病，在美国它是造成死亡的首要原因。为此，Friedman 等人在美国弗明汉地区针对心血管系统疾病的病因作了一项世界著名的预防心血管疾病的研究。该研究始于 1948 年，通过对同一批人群的长期随访观察，以分析心血管病及其影响因素。1971 年该研究随访了第二代人群；2002 年 4 月，该研究进入了一个新阶段，调查随访了第一代队列的孙辈人群——第三代人群。弗明汉心血管病研究经过两代研究者的努力，过去 50 年发表了 1000 多篇科学论文，识别出了高血压、高胆固醇、吸烟等心血管疾病危险因子，因此美国开展了胆固醇教育计划、戒烟、控制血压等措施，随后美国的心血管疾病的发病率及死亡率开始下降。

弗明汉研究针对心血管系统疾病的病因作了一项病例对照研究，所获资料见表 29-5。

表 29-5 美国弗明汉地区男性居民血清胆固醇水平与冠心病的关系

暴露或特征	至第六次检查时冠心病现患病人	至第六次检查时无冠心病者	合计
胆固醇水平高于上四分位数	38	34	72
胆固醇水平低于下四分位数	113	117	230
合计	151	151	302

问题 根据上表资料请分别计算 χ^2、P 值、OR 及 OR 的 95% CI，如何解释结果？

1）利用 χ^2 检验来检验病例组与对照组两组暴露率在统计学上有无显著差异。

$\chi^2=0.2918$，已知 $\chi^2_{0.05(1)}=3.84$，故 $P>0.05$

尚不能认为血清胆固醇水平与冠心病有关联。

2）$OR=1.16$，说明血清胆固醇水平与冠心病关联比较弱，为 1.16

3）OR 的 95%可信区间

用 Woolf 法来估计 OR 的 95%可信区间

OR 的 95%CI 为(0.6828，1.9707)，95%CI 包含 1，说明血清胆固醇与冠心病无关联。

(2) 不匹配分层资料：首先根据表 29-6 的形式整理资料

表 29-6 病例对照研究分层资料整理表

暴露特征	I层的发病情况		合计
	病例	对照	
有	ai	bi	n1i
合计	m1i	m0i	Ti

课题二

吸烟与肺癌关系的研究中，Doll 和 Hill 用回顾性调查方法分析了 649 例男性肺癌病人和 60 例女性肺癌病人及 649 例男性和 60 例女性健康对照者吸烟习惯。得到如下结果(表 29-7)。

表 29-7 肺癌病人和非肺癌对照吸烟与不吸烟的比例

	疾病组	总人数	不吸烟数(%)	吸烟数
男	肺癌病人	649	2(0.3)	647
	对照病人	649	27(4.2)	622
女	肺癌病人	60	19(31.7)	41
	对照病人	60	32(53.5)	28

问题 将上述资料模拟为分层成组资料分析，请分别计算总的 χ^2、P 值、OR 及 OR 的 95% CI，并说明吸烟与肺癌的关系。

按性别分层后资料整理为表 29-8。

表 29-8 按性别分层后资料整理表

吸烟	男			女		
	肺癌	非肺癌	合计	肺癌	非肺癌	合计
是	647	622	1269	41	28	69
否	2	27	29	19	32	51
合计	649	649	1298	60	60	120

男性：$\chi^2=22.04$，$P<0.05$

$OR=14.04$，OR 的 95% CI 为(3.32,59.29)

女性：$\chi^2=5.76$，$P<0.05$

$OR=2.47$，OR 的 95% CI 为(1.17,5.20)

分层分析可见，男性吸烟者患肺癌的危险性是不吸烟者的 14.04 倍，女性吸烟者患肺癌的危险性是不吸烟者的 2.47 倍。可见吸烟增加了患肺癌的危险性。

(3) 分级暴露资料：见表 29-9。

表 29-9 病例对照研究分级资料整理表

	暴露分级						
	0	1	2	3	4	……	合计
病例	$a_0(=c)$	a_1	a_2	a_3	a_4	……	m_1
合计	n_0	n_1	n_2	n_3	n_4	……	t

课题三

Doll 和 Hill 进一步调查分析了男性肺癌病人 1357 例，并设同等数量的对照，观察他们发病前 10 年内的平均吸烟量。结果见表 29-10。

表 29-10 肺癌患者与非肺癌患者在发病前 10 年内平均每日吸烟量

	总人数	不吸烟人数	每日吸烟支数				
			<5	5～14	15～24	25～49	50+
肺癌患者	1357	7	55	489	475	293	38
非肺癌患者	1357	61	129	570	431	154	12

问题 1 请计算不同暴露水平的 OR、χ^2、OR 的 95% CI、总的 χ^2 检验及趋势 χ^2 检验。

表格整理为：

	每日吸烟支数						
	0	<5	5～14	15～24	25～49	≥50	合计
肺癌	7	55	489	475	293	38	1357
非肺癌	61	129	570	431	154	12	1357
合计	68	184	1059	906	447	50	2714
χ^2	—	10.28	33.39	44.92	74.10	52.73	
OR	1	3.72	7.48	9.60	16.58	27.60	—
95%CI	—	1.67—8.3	3.78—14.80	4.95—18.60	8.75—31.42	17.48—67.58	
总的 χ^2				$\chi^2=93.77$	$n=5$	$P<0.00001$	
趋势 χ^2							

总的 χ^2 检验可用下列公式：

$$\chi^2=n\left(\sum\frac{A^2}{n_R n_C}-1\right)$$

χ^2 趋势检验：$\chi^2=\dfrac{[T_1-(n_1T_2/n)]^2}{Var}$ $\qquad Var=\dfrac{n_1n_2(nT_3-T_2^2)}{n^2(n-1)}$

$T_1=\sum_{i=0}^{t}a_iX_i \quad T_2=\sum_{i=0}^{t}m_iX_i \quad T_3=\sum_{i=0}^{t}m_iX_i^2$

X_i 的取值方法有两种，一是取每个暴露水平的中点值，另一种方法是第 i 个暴露水平的 $X_i=i$

问题 2　从本次吸烟与肺癌的病例对照研究资料中可得出什么结论？尚需进一步做何种研究以判断因果关系？

从本次研究可看出总的 χ^2 为 93.77，表明每日吸烟支数与肺癌发病之间存在显著的统计学意义，随着每日吸烟支数的增加，OR 值亦逐渐增大，显示出剂量反应关系，更增强了吸烟与肺癌之间因果联系的说服力。还可进一步做队列研究，以判断因果关系。

(4) 1∶1 配对资料的分析　见表 29-11。

表 29-11　1∶1 配对病例对照研究资料整理表

对照	病例		对子数
	有暴露史	无暴露史	
有暴露史	a	b	$a+b$
无暴露史	c	d	$c+d$
对子数	$a+c$	$b+d$	T

课题四

Doll 和 Hill 通过调查，将男性肺癌患者与非呼吸系统肿瘤患者(对照)的吸烟情况整理，结果见表 29-12。

表 29-12　男性肺癌患者与对照的吸烟情况比较

对照	病例		合计
	吸烟	不吸烟	
吸烟	1287	7	1294
不吸烟	61	2	63
合计	1348	9	1357

问题　请分别计算 χ^2、P 值、OR 及 OR 的 95% CI，并说明吸烟与肺癌的关系。

$\chi^2=42.88$，$P<0.01$。$OR=8.714$

$95\%\ CI=(OR_L, OR_U)=OR^{(1\pm1.96/\sqrt{\chi^2})}=(4.55, 16.65)$

吸烟增加了患肺癌的危险性，吸烟者患肺癌的危险性是不吸烟者的 8.714 倍。

课题五

某市做吸烟与肺癌关系的调查，采用配对(年龄、民族、职业)方法，其部分结果如下(表 29-12)。(摘自段广才主编《流行病学实习指导》)

问题 1　上述资料可做哪些分析？

上述资料可做 χ^2 检验，计算 OR 值，OR 95% CI；分析吸烟与否、吸烟深浅、吸烟量与肺癌的关系。

问题 2　根据以上资料列出吸烟与否、吸烟深浅与肺癌的关系表格，并计算 χ^2 及 OR 值。(表 29-13～表 29-15)

表 29-13 吸烟与肺癌的关系

病例	对照		合计
	吸烟	不吸烟	
吸烟	69	33	102
不吸烟	10	1	11
合计	79	34	113

$\chi^2=12.30$　$P<0.01$　$OR=3.3$

表 29-14 吸烟深浅与肺癌的关系

病例	对照		合计
	吸烟深	吸烟浅	
吸烟深	43	24	67
吸烟浅	1	1	2
合计	44	25	69

$\chi^2=19.36$　$P<0.01$　$OR=24$

表 29-15 113 例男性肺癌患者与 113 例男性健康对照配对调查结果

对子	年龄	民族	职业	吸烟	开始吸烟年龄	吸烟年限	吸烟量	吸烟深浅
1	67 / 65	汉 / 汉	工人 / 工人	+ / +	23 / 25	40 / 40	18 / 35	深 / 深
2	57 / 59	汉 / 汉	干部 / 干部	+ / +	21 / 13	35 / 46	21 / 25	深 / 深
3	47 / 54	汉 / 汉	干部 / 干部	+ / +	19 / 33	30 / 22	20 / 6	深 / 深
4	70 / 70	汉 / 汉	工人 / 工人	+ / —	25 / —	44 / 0	8 / 0	深 / —
5	60 / 60	汉 / 汉	干部 / 干部	+ / +	26 / 19	10 / 37	10 / 40	深 / 深
6	55 / 55	汉 / 汉	工人 / 工人	+ / +	28 / 32	27 / 23	15 / 31	浅 / 深
7	60 / 61	汉 / 汉	工人 / 工人	+ / +	30 / 35	30 / 25	24 / 40	深 / 深
8	50 / 49	汉 / 汉	干部 / 干部	+ / +	21 / 18	27 / 31	25 / 30	深 / 深
9	62 / 67	汉 / 汉	工人 / 工人	— / +	— / 13	0 / 38	0 / 20	— / 深
10	57 / 62	回 / 回	干部 / 干部	+ / +	10 / 24	46 / 38	53 / 3	深 / 浅
11	65 / 68	汉 / 汉	干部 / 干部	+ / +	34 / 22	11 / 20	20 / 4	深 / 浅
12	58 / 62	汉 / 汉	工人 / 工人	+ / —	16 / —	42 / 0	20 / 0	深 / —
13	70 / 69	汉 / 汉	工人 / 工人	+ / +	30 / 31	4 / 8	10 / 20	浅 / 浅
14	60 / 63	汉 / 汉	工人 / 工人	+ / —	25 / —	35 / 0	15 / 0	深 / —
15	57 / 62	汉 / 汉	干部 / 干部	+ / +	16 / 32	41 / 31	32 / 20	深 / 深
16	44 / 46	汉 / 汉	工人 / 工人	+ / +	21 / 20	23 / 26	25 / 26	深 / 深
17	55 / 56	汉 / 汉	工人 / 工人	+ / +	13 / 18	36 / 33	20 / 20	深 / 深
18	62 / 66	汉 / 汉	工人 / 工人	+ / +	13 / 17	49 / 6	36 / 5	深 / 浅
19	59 / 64	汉 / 汉	职员 / 职员	+ / +	20 / 20	39 / 40	21 / 20	深 / 深
20	69 / 67	汉 / 汉	干部 / 干部	+ / +	19 / 35	40 / 33	40 / 10	深 / 浅
21	64 / 68	汉 / 汉	干部 / 干部	+ / —	24 / —	34 / 0	14 / 0	深 / —
22	66 / 68	汉 / 汉	干部 / 干部	+ / +	17 / 23	50 / 14	20 / 20	深 / 浅
23	47 / 49	汉 / 汉	工人 / 工人	— / +	— / 20	0 / 29	0 / 25	— / 深
24	55 / 59	汉 / 汉	工人 / 工人	+ / +	15 / 28	40 / 5	20 / 10	深 / 浅
25	61 / 66	汉 / 汉	干部 / 干部	+ / +	20 / 20	25 / 46	20 / 10	深 / 深
26	62 / 57	汉 / 汉	会计 / 后勤	+ / +	28 / 30	12 / 25	20 / 20	深 / 深
27	47 / 50	汉 / 汉	工人 / 工人	+ / +	18 / 13	29 / 37	20 / 20	深 / 深
28	60 / 63	汉 / 汉	工人 / 工人	+ / +	27 / 26	33 / 37	20 / 20	深浅
29	60 / 62	汉 / 汉	工人 / 工人	+ / +	25 / 24	35 / 38	10 / 4	深 / 浅

续表

对子	年龄	民族	职业	吸烟	开始吸烟年龄	吸烟年限	吸烟量	吸烟深浅
30	51 / 50	汉/汉	干部/干部	+/+	16 / 15	35 / 25	15 / 15	深/深
31	64 / 61	汉/汉	工人/工人	+/+	15 / 26	49 / 24	30 / 10	深/深
32	79 / 78	汉/汉	技术/技术	+/+	24 / 23	55 / 55	25 / 15	深/深
33	62 / 64	汉/汉	工人/工人	+/+	14 / 34	46 / 30	20 / 10	深/深
34	67 / 66	汉/汉	职员/职员	+/-	16 / -	45 / 0	15 / 0	深/-
35	68 / 68	汉/汉	工人/工人	+/-	18 / -	49 / 0	40 / 0	深/-
36	62 / 66	汉/汉	工人/工人	+/-	17 / -	42 / 0	20 / 0	深/-
37	67 / 67	汉/汉	工人/工人	+/-	16 / -	50 / 0	22 / 0	深/-
38	64 / 60	汉/汉	干部/干部	+/-	29 / -	35 / 0	25 / 0	深/-
39	47 / 50	汉/汉	干部/干部	-/+	- / 29	0 / 20	0 / 20	-/深
40	52 / 55	汉/汉	工人/工人	-/+	- / 10	0 / 42	0 / 23	-/深
41	55 / 56	汉/汉	干部/干部	-/-	-/-	0 / 0	0 / 0	-/-
42	43 / 42	汉/汉	工人/工人	+/+	15 / 30	28 / 23	55 / 28	深/深
43	74 / 70	汉/汉	工人/工人	+/+	20 / 14	50 / 54	20 / 30	深/深
44	68 / 68	汉/汉	工人/工人	+/+	20 / 16	48 / 52	20 / 20	深/深
45	34 / 31	汉/汉	工人/工人	+/+	16 / 16	18 / 15	55 / 20	深/深
46	50 / 55	汉/汉	工人/工人	+/+	16 / 36	30 / 20	45 / 21	深/浅
47	57 / 57	汉/汉	工人/工人	+/+	14 / 20	38 / 37	10 / 10	深/浅
48	52 / 56	汉/汉	工人/工人	+/+	15 / 30	35 / 35	22 / 10	深/浅
49	71 / 66	汉/汉	工人/工人	+/+	20 / 22	50 / 40	20 / 8	深/浅
50	50 / 55	汉/汉	职员/职员	-/+	- / 13	0 / 42	0 / 20	-/深
51	65 / 65	汉/汉	工人/工人	-/+	- / 30	0 / 40	0 / 20	-/深
52	72 / 73	汉/汉	工人/工人	-/+	- / 19	0 / 52	0 / 20	-/深
53	50 / 53	汉/汉	工人/工人	-/+	- / 30	0 / 20	0 / 20	-/浅
54	44 / 44	汉/汉	工人/工人	+/-	18 / -	26 / 0	40 / 0	深/-
55	52 / 56	汉/汉	工人/工人	+/-	20 / -	31 / 0	25 / 0	深/-
56	70 / 70	汉/汉	工人/工人	+/-	16 / -	50 / 0	20 / 0	深/-
57	62 / 62	汉/汉	工人/工人	+/-	20 / -	40 / 0	14 / 0	深/-
58	70 / 73	汉/汉	工人/工人	+/-	19 / -	43 / 0	20 / 0	深/-
59	31 / 28	汉/汉	工人/工人	+/-	16 / -	15 / 0	20 / 0	深/-
60	24 / 23	汉/汉	工人/工人	+/+	14 / 21	10 / 3	20 / 4	深/浅
61	58 / 61	汉/汉	工人/工人	+/+	20 / 23	19 / 29	20 / 30	深/深
62	72 / 75	汉/汉	职员/职员	+/+	18 / 20	54 / 55	9 / 25	深/深
63	62 / 66	汉/汉	干部/干部	+/+	21 / 17	41 / 50	27 / 10	深/浅
64	56 / 60	汉/汉	工人/工人	+/+	18 / 27	34 / 37	43 / 10	深/浅
65	62 / 67	汉/汉	工人/工人	+/+	20 / 20	42 / 47	20 / 10	深/深
66	54 / 55	汉/汉	干部/干部	+/+	20 / 23	29 / 23	25 / 7	深/浅

续表

对子	年龄	民族	职业	吸烟	开始吸烟年龄	吸烟年限	吸烟量	吸烟深浅
67	61 / 65	汉 / 汉	干部 / 干部	+ / +	15 / 16	46 / 50	35 / 8	深 / 浅
68	67 / 66	汉 / 汉	工人 / 工人	+ / +	25 / 20	35 / 45	20 / 20	深 / 深
69	57 / 61	汉 / 汉	工人 / 工人	+ / +	17 / 18	40 / 43	20 / 20	深 / 深
70	65 / 63	汉 / 汉	工人 / 工人	+ / +	27 / 15	33 / 47	10 / 10	深 / 浅
71	62 / 65	汉 / 汉	职员 / 职员	+ / —	20 / —	40 / 0	40 / 0	深 / —
72	47 / 52	汉 / 汉	工人 / 工人	+ / —	16 / —	30 / 0	36 / 0	深 / —
73	60 / 63	汉 / 汉	工人 / 工人	+ / —	30 / —	29 / 0	15 / 0	深 / —
74	63 / 62	汉 / 汉	工人 / 工人	+ / —	20 / —	43 / 0	10 / 0	深 / —
75	70 / 69	汉 / 汉	工人 / 工人	+ / —	25 / —	45 / 0	15 / 0	深 / —
76	51 / 51	汉 / 汉	工人 / 工人	+ / —	26 / —	30 / 0	20 / 0	深 / —
77	78 / 74	汉 / 汉	工人 / 工人	+ / —	20 / —	58 / 0	30 / 0	深 / —
78	57 / 60	汉 / 汉	干部 / 干部	+ / —	20 / —	25 / 0	16 / 0	深 / —
79	50 / 50	汉 / 汉	工人 / 工人	+ / —	15 / —	35 / 0	20 / 0	深 / —
80	52 / 56	汉 / 汉	干部 / 干部	+ / —	18 / —	44 / 0	20 / 0	深 / —
81	55 / 58	汉 / 汉	工人 / 工人	+ / —	18 / —	57 / 0	30 / 0	深 / —
82	67 / 70	汉 / 汉	工人 / 工人	+ / —	20 / —	47 / 0	38 / 0	深 / —
83	85 / 61	汉 / 汉	干部 / 干部	+ / —	16 / —	46 / 0	40 / 0	深 / —
84	60 / 65	汉 / 汉	干部 / 干部	+ / —	20 / —	40 / 0	38 / 0	深 / —
85	65 / 69	汉 / 汉	工人 / 工人	+ / —	30 / —	30 / 0	10 / 0	深 / —
86	58 / 58	汉 / 汉	工人 / 工人	+ / —	20 / —	27 / 0	20 / 0	深 / —
87	62 / 66	汉 / 汉	职员 / 职员	+ / —	16 / —	45 / 0	20 / 0	深 / —
88	74 / 77	汉 / 汉	职员 / 职员	— / +	— / 45	0 / 30	0 / 6	— / 浅
89	59 / 59	回 / 回	职员 / 职员	+ / +	28 / 18	35 / 41	20 / 20	深 / 深
90	63 / 66	汉 / 汉	工人 / 工人	+ / +	18 / 27	44 / 35	40 / 7	深 / 浅
91	61 / 62	汉 / 汉	工人 / 工人	+ / +	12 / 20	49 / 42	30 / 30	深 / 深
92	62 / 58	汉 / 汉	工人 / 工人	+ / +	12 / 34	46 / 28	28 / 20	深 / 深
93	59 / 58	汉 / 汉	干部 / 干部	+ / +	16 / 17	42 / 41	25 / 30	深 / 深
94	64 / 67	汉 / 汉	售货 / 售货	+ / +	30 / 24	34 / 43	15 / 16	深 / 深
95	45 / 50	汉 / 汉	工人 / 工人	+ / +	17 / 20	29 / 30	30 / 34	深 / 深
96	61 / 65	汉 / 汉	工人 / 工人	+ / +	20 / 16	40 / 40	20 / 15	深 / 深
97	44 / 48	回 / 回	工人 / 工人	+ / +	20 / 22	24 / 25	56 / 20	深 / 深
98	49 / 49	汉 / 汉	工人 / 工人	+ / +	14 / 20	35 / 20	40 / 10	深 / 浅
99	66 / 66	汉 / 汉	工人 / 工人	+ / +	55 / 12	11 / 54	3 / 10	浅 / 深
100	45 / 45	汉 / 汉	工人 / 工人	+ / +	16 / 17	29 / 27	28 / 26	深 / 深
101	28 / 26	汉 / 汉	工人 / 工人	+ / +	20 / 19	5 / 7	15 / 15	深 / 浅
102	56 / 57	汉 / 汉	工人 / 工人	+ / +	26 / 26	36 / 20	20 / 15	深 / 浅
103	60 / 57	汉 / 汉	工人 / 工人	+ / +	20 / 20	39 / 37	36 / 20	深 / 深

续表

对子	年龄	民族	职业	吸烟	开始吸烟年龄	吸烟年限	吸烟量	吸烟深浅
104	65 / 65	汉 / 汉	工人 / 工人	+ / +	20 / 25	40 / 40	50 / 50	深 / 深
105	64 / 67	汉 / 汉	工人 / 工人	− / +	− / 17	0 / 50	0 / 10	− / 浅
106	64 / 66	汉 / 汉	工人 / 工人	+ / +	14 / 18	58 / 48	20 / 9	深 / 深
107	65 / 61	汉 / 汉	工人 / 工人	+ / +	10 / 20	53 / 41	20 / 12	深 / 深
108	67 / 67	汉 / 汉	工人 / 工人	+ / +	30 / 20	36 / 47	30 / 16	深 / 深
109	67 / 71	汉 / 汉	工人 / 工人	+ / +	25 / 55	30 / 10	20 / 23	深 / 浅
110	49 / 54	汉 / 汉	工人 / 工人	+ / +	12 / 28	37 / 22	30 / 10	深 / 浅
111	62 / 64	汉 / 汉	工人 / 工人	+ / +	25 / 15	33 / 49	18 / 20	深 / 深
112	45 / 46	汉 / 汉	工人 / 工人	+ / +	27 / 29	18 / 15	40 / 20	深 / 深
113	76 / 73	汉 / 汉	干部 / 干部	− / +	23 / −	52 / 0	25 / 0	深 / −

注：(1) 年龄和吸烟开始年龄均为：岁，吸烟量为：支 / 日；

(2) 斜线上数据或结果为病例，斜线下为对照；

(3) "+"代表吸烟，"−"代表不吸烟；

(4) 吸烟深指肺吸烟，吸烟浅指口腔吸烟；

(5) 所有调查的病例和对照均无接触石棉、放射性物质、水泥及锯末的历史。

（胡付兰　田文静）

实习三十 队列研究

(一) 实习目的

深入理解掌握队列研究的一些相关概念,通过课题进行资料分析以掌握队列研究的基本原理及相关指标的计算和含义,以及队列研究的相关资料的基本整理和分析方法。

(二) 参考学时

6～9 学时。

(三) 实习内容

选定暴露与未暴露于某因素的两组人群,随访观察一定的时间,比较两组人群某种疾病的结局(指发病率或死亡率),从而判断该因素与发病或死亡有无关联及关联大小的一种观察性研究方法。

课题一

为了证实非职业性环境接触青石棉与恶性肿瘤,特别是肺癌和间皮瘤危险的关系,对大姚县青石棉污染区和作为对照的同省无石棉污染的禄丰县(两县在民族、生活习惯、文化教育、地理气候以及性别和年龄构成上均具有可比性)进行了既往 9 年(1987 年 1 月 1 日—1995 年 12 月 31 日)的死亡率调查,结果见表 30-1。

表 30-1 接触青石棉与恶性肿瘤发病的关系

	调查人数	观察人年	死亡人数(死亡率,1/10 万人·年)				
			全肿瘤	肺瘤	间皮瘤	胃癌	肠癌
暴露组	4543	39430.05	72(182.60)	21(53.26)	7(17.75)	6(15.22)	6(15.22)
非暴露组	5626	48236.48	60(124.39)	12(24.88)	0(2.07)	9(18.66)	3(6.22)
合计	10169	87666.53	132	33	7	15	9

问题 1 上述研究属于何种类型的流行病学研究,这种研究方法有什么特点?

该研究是历史性队列研究,历史性队列研究的研究工作是从现在开始的,而研究对象是在过去某个时间进入队列的。其特点是追溯到过去某时期人群对某因素的暴露史,然后追踪至现在的发病或死亡情况。其优点是省时,省人力和物力;缺点是历史档案不一定符合设计要求,故适用范围较窄。

问题 2 该类型的研究与病例对照研究有何区别和联系?

与病例对照研究比较,主要区别是对暴露及其引起的发病的观察时间顺序不同,历史性队列研究的观察的方向为从因至果,而病例对照研究的观察方向为从果至因。

课题二

表 30-2 是弗明汉心脏病研究中心对血清胆固醇含量与冠心病发病关系研究的部分资料。研究者首先检测了 1045 名 33～49 岁男子的血清胆固醇含量,然后按其水平高低分为 5 组,随访观察 10 年后计算各组冠心病的 10 年累积发病率。

表 30-2　33～49 岁男子血清胆固醇水平分组的冠心病 10 年累积发病率

血清胆固醇(mg/dl)	观察人数	病例数	累积发病率(%)
114～	209	2	0.96
194～	209	11	5.26
214～	209	14	6.70
231～	209	26	12.44
256～	209	32	15.31
合计	1045	85	8.13

问题 1　上述研究属于何种类型的流行病学研究，与“课题一”比较，两者的相同点及区别何在？

该研究是前瞻性队列研究。与“课题一”比较，两者的相同点均是在靶人群中抽取一个样本，按目前或过去某个时期内是否暴露于所研究的疑似病因（暴露）或其不同的暴露水平而将研究对象分成不同的组，观察比较各组某病的发病率或死亡率，用以研究暴露与发病或死亡危险的关联。两者的基本区别在于研究的起点不同。前瞻性队列研究是对研究对象从研究开始时追踪到将来，历史性队列研究是从过去追踪到现在。

问题 2　结合“课题一”和“课题二”，简明阐述队列研究的基本原理及流行病学中“暴露”的含义。

队列研究的基本原理是在一个特定人群中选择所需的研究对象，根据目前或过去某个时期是否暴露于某个待研究的危险因素，或其不同的暴露水平而将研究对象分成不同的组，如暴露组和非暴露组，高剂量暴露组和低剂量暴露组等，随访观察一段时间，检查并登记各组人群待研究的预期结局的发生情况（如疾病、死亡或其他健康状况），比较各组结局的发生率，从而评价和检验危险因素与结局的关系。

暴露是指研究对象接触过某种待研究的物质（如重金属）、具备某种待研究的特征（如年龄、性别及遗传等）或行为（如吸烟）。

课题三

根据“课题一”的资料计算的统计量值及关联指标值（表 30-3）。

表 30-3　接触青石棉与恶性肿瘤发病的关系

肿瘤	死亡率(1/10 万人年)		*U*	*RR*	*RR*95% *CI* (Miettinen)	*AR*(1/10 万人年)	*AR*%	*RR*95%*CI* (Woolf)
	暴露组	对照组						
全肿瘤	182.60	124.39	2.2098*	1.47		56.21		
肺癌	53.26	24.88	2.1547*	2.14		28.38		
间皮瘤	17.75	2.07*	2.4176**	>8.57		>15.68		
胃癌	15.22	18.66	0.3875	0.82		−3.44		
肠癌	15.22	6.22	1.3080	2.45		9		

* $P<0.05$，** $P<0.01$；* 假设对照组中有 1 例间皮瘤，死亡率则为 2.07；$RR95\%CI=RR^{(1\pm1.96/u)}$

问题 1　请计算反映该研究人群暴露与肺癌发病关联强度的 *RR*、*AR*、*AR*%以及 *RR*95% *CI* 的可信区间。

通过表中资料可以计算 *RR*、*AR*、*AR*%以及 *RR*95%*CI*，计算结果略；

问题 2　对计算结果进行解释及说明 RR 与 *AR* 的区别和联系。

据此看出暴露组的全肿瘤、肺癌的死亡率高于对照组，有统计学意义；间皮瘤是与石棉接触密切相关且较为特异的肿瘤；本次研究未发现支持青石棉污染引起胃肠道肿瘤发病增高的证据。

RR 与 *AR* 都是表示关联强度的重要指标，彼此密切相关，但公共卫生意义不同。*RR* 说明暴露者与非暴露者比较增加相应疾病危险的倍数，具有病因学的意义；*AR* 是对人群而言，暴露人群与非暴露人群比较，所增加的疾病发生数量，如果暴露因素消除，就可减少这个数量的疾病发生，具有疾病预防和公共卫生学上的意义。

课题四

根据“课题二”的资料计算的统计量值（表 30-4）。

表 30-4　33～49 岁男子血清胆固醇水平分组的冠心病发病人数 10 年累积发病率

血清胆固醇(mg/dl)	暴露水平(x_i)	病例数(a_i)	非病例数(b_i)	观察人数(n_i)	*CI*(%)	χ^2	*RR*	*RR*(95%*CI*)	*AR*	*AR*%
114～	0	2	207	209	0.96	—	1	—	—	—
194～	1	11	198	209	5.26	6.43	5.5		4.3	82
214～	2	14	195	209	6.70	9.36	7.0		5.74	86
231～	3	26	183	209	12.44	22.05	13		11.48	92
256～	4	32	177	209	15.31	28.81	16		14.35	93
合计	—	85	960	1045	8.13	—	7.1	—	7.2	—

问题　观察分析上述资料，与“课题二”比较，本课题还可进行何种分析来增加病因关系推断的说服力，请进行统计分析并说明该分析的目的是什么？

本课题还可进行剂量反应关系的分析来增加病因关系推断的说服力，其目的是可以通过剂量反应关系的分析进一步说明血清胆固醇水平与冠心病之间存在因果联系。

课题五

英国的 Doll 和 Hill 在以医院病人为研究对象进行了吸烟与肺癌关系研究的基础上，在获得初步阳性结果后，于 1951 年开始作了一项验证吸烟与肺癌关系的队列研究。

这项队列研究以英国登记注册的医生为对象，自 1951 年 10 月 31 日开始，以信函（调查表）访问为手段，调查了 59 600 位医生，得到满意应答的 40 701 名，其中男 34 494，女 6207 名。此研究持续至 1976 年，共计 20 余年，观察期中间分别于 1954、1956、1964 和 1976 年多次进行了阶段性小结，资料以男性为主，作了多方面的分析（表 30-5，表 30-6）。

表 30-5　与吸烟相关的多种疾病的死亡率

死因	死亡数	死亡率					
		总死亡率	不吸烟者	吸烟者	吸烟者平均每日吸烟量		
					1—	15—	25—
肺癌	84	0.81	0.07	0.9	0.47	0.86	1.66
其他癌	220	2.02	2.04	2.02	2.01	1.56	2.63
其他呼吸道病	126	1.1	0.81	1.13	1	1.11	1.41
冠状动脉栓塞	508	4.87	4.22	4.87	4.64	4.6	5.99
其他原因	779	6.76	6.11	6.89	6.82	6.38	7.19

表 30-6 肺癌各年龄别死亡率

年龄(岁)	不吸烟	每日吸烟量		
		1—	15—	25—
35～	0.05	0.07(1)	0.00	0.11(1)
45～	0.00	0.31(3)	0.62(9)	0.75—5(8)
55～	0.00	0.48(3)	2.31(20)	3.88(26)
65～	0.00	2.69(9)	5.16(17)	6.48(14)
75～	1.11	2.68(6)	7.27(8)	16.33(8)
合计	0.07(3)	0.57(22)	1.39(54)	2.27(57)

问题 1 根据表 30-5 中数据计算各种疾病 RR,并说明吸烟与哪种疾病的关联强度最强。

问题 2 在本研究中除了 RR 外,还可以采用哪种方法分析吸烟与肺癌之间的关系。

除了 *RR* 外,还可以计算 *AR*,*AR*%,*PAR*,*PAR*% 指标来分析吸烟与肺癌之间的关系。此外,还可以通过分析吸烟与肺癌之间是否具有剂量反应关系,以此来增加二者具有因果联系的推断能力。

课题六

1943～1973 年,美国和加拿大联合进行了 Mount Sinai 研究,该研究以接触石棉粉尘的 4 个职业人群为研究对象,随访 20～30 年,以一般人群为对照,其中研究了石棉与肺癌及胃肠道肿瘤的关系。表 30-7 为 4 个职业人群的肺癌与胃肠道肿瘤的标准化死亡比。

表 30-7 Mount-Sinai 研究中石棉工人标准化死亡比

死因	观察数	期望数	*SMR*	*SMR*95% *CI*
肺癌	475	89.4	5.31	
胃肠道肿瘤	140	67.9	2.06*	

*与 1 的差别作假设检验 P < 0.01(Selikoff,1978)

问题 请根据上述资料对职业人群肺癌的 SMR 与 1 的差别作假设检验,同时计算总体 SMR 可信区间,并解释上述结果。

根据 *SMR*=观察数/期望数,*SMR* 的 $95\%CI=(\frac{D-1.96\sqrt{D}}{E(D)},\frac{D+1.96\sqrt{D}}{E(D)})$,计算 *SMR* 和 *SMR* 的 95%*CI*。肺癌的总体 *SMR* 可信区间=(4.84,5.79)。

对职业人群肺癌的 *SMR* 与 1 的差别作假设检验

H_0:*SMR*=1

H_1: *SMR*>1

$\alpha=0.05$(单侧)

$$u=\frac{D-E}{\sqrt{E}}=40.7820$$

$u=40.7820>u_{0.05(2)}$,$P<0.05$。按 $\alpha=0.05$ 水准,拒绝 H_0,接受 H_1. 可以认为职业人群肺癌;*SMR*>1,说明该职业人群发生肺癌的危险超过一般人群。

进一步对该职业人群进行肺癌和胃肠道肿瘤的 *SMR* 与 1 的差别作假设检验。结果说明该工厂人群接触石棉粉尘发生肺癌和胃肠道肿瘤的危险高于一般人群,石棉粉尘可以引起肺癌和胃肠道肿瘤,但发生肺癌的危险更大,说明接触粉尘与发生肺癌有一定的特异性。

课题七

某地从 1977 年 1 月 1 日到 1986 年 6 月 30 日对乙型肝炎表面抗原阳性和阴性两组人群的肝癌发病情况进行了近 10 年的随访观察，结果发现乙型肝炎表面抗原阳性组发生肝癌 41 例，乙型肝炎表面抗原阴性组发生肝癌 16 例．两组的观察人年数见表 30-8。

表 30-8 随访人群观察人年计算表

年份	HBsAg 阳性人群				HBsAg 阴性人群			
	年初人数	不变人数	退出人数	人年数	年初人数	不变人数	退出人数	人年数
1977	1195	1193	2	1194.0	5077	5070	7	
1978	1193	1188	5	1190.5	5070	5059	11	
1979	1188	1187	1	1187.5	5059	5055	4	
1980	1187	1176	11	1181.5	5055	5037	18	
1981	1176	1166	10	1171.0	5037	5033	4	5035.0
1982	1166	1153	13	1159.5	5033	5012	21	5022.5
1983	1153	1135	18		5012	4982	30	4997.0
1984	1135	1122	13		4982	4949	33	4965.5
1985	1122	1113	9		4949	4924	25	4936.5
1986	1113	1109	4		4924	4902	22	2456.5
合计	—	—	86	11029.5	—	—	175	47654.0

问题　请计算上表空出的人年数；并分别计算阳性阴性人群肝癌的发病密度，并计算 RR，AR，$AR\%$，$PAR\%$。

HBsAg 阳性人群肝癌 ID＝41/11029.5＝37.17/万人年

HBsAg 阴性人群肝癌 ID＝16/47654.0＝3.36/万人年

$RR = 37.17 \div 3.36 = 11.06$

$AR = 37.17 - 3.36 = 33.81$/万人年

$AR\% = (37.17 - 3.36) \div 37.17 = 91.0\%$

$I_t = (41 + 16)/(11029.5 + 47654) = 9.71$/万人年

$PAR\% = (9.71 - 3.36)/9.71 \times 100\% = 65.4\%$

课题八

接触石棉粉尘的剂量与肺癌发病危险之间的数量关系为病因推断提供了更为有力和准确的证据。Mount-Sinai 将石棉暴露程度—石棉粉尘含量指数（反映粉尘浓度和暴露时间的综合量指数）分级来研究暴露剂量与肺癌发病危险之间的剂量反应关系（见表 30-9）。

表 30-9 石棉含量指数与肺癌死亡的关系

含量指数 (mppcf, years)	肺癌			胃肠道肿瘤		
	O	E	*SMR*	O	E	SMR
＜125	18	11	1.7	27	22	1.2
125～249	11	5	2.2	5	9	0.6
250～499	16	5	3.0	19	10	1.9
500～749	9	2	5.0	6	3	1.8
＞750	5	1	5.6	2	2	1.2

问题　请对肺癌的 SMR 与粉尘含量指数进行 SMR 线性趋势 χ^2 检验。

先将资料整理成如下的 SMR 线性趋势 χ^2 检验用表（表 30-10）。

表 30-10　*SMR* 线性趋势检验用表

暴露等级 X_i	1	2	3	4	5	合计
观察死亡数 A_i	18	11	16	9	5	59(A)
期望死亡数 E'_i	11	5	5	2	1	24(E)
$X_i(A_I-E_i)$	−9.04	−2.58	11.13	16.33	12.71	28.55
$X_i E_i'$	27.04	24.58	36.88	19.67	12.29	120.46
$X_i^2 E_I'$	27.04	49.16	110.64	78.68	61.45	326.97

注：$E_i' = E_i \times \frac{A}{E}, A = \sum A_i, E = \sum E_i$

H_0：石棉含量指数等级与肺癌死亡率之间不存在剂量反应关系

H_1：石棉含量指数等级与肺癌死亡率之间存在剂量反应关系，随着石棉含量指数的增高，肺癌的死亡率增加（$\alpha=0.05$（单侧））

计算 $\chi^2=10.06(\nu=1)$。本例 $\chi^2(=10.06)>\chi^2_{0.05(1)}$，$P<0.05$。故拒绝 H_0，接受 H_1。认为石棉含量指数等级与肺癌死亡率之间存在剂量反应关系，随着石棉含量指数的增高，肺癌的死亡率增加。

课题九

在弗明汉心脏病研究中提供了该地区 35～44 岁男性人群中几种冠心病危险因素的相对危险度（*RR*）与人群暴露比例（P_e）的资料。请根据下表中的数据计算各危险因素的人群归因危险度百分比（*PAR*%）（又称人群病因分值），并将结果填入表 30-11。

公式：

$$PAR\%=\frac{P_e(RR-1)}{P_e(RR-1)+1}\times 100\%$$

表 30-11　弗明汉 35～44 岁男子中几种冠心病危险因素的 *RR* 与 *PAR*%

危险因素	*RR*	P_e	*PAR*%
收缩压≥180mmHg	2.8	0.02	
X 线上心脏扩大	2.1	0.10	
吸烟	1.9	0.72	

问题 1　*PAR*%与 *AR*%有何区别？简述相对危险度（*RR*），人群暴露比例（P_e）与人群归因危险度百分比（*PAR*%）三者之间的关系。

PAR%：人群归因危险度百分比，是一种测量某危险因素对靶人群潜在影响的指标，用来说明靶人群中某种疾病的发生归因于某种暴露引起的发病占人群中发病的百分比。

AR%：归因危险百分比，是一种测量联系强度的指标，用来说明靶人群中暴露者中某种疾病的发生归因于某种暴露引起的发病占暴露者中发病的百分比。

问题 2　并对你的计算结果进行解释 *PAR*%。

当 *RR* 一定时，P_e 越大，*PAR*%越大；当 P_e 一定时，*RR* 越大，*PAR*%也越大。只有当 *RR* 较大，而且 P_e 也较大时，才会有较大的 *PAR*%。所以当人群中暴露于某因素的比例很小时，该因素对靶人群的潜在影响不会很大。

问题 3　根据上表可以得出么结论？

本例中，虽然收缩压≥180mmHg 者的 *RR* 值最大，但由于其 P_e 值很小，所以其 *PAR*%值，即公共卫生意义也不大。

（姜丽英）

实习三十一　实验流行病学

(一) 实习目的

了解实验流行病学的研究方法，掌握预防接种效果的评价指标，掌握随机对照临床实验的方法及社区干预的操作步骤。

(二) 实习学时

3～4 学时。

(三) 参考内容

实验流行病学是指研究者不是客观地去了解人群中每一个体的暴露情况，而是根据研究目的，按照预先确定的随机方案，将受试者随机地分配到实验组或对照组，对其人为地施加或减少某种处理因素，然后追踪随访观察这种处理的结果，比较分析两组人群的结局及效应上的差异。实验流行病学可对病因假设做出可靠的验证，所以常常作为病因研究的重要步骤。

课题一　甲肝疫苗预防效果的评价

我国甲肝疫苗(H2 株)的研制成功并投入使用对甲肝的预防产生了巨大的影响。该疫苗具有人体接种安全、免疫原性与免疫持久等优点，免疫效果已得到认可，其不同程度的加强免疫效果已有不少报道，但基础免疫的起始年龄及加强免疫的间隔时间均不一致，且仅限于血清学方面的近期观察结果。我们以流行病学调查结合血清学检测的方法，全程观察了 9 岁儿童甲肝疫苗程序免疫的远期免疫效果及预防保护(流行病学)效果，结果报告如下。

1. 对象　观察对象分为实验组和实验对照组两个组，其中实验组又分为免疫组和免疫对照组两个组 。实验组选自关桥小学和城关 3 个小学的 1、2 年级 7～9 岁学生 2054 人。实验对照组为上述学校非实验班及县内未开展甲肝疫苗接种的另外几所小学的各年级学生 13198 人，用以估算当地同类人群中甲肝流行强度，并与接种点进行比较。

实验对象以班为单位，按座位序号随机分为 2 组(即免疫组和免疫对照组)，然后进行抗-HAV、HBsAg 及肝功全套检测，一般体格检查，甲肝患病及接触史调查。有以上任意一项阳性者从实验组中剔除，但也不列入对照组。

2. 预防接种　免疫组 989 人于 1993 年 3 月每人上臂外侧三角肌处皮下注射甲肝疫苗 1ml (初免，基础免疫)，1998 年 4 月再免(加强免疫)1 剂 。免疫对照组 1027 人两次均不接种。所有接种者均系自愿并经家长签名同意。

3. 抗体测定　免疫组按登记号随机抽取 10 名免疫对象。于两次接种后 1、2、3、6 个月及 1、3、5 年时分别采集系列血清，用浙江省医学科学院建立的甲肝抗体试剂盒检测甲肝抗体(ELISA 法)，观察免疫后抗体几何平均滴度(GMT)动态变化。

4. 效果考核　疫苗接种后系统调查所有观察对象中甲肝发病情况。进行流行病学分析。以考核甲肝疫苗的预防保护效果。

(1) 资料采集：专项摘录防疫站疫情报告。定期查阅相关各级医院门诊登记和化验登记，定期听取相关乡镇及乡村医生例会汇报。

(2) 诊断标准：遵照《中华人民共和国传染病防治法》诊断标准。综合考虑流行病学、临床和实验室 3 方面结果。HAV 显性感染：①具备肝炎临床症状和体征(恶心、食欲减退、肝区疼痛等)、丙氨酸转氨酶(ALT)升高、抗-HAVIgM 阳性；②符合①但因采血时机不当，抗-HAV 阴性，有明确流行病学接触史，经乡以上卫生院诊断。并排除乙肝者。HAV 隐性感染：没有肝炎症状和体征、ALT 正常。仅抗-HAV 阳性。HAV 新感染：上述显性和隐性感染之和。

（3）确定甲肝：对县级和县级以上医院诊断为甲肝者直接确定为甲肝患者；对疑似患者进行个案调查，检测肝功及甲肝抗体，依据上述诊断标准判定（表 31-1，表 31-2，图 31-1，图 31-2）。

表 31-1　甲型肝炎减毒活疫苗免疫效果（$\times10^{-2}$）

检测时间（免疫后）	基础免疫		加强免疫	
	阳转率	GMT	阳转率	GMT
1 个月	81.4	2.68	100.0	33.56
2 个月	94.9	6.26	100.0	16.88
3 个月	92.2	5.60	100.0	16.16
6 个月	87.3	4.79	100.0	15.46
1 年	80.1	3.77	100.0	14.38
3 年	62.3	2.16	94.6	12.82
5 年	48.5	1.44	89.8	12.07

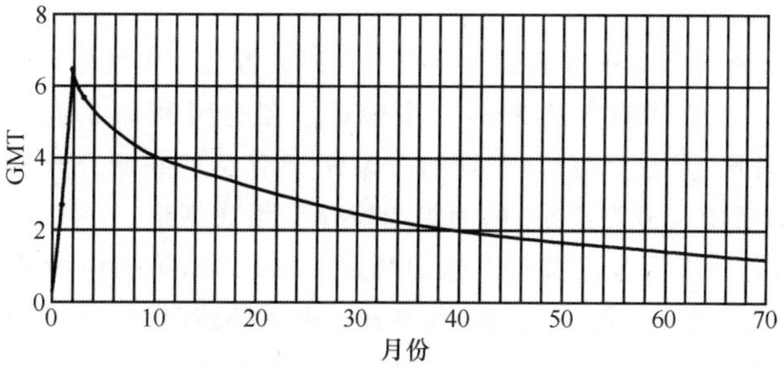

图 31-1　基础免疫抗体 GMT 走势

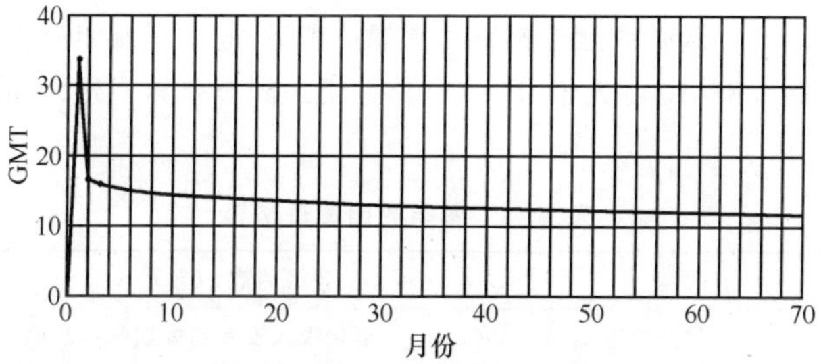

图 31-2　加强免疫抗体 GMT 走势

表 31-2　甲肝疫苗预防保护效果比较

组别	人数	病患例数	患病率（$\times10^{-5}$）	χ^2	P 值
实验对照组	13 180	67	508.35		
免疫对照组	1027	7	681.60	0.552	0.458
免疫组	989	0	0.00	6.764	0.009

问题 1　本研究是如何进行随机分组的，这样有什么意义？

实验对象以班为单位，按座位序号随机分为 2 组（即免疫组和免疫对照组）；随机分组是使受试对象有同等的概率被分到免疫组和免疫对照组，这样使可能影响实验结果的干扰因素能够均衡的分布在免疫组和免疫对照组，使最后免疫组和免疫对照组之间的差别，主要由干预因素来解释，使结果更加稳定可信。

问题 2　本研究是如何选择对照组的，有什么意义？

观察对象分为实验组和实验对照组两个组，其中实验组又分为免疫组和免疫对照组两个组。①实验对照组为上述学校非实验班及县内未开展甲肝疫苗接种的另外几所小学的各年级学生 13198 人，用以估算当地同类人群中甲肝流行强度，并与接种点进行比较。②免疫对照组的选择是和免疫组相同的人群，除去干预因素不同其他因素基本相同，具有可比性。③设立两个对照组，主要是考虑免疫组的人群在无干预的情况下，和实验对照组的人群比较，甲肝流行强度是否一致。

问题 3　请比较基础免疫与加强免疫的抗体 GMT 走势。

基础免疫的抗体水平随着时间的延长逐渐降低 GMT＝2 以下；加强免疫的抗体水平则随着时间的延长依然保持在 GMT＝10 以上。

问题 4　试计算疫苗的保护率。

保护率＝(对照组患病率－接种组患病率)/对照组患病率×100％＝100％

课题二　烟草干预研究

1. 随机对照试验进行烟草干预研究　已有队列研究报道证实戒烟可以降低死亡率，现通过实验流行病学的随机对照试验方法来进一步验证。在美国和加拿大的 10 个临床中心，选取 35～60 岁无明显呼吸道阻塞症状伴吸烟的志愿者 5887 人。在研究开始之初，志愿者签署了知情同意书。将受试者随机分为三组，前两组为特殊干预戒烟组，其中一组为药物异丙托溴铵干预戒烟(1961 人)，另一组为雾化吸入安慰剂戒烟(1962 人)，第三组为非干预戒烟组(常规护理组 1964 人)，干预时间为 10 周。干预后，每年通过电话随访两次。在随访至第 5 年时，调查特殊干预戒烟组与常规护理组吸烟状况，两组戒烟率分别为 21.7％和 5.4％；间歇戒烟率分别为 29.3％和 23.3％；继续吸烟率分别为 49.0％和 71.3％。至 2001 年 12 月 31 日，随访满 14.5 年。调查全部死亡人数为 731 人，肺癌死亡病例占 33％，心血管死亡占 22％，呼吸系统其他疾病占 7.8％，未知原因占 2.3％。调查戒烟干预组和常规护理组，戒烟干预组死亡率为 10.38/1000 人年，非干预组死亡率为 8.83/1000 人年，$P=0.03$，两组之间有差异。死因调查结果见表 31-3、图 31-3。

表 31-3　各组死因调查结果

死因	各组例数 n(％)		
	特异药物戒烟($n=1961$)	雾化吸入安慰剂戒烟($n=1962$)	常规护理($n=1964$)
冠心病	24(10.6)	22(9.40)	31(11.5)
心血管疾病(含冠心病)	54(23.9)	46(19.6)	63(23.3)
肺癌	74(32.7)	77(32.8)	89(33.0)
其他肿瘤(肺癌外)	50(22.1)	52(22.1)	52(19.3)
呼吸系统疾病(肺癌外)	15(6.6)	14(6.0)	28(10.4)
其他	26(11.5)	42(17.9)	32(11.9)
未知	7(3.1)	4(1.70)	6(2.2)
总数	226	235	270

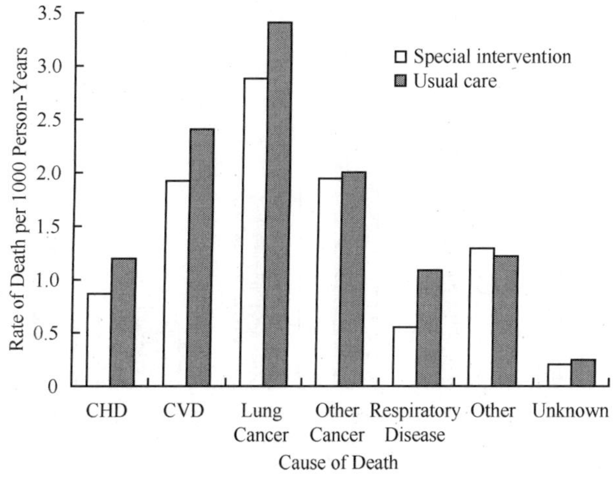

图 31-3　特殊干预戒烟组与常规护理组疾病死亡率调查结果(Mathew 2005)

问题 1　实验法和观察法本质区别是什么？试验前为何要签署知情同意书？

实验法和观察法本质区别是：是否给予外来干预因素。实验法通常根据实验目的给予外来干预因素；观察法则是处于自然状态下的观察而非外来干预因素。试验前签署知情同意书主要目的是通过赋予患者了解自己将面临的风险、付出的代价和可能取得的收益的基础上自由做出选择，从而维护患者的利益。

问题 2　随机对照临床试验的特点有哪些？随机化分组方法有哪些？随机可以减少何种偏倚的存在？

随机对照临床试验的特点是：属于前瞻性研究、随机分组、具有均衡可比的对照组、有干预措施。随机化分组方法有：简单随机分组、分层随机分组、整群随机分组。随机分组意味着所有的受试者具有相同的(或一定的)概率被分配到试验组或对照组，分组不受研究者、临床医生和受试者好恶的影响。

问题 3　根据随访结果分析特殊干预组与常规护理组的死因差异？

特殊干预组死因与常规护理组的死因相比，主要是呼吸系统疾病、肺癌、心血管疾病、冠心病的死亡率降低了。

问题 4　请计算特殊干预戒烟的保护率和效果指数。

特殊干预戒烟的保护率＝[(对照组死亡率－干预组死亡率)/对照组死亡率]×100%

＝[(10.38/1000－8.83/1000)/(10.38/1000)]×100%

＝14.9%

特殊干预戒烟的效果指数＝对照组死亡率/干预组死亡率＝10.38/1000/8.83/1000＝1.18

根据吸烟状态将调查人群分为三组，分别是：戒烟组、间断戒烟组、持续吸烟组。不同吸烟状态组的死因调查结果如图 31-4 所示。

问题 5　依据不同吸烟状态的死因调查结果，可以得出什么结论？

戒烟组、间断戒烟组和持续吸烟组相比，呼吸系统疾病、肺癌、心血管疾病、冠心病的死亡率降低了。可以得出结论，戒烟可以降低呼吸系统疾病、肺癌、心血管疾病、冠心病的死亡率。

2. 美国停止吸烟干预研究(American Stop Smoking Intervention Study, ASSIST)　美国国家癌症研究所资助的一个为期 8 年非随机化预防和控制吸烟项目。1991 年，17 个州(科罗拉多州，印第安纳州，缅因州，马萨诸塞州，密歇根州，明尼苏达州，密苏里州，新泽西，新墨西哥，纽约州，北卡罗来纳州，罗得岛，南卡罗来纳州，弗吉尼亚州，西弗吉尼亚州，华盛顿和威斯康星)承担

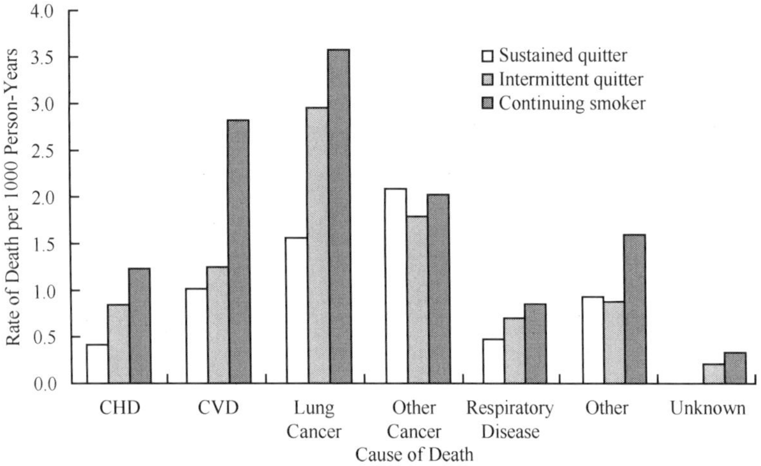

图 31-4 不同吸烟状态组死因调查结果(Mathew 2005)

停止吸烟干预研究。另外 34 个地区作为对照非干预地区。在干预地区实施了四个强化控制措施:①提倡无烟环境;②反对烟草广告和推广;③限制烟草使用;④推行新消费税以提高烟草价格。干预分两个阶段进行:第一阶段为规划阶段 1991.10～1993.10;第二阶段为重要阶段 1993.11～1999.9,在第二阶段的 6 年里平均每年每个州投资约 114 万美元。需要跟踪的内容包括控烟政策、18 岁以上成年人的吸烟率、烟草消耗量的变化。18 岁以上成年人的吸烟率通过人群的监测结果得知,18 岁以上成年人吸烟的定义为当前吸烟、每天吸烟或偶尔吸烟且一生中吸烟支数达到 100 支。调查基线情况,干预地区与非干预地区的 18 岁以上成年人吸烟率分别是 25.19%和 24.41%。最后调查结果见表 31-4(Stillman et al. 2003)。

表 31-4 干预地区与非干预地区 18 岁以上成年人群吸烟率

调查项目	干预地区(17 个州)吸烟率%(SD)	非干预地区(34 个州)吸烟率%(SD)	全部(51 个州)吸烟率%(SD)
基线	25.19 (2.64)	24.41 (2.79)	24.67 (2.74)
最终结果	22.17 (2.33)	22.30 (3.02)	22.26 (2.79)
前后改变量	−3.02 (1.37)	−2.11 (1.36)	−2.41 (1.42)

问题 6 非随机分组的试验原理?常用于哪些方面的研究?

非随机分组的试验就是没有使用随机分组的对照试验。在评估干预措施时,由于研究对象尚未接受干预,研究者有可能将研究对象人为分组。比如,当我们人为地选择一个人群,施加一定的干预,然后与没有施加干预的人群进行比较,以验证干预的效果。非随机分组的对照试验具有特殊的用途。首先,对于干预效果极其明显的措施。第二,医学干预措施是多样的,从单一的药物到医学筛查到卫生政策到医疗卫生体系,其宏观性和复杂性不断增加,用随机对照试验比较不同卫生政策的优劣,几乎是不可能的,往往只能借助于非随机分组的对照试验。

问题 7 根据成人吸烟率随访结果可以得出什么结论?

根据成人吸烟率随访结果可以看出干预地区(17 个州)吸烟率前后变化量为降低 3.02%;非干预地区(34 个州)吸烟率前后变化量为降低 2.11%。因此,可以初步判定美国停止吸烟干预研究是有效的,降低了相应的吸烟率。

课题三 冠心病及其危险因素

1. 服用降血脂药物与心血管疾病 多重危险因素干预试验和弗明汉(Framingham)研究

均显示，LDL-C(lowdensity lipoprotein cholesterol)水平每上升或下降1%，冠心病风险随之上升或下降2%。在前瞻性研究证实，心血管风险均与高密度C反应蛋白水平呈正相关；高密度C反应蛋白比LDL-C具有更强的心血管风险预测作用，其预测价值独立于血脂指标而存在。然而，这些结论都缺乏大样本随机对照研究的支持，本研究拟调查降脂药物（瑞舒伐他汀）干预与安慰剂对照组相比，求证通过降脂和降低高密度C反应蛋白水平，比较两组冠心病终点事件的差别。

实验采用随机分组，双盲，安慰剂作对照。在美国26个州选取89 890名候选者，通过检测LDL(＜130mg/dl)水平和C反应蛋白水平(≥2.0mg/L)，最后入选健康男性(≥50岁)和女性(≥60岁)17 802名。排除标准为：以前或现在曾经做过降脂治疗，肝功异常，糖尿病，5年内患了癌症，曾经有酒精或药物滥用史。实验组(8901人)每天瑞舒伐他汀20mg，对照组(8901人)服用安慰剂，观察两组心肌梗死、中风、不稳定心绞痛或心血管死亡等结局事件。随访均值1.9年，最长达5年。观察LDL-C水平减少50%，高密度C反应蛋白水平减少37%。高密度C反应蛋白和脂质随访结果见表31-5，各种疾病终点结局见表31-6。

问题1　评价本实验设计的质量？应用盲法的意义？根据高密度C反应蛋白和脂质随访结果，判定瑞舒伐他汀药物对高密度C反应蛋白和脂质的影响？

实验采用随机分组，双盲，安慰剂作对照，设立了纳入标准和排除标准，实验设计的质量是比较高的。应用盲法的意义是可以避免研究对象和研究者的主观因素所带来的偏倚。根据察LDL-C水平减少50%，高密度C反应蛋白水平减少37%，判定瑞舒伐他汀药物可以降低高密度C反应蛋白、低密度脂蛋白的水平。

问题2　什么是终点，根据终点判断服用降脂药物对心血管疾病影响？

实验流行病学研究的效应是以结局变量来衡量的，如发病、死亡等。在临床试验中，结局变量也可成为终点。结局变量包括中间变量和主要结局变量。一般而言，主要结局变量就是人们最关心的。本研究的中间变量高密度C反应蛋白、低密度脂蛋白等指标；主要结局变量是心肌梗死、中风、不稳定心绞痛或心血管死亡等结局事件。本次试验结果证实：服用降脂药物后，心肌梗死、中风、不稳定心绞痛或心血管死亡等结局事件发生率降低了（表31-5，表31-6）。

表31-5　高密度C反应蛋白和脂质随访结果

水平	12个月		24个月		36个月		48个月	
	实验组	对照组	实验组	对照组	实验组	对照组	实验组	对照组
C反应蛋白(mg/L)								
中位数	2.2	3.5	2.2	3.5	2.0	3.5	1.8	3.3
四分位间距	1.2～4.4	2.0～6.2	1.2～4.3	2.0～6.1	1.1～3.9	1.8～6.0	1.1～3.7	1.7～6.1
低密度脂蛋白(mg/dl)								
中位数	55	110	54	108	53	106	55	109
四分位间距	44～72	94～125	42～69	93～123	42～69	90～121	44～70	94～124
高密度脂蛋白(mg/dl)								
中位数	52	50	52	50	50	49	50	50
四分位间距	43～64	41～61	44～65	42～61	41～62	40～59	41～61	42～60
甘油三酯(mg/dl)								
中位数	99	119	99	116	106	123	99	118
四分位间距	74～137	87～167	73～134	83～165	77～148	90～173	74～140	87～164

表 31-6 各种终点疾病结局

终点结局	实验组		对照组		HR(95%CI)	P 值
	病例	数率(每 100 人年)	病例	数率(每 100 人年)		
最初心血管事件	142	0.77	251	1.36	0.56(0.46～0.69)	<0.000 01
非致命性心梗	22	0.12	62	0.33	0.35(0.22～0.58)	<0.000 01
任何心梗	31	0.17	68	0.37	0.46(0.30～0.70)	0.0002
非致命性中风	30	0.16	58	0.31	0.52(0.33～0.80)	0.003
任何中风	33	0.18	64	0.34	0.52(0.34～0.79)	0.002
动脉血管重建	71	0.38	131	0.71	0.54(0.41～0.72)	<0.0001
住院治疗不稳定性心绞痛	16	0.09	27	0.14	0.59(0.32～1.10)	0.09
因不稳定性心绞痛需血管重建或住院治疗	76	0.41	143	0.77	0.53(0.40～0.70)	<0.000 01
心梗、中风或因心血管疾病导致死亡	83	0.45	157	0.85	0.53(0.40～0.69)	<0.000 01
任何原因死亡	198	1.00	247	1.25	0.80(0.67～0.97)	0.02

(Ridker et al. 2008)

2. 生活方式的改变与冠心病的改善 冠心病的风险因素与生活方式密切相关,如吸烟、脂肪摄入、体力活动、心理压力、膳食胆固醇及能量摄入等因素。本研究选择 193 名潜在的冠心病患者,经冠脉造影确定合格者为 93 人。将 93 人通过随机的方法分为两组,实验组 53 人,常规护理组 40 人。最后实验组 28(53%)人,对照组为 20(50%)人。其中患者拒绝参加实验的原因为不愿进行二次造影或不愿改变生活方式。收集了年龄数据,婚姻状况,心绞痛、心肌梗死病史,身高,体重,病变狭窄严重程度。数据分析时采用意向性分析(intention-to-treat principle)。

实验组为改变生活方式组,对照组为常规护理组。实验组患者生活方式规划包括 10%的脂肪蔬菜饮食,适度的有氧运动,应激治疗训练,戒烟,和群体心理支持治疗。对照组生活方式被要求遵循医嘱(即常规护理)。

研究结果,实验组 28 人中仅有 20 人完成了 5 年的随访(二次造影)及广泛的生活方式改变,对照组 20 人有 15 人完成了随访(二次造影)。实验组冠脉狭窄百分比,在 5 年后改善 3.07%,对照组 5 年后恶化 11.77%。心血管事件,实验组 28 人发生 25 次心血管事件,对照组 20 人发生心血管事件 45 次(表 31-7,表 31-8)。

表 31-7 基线、5 年后冠脉损伤得分

	基线均数,(95% CI)		5 年后改变得分,(95%CI)		
	实验组(20)	对照组(15)	实验组(20)	对照组(15)	P 值(基线－5 年后)
直径狭窄,%	38.92(35.29,42.54)	42.50(38.18,46.81)	－3.07(－5.91,－0.24)	11.77(3.40,20.14)	0.001
最小直径,mm	1.64(1.44,1.84)	1.74(1.50,1.97)	0.001(－0.11,0.11)	－0.34(－0.66,－0.02)	0.05
正常直径,mm	2.65(2.39～2.92)	2.96(2.64～3.27)	－0.13(－0.26,0.01)	0.045(0.017,0.072)	0.01

(Ornish et al. 1998)

表 31-8　随访 5 年的心血管事件

	实验组(28)	对照组(20)	*RR*	95%*CI*	*P* 值
心肌梗死	2	4	2.74	0.393～30.3	0.26
经皮冠脉血管成形术	8	14	2.40	0.939～6.60	<0.05
冠脉旁路搭桥术	2	5	3.43	0.561～36.0	0.14
心脏病住院治疗	23	44	2.62	1.55～4.55	<0.001
死亡	2	1	0.685	0.012～13.2	0.81
全部事件	25	45	2.47	1.48～4.20	<0.001

注：观察人年是 108.04。

(Ornish et al. 1998)

问题 3　什么是失访？请计算失访率？分析失访对结果的判断有何影响？

失访是指研究对象因迁移或与本病无关的其他疾病死亡等造成失访。在实验流行病学研究中应尽量设法减少失访，一般要求失访率不超过 10%。实验组失访率：(28－20)/28＝28.6%；对照组失访率：(20－15)/20＝25%。失访可导致原定的样本量不足，破坏原来的随机化分组，使研究工作效力降低。如失访在实验组和对照组分配不均衡，更会对研究结果的真实性产生影响。

问题 4　根据资料判断生活方式改变对血管直径及心血管事件的影响？

实验组冠脉狭窄百分比，在 5 年后改善 3.07%，对照组 5 年后恶化 11.77%。心血管事件，实验组 28 人发生 25 次心血管事件，对照组 20 人发生心血管事件 45 次。可以用得出结论：实验组患者生活方式改变(包括 10%的脂肪蔬菜饮食，适度的有氧运动，应激治疗训练，戒烟，和群体心理支持治疗)可以改善血管狭窄，降低心血管事件的发生。

问题 5　请分析本实验中可能存在的偏倚。

本实验中可能存在的偏倚是失访偏倚，因为一般要求失访率不超过 10%。实验组失访率为 28.6%；对照组失访率为 25%，会对研究结果的真实性产生影响。

(李　霞　赵亚双)

实习三十二　暴发调查案例分析

(一) 实习目的

了解暴发调查的基本方法和步骤，熟悉传染病暴发调查资料分析方法。

(二) 实习学时

6 学时

(三) 实习内容

1. 病例发现与报告　2003 年 1 月 2 日，广东省河源市人民医院报告："内一科收治了 2 例重症肺部感染患者，先后转送广州市呼吸病研究所和广州军区总医院治疗，随后该科室的 9 名医护人员先后发病，请调查、核实"。

问题 1　疾病预防控制中心接到上述报告后，应该怎么做？

(1) 尽快从多个渠道收集信息，将不同来源的信息进行比较。

(2) 及时向发病单位详细了解情况。

(3) 派遣经验丰富的公共卫生医师进行快速的现场访问，核实诊断。

广东省卫生厅接到报告后，立刻组织专家前往现场进行调查。调查发现，该市首例病例黄某，男，34 岁，厨师。2002 年 12 月 10 日发病，12 月 15 日由其家人送至广东省河源市人民医院救治。12 月 16 日，另一位 40 岁左右的患者，也到河源市人民医院救治。两人的病情非常相似，均为咳嗽，头痛，发烧不退，肺部出现阴影，施用抗生素均无效，且两个病人的白细胞水平均未上升。12 月 17 日，第一位患者病情继续恶化，转到广州陆军总医院。12 月 22 日，第二位患者病情也出现恶化，转到广州呼吸病研究所救治。12 月 23 日，河源市人民医院内一科一名护士发病。截止到 12 月 28 日，该院内一科共有 5 名医护人员发烧，并且所有人的肺部都出现阴影。此后，又有来自门诊和药房的医护人员出现同类的症状。在一周的时间里，河源市人民医院 9 名医护人员出现了相同的病症，这些医护人员在诊治过程中均未采取严格的防护措施。

问题 2　你是否认为这是一次疾病暴发？是否需要作进一步调查？

(1) 短期内在 1 家医院发现 2 例症状相似的严重病人，诊断不明确，并相继发现 9 名医护人员发病，可以认为是一起异常疾病事件。

(2) 认定本起事件是否为疾病暴发，尚有以下问题待明确：病人是否由于共同的病原因子而致病？上述病例是否在时间、空间上呈聚集性特征等？因此，需要进一步调查确定。

在调查过程中，调查组发现河源的病例与 2 周前于佛山市第一人民医院会诊的 2 例病例症状类似。通过回顾性调查发现，2002 年 11 月 25 日该院收治过 1 例类似病例，当时医生诊断是"发烧原因不明"，其家属共有 4 人相继发病，成为一起家庭聚集性肺炎病例。

2003 年 1 月 21 日，广东省中山市报告发生家庭、医院聚集性不明原因肺炎病例。经过现场会诊和调查处理，专家组认为该事件为具有一定传染性的疾病暴发，有人传人的现象，可能有接触传播或短距离空气传播的倾向，病原体不明确，考虑病毒的可能性相对较大。

随后，广东省的佛山、顺德、广州、深圳、江门、肇庆等市相继报告发生非典型肺炎病例。

问题 3　如果确认是暴发，那么在进行现场调查前应该做好哪些准备工作？

区域的确定和划分；人员的选择；统一领导指令；物资筹备与后勤供应；实验室支持。

2. 现场流行病学调查

(1) 首发病例的发现：调查组对佛山的病例进行了回顾性调查，找到了佛山市的第一例患者。

问题1　疾病预防控制机构到医疗机构开展病例调查的一般程序有哪些？

1) 调查前协调与准备。

2) 到达医疗机构，找到疫情报告人、病例的主治医师，初步了解病例的基本情况。

3) 查阅病历，详细了解、记录。

4) 对个案调查表进行修改和完善。

5) 调查员按照防护级别进行着装，进入病房开展调查。

6) 采集标本。

7) 调查完毕，按照区域划分脱下防护装，消毒，进入清洁区。

8) 对调查中涉及的临床方面的问题，应在离开前向主治(诊)医师提出，请求解答。

9) 对疫情进行初步判断，向医院领导或相关部门交代注意事项。

10) 致谢、离开。

患者，男，45岁，佛山市禅城区人，为村干部。2002年11月16日晚出现发热(38.5℃)、乏力、肌肉酸痛。11月20日到佛山石湾区人民医院就诊，以“发热查因，伤寒待排”入院，由本院呼吸科、消化科、神经科专家会诊之后，医院将他当作伤寒病和由消化道感染引起的恙虫病疑似患者来治疗，给他服用了一些常规的感冒药和抗生素，但治疗均无效。患者持续发烧达39.7℃数天，肺炎表现加重，有明显啰音，气促，拍胸片发现阴影扩大。在此住院期间，其亲属天天到医院探访，暂未出现不适症状，医护人员也未见发病。患者住的病房是南北通透，并且每天每隔一小时喷一次过氧乙酸。

11月25日，该患者由于病情加重被紧急转院送到了佛山市第一人民医院。体查：体温39.2℃，白细胞5.6×10^9/L，胸透显示双肺炎症，以右上肺为重。11月27日，体温39.2℃，出现呼吸困难，初有呼吸困难综合征(ARDS)表现，于11月28日转入ICU病房治疗。随后，一直近距离照顾他的4位亲友相继出现类似症状。

12月11日，佛山市第一人民医院邀请广州专家前来会诊。专家发现这个病人的家属有几个先后发病，传染性如此之强纯属罕见；医院已经用了进口抗生素，如泰能、头孢三代等，没有明显效果；病人的白细胞没有明显增高，可见不是典型细菌感染引起的。

从时间顺序看，佛山第一位患者应该是目前能找到的广东省内最早一例患者，是真正的首发病例。

问题2　鉴于上述情况，需要进一步了解哪些流行病学资料？

1) 患者可能的感染来源，重点是发病前详细的接触史。如类似症状患者，动物接触史。

2) 患者密切接触者的情况。

3) 患者周围发病前、后居留场所居民发病情况。

4) 有无动物异常死亡、发病情况。

5) 患者居住地的地理、环境、饮水等相关情况。

6) 患者所在医院的环境、设施等。

7) 其他医院近期收治类似病例情况。

(2) 临床特点：该病起病急，以发热为首发症状，多为高热，偶有畏寒；体温多高于38℃，并持续1～2周以上；可伴有头痛、关节酸痛、全身酸痛、乏力、胸痛、腹泻；可有咳嗽，多为干咳、少痰，偶有血丝痰，呼吸道症状不明显。严重者出现呼吸加速，气促，或进展为急性呼吸窘迫综合征(ARDS)。肺部体征不明显，部分患者可闻少许啰音，或有肺实变体征。

外周血常规早期白细胞总数不升高，或降低，中性粒细胞可增多。血生化及电解质多数患者出现肝功能异常。肺部有不同程度的片状、斑片状浸润性阴影或呈网状样改变，部分患者进展迅速，呈大片状阴影；常为双侧改变，阴影吸收消散较慢。

（3）病例搜索

问题3　若要制定搜索病例的定义，需要哪些信息？

“病例定义”可分为以下几类：疑似病例（possible/suspect case）；临床诊断病例（可能病例，probable case）；实验室确诊病例（confirmed case）。包括如下信息：

1）流行病学信息：疫情时间、地点、人群三要素，危险因素或流行病学接触史等。

2）临床信息：临床症状、体征，临床检验、体格检查和特殊检查，治疗效果等。

3）针对病因的实验室检查信息等。

2003年2月3日广东省卫生厅印发了《关于做好不明原因肺炎防治工作的通知》，成立了4个小组，确定病例报告和调查方案、临床诊断标准、流行病学调查、个案调查、回顾性调查提纲和预防措施、标本采集运送及检测技术指引等方案。

2003年2月10日广东省政府正式公布广东省发生了“非典型肺炎”。公开宣布2002年11月16日至2003年2月9日，共报告病例305例，死亡5例，其中医务人员发病105例。

（4）实验室检测初步确定病原体：随着病例的不断增多，广东省开始了查找病原体的工作。

问题4　不明原因传染病病原的检测思路是什么？

1）排除法：对于疑似的、烈性的、后果可怕的及公众非常关心的病因尽早采取可靠的检测手段予以排除。

2）直接查找：针对可能存在的新病原，积极采用先进手段直接寻找病原。

问题5　感染性肺炎的致病原有哪些？常用的检测方法有哪些？

1）细菌、支原体、衣原体、病毒、真菌等。

2）常用的病原学检测方法有：细菌涂片、染色、显微镜观察；电镜直接观察病原形态；细菌培养鉴定；病毒分离鉴定；抗原检测；血清学抗体检测。

由于经过细菌的常规培养未发现特殊致病细菌，且临床上抗生素治疗无效，因此，研究组首先排除了细菌引起该病的可能性。

2003年2月11日，经广东省和国家疾病预防控制中心实验室改为确证，导致该病发生去掉已经排除炭疽、鼠疫、禽流感、钩端螺旋体病、汉坦病毒肺综合征。

2003年2月对3例死亡病例进行了系统病理解剖观察。结果显示，肺呈广泛性实变，严重肺水肿，片状出血及坏死，大量透明膜形成，炎症局部反应细胞主要为单核细胞和淋巴细胞，肺泡上皮及支气管上皮呈脱屑性变化，其中2例肺泡腔内均可见多量的多核巨细胞，3例肺泡上皮细胞内均可见典型的病毒包涵体。可见，本病具有较典型的病毒性肺炎的病变特征，初步认为病毒可能是本病真正的致病病原体。

2003年2月底广州市呼吸疾病研究所与香港大学微生物系进行合作以查找病原体。研究人员进行大量分离和鉴定等工作以后，基本确定下列微生物不是引起非典型肺炎的病原体，包括流感病毒（甲型、乙型）、副流感病毒（1、2、3型）、呼吸道合胞病毒、腺病毒、肺炎支原体、衣原体、军团菌属、斑点热、立克次体、斑疹伤寒立克次体、副黏液病毒、耶尔森菌、人类肺炎后病毒、疱疹病毒、微小病毒、汉坦病毒和沙粒病毒等。

2003年3月18日双方确定本病是由一种新型变异冠状病毒引起的，病原体明确且单一。

问题6　病毒毒种应该如何保存？

必须具有该病毒毒种的详细历史及有关资料。应在带锁的－80℃超低温冰箱或液氮罐中，用双层套管保存，外层套管须作消毒处理。必须有明确的警示标签。采用双锁双人管理。

在实验分离、鉴定病原成功的基础上，确定本病名称为“传染性非典型肺炎”并修订了“诊断标准”。

(5) 流行病学特征

1) 流行强度：按照2003年4月14日，卫生部下发的《传染性非典型肺炎临床诊断标准(试行)》。截止到2003年4月20日(疫情尚在继续中)，共报告病例1317例，死亡48例，发病率1.72/10万，病死率3.64%。

上述病例由经过培训的医师采用统一的个案调查表逐一进行面对面的调查。

问题7　流行病学个案调查表设计的主要原则有哪些？根据已有信息，将如何设计本次疫情的个案调查表？

A. 调查表设计主要原则：①突出所调查疾病的特征；②调查项目合理适当；③问题设计；④用词原则；⑤问题的设置最好遵循一定的顺序；⑥调查表的设计应适应电脑数据录入格式；⑦不同项目的设计需与相关业务人员达成共识；⑧提倡先开展预调查。

B. 初步分析认为，本病为一种新的罕见的疾病，因此除需详细描述临床表现的基本特点外，个案调查表设计应重点考虑调查与病人密切接触的人员以及病人与动物接触情况，包括如下内容：①识别信息；②人口学信息；③临床资料；④流行病学资料等。

2) 流行病学分布

A. SARS地区分布：全省21个地级市中有13个市发生病例，主要集中在广州、深圳、江门、中山、佛山等市，其中广州市病例占总数的86.86%(表32-1)。

表32-1　广东省SARS发病地区分布

地区	首例发病时间	发病例数	发病率(1/10万)	死亡例数
广州	2003-01-03	1144	16.05	42
深圳	2003-01-15	44	3.33	1
江门	2003-01-02	31	0.81	2
中山	2002-12-26	28	2.08	0
佛山	2002-11-16	25	1.10	1
河源	2002-12-10	15	0.40	0
肇庆	2003-01-17	13	0.33	1
惠州	2003-03-24	7	0.25	0
汕头	2003-03-23	4	0.09	0
汕尾	2003-03-21	3	0.10	0
东莞	2003-03-13	1	0.06	0
湛江	2003-03-39	1	0.01	1
韶关	2003-04-04	1	0.03	0
合计		1317	1.72	48

B. SARS人群分布：

a. 年龄、性别分布：发病年龄最小2月龄，最大92岁，以青壮年较多，20～49岁发病占总病例数的65.68%；男女性别比为1∶1.16。48例死亡病例中，男女比例(25∶23)无显著差别。60岁以上发病占45.84%，病死率为12.8%(22/172)，明显高于60岁以下年龄组的病死率[2.4%(26/1099)]，$\chi^2=44.44$，$P<0.001$(表32-2，表32-3)。

表 32-2　广东省 SARS 病例年龄、性别分布

年龄组(岁)	性别			合计	构成比(%)
	男	女	不详		
0～	25	16	0	41	3.11
10～	34	36	0	70	5.32
20～	123	227	3	353	26.80
30～	152	155	3	310	23.54
40～	98	101	3	202	15.34
50～	64	58	1	123	9.34
60～	45	47	1	93	7.06
70～	42	37	0	79	6.00
不详	0	0	46	46	3.49
合计	583	677	57	1317	100.00

表 32-3　广东省 SARS 病例死亡年龄分布

年龄组(岁)	发病例数	死亡例数	病死率(%)	年龄组(岁)	发病例数	死亡例数	病死率(%)
0～	41	1	2.4	50～	123	7	5.7
10～	70	1	1.4	60～	93	11	11.8
20～	353	2	0.6	70～	79	11	13.9
30～	310	5	1.4	不详	46	0	0.0
40～	202	10	5.0	合计	1317	48	3.6

b. 职业分布：发病较多的为医务人员(329 例，占 24.98%)，其次为退休人员(142 例，占 10.78%)、干部职员(123 例，占 9.34%)、工人(108 例，占 8.20%)、家务待业及学生(各 96 例，均占 7.29%)、商业服务人员(51 例，占 3.87%)、农民(27 例，占 2.05%)、教师及儿童(各 18 例，均占 1.37%)，其他及不详 423 例，占 32.12%。

c. 家庭和医院聚集性病例：1317 例病例中属社区病例 988 例，占 75.0%，医院病例 329 例，占 25.0%。社区病例中属家庭聚集性病例有 205 例，占 20.7%，医院病例中属聚集性病例(有明确病人接触史)283 例，占 86.0%。1317 例病例中属家庭和医院聚集性有 488 例，占 37.1%。

C. SARS 时间分布：2002 年 11 月 16 日发生首例病例，12 月下旬，发病处于低水平，有 5 个市发病，共 22 例。2003 年 1 月开始上升，至 2 月上旬达到高峰，有 7 个市出现发现病例，共 576 例。之后大幅下降，2 月下旬起呈平稳的下降趋势。

问题 8　从上述资料中能够得出什么信息?

A. 首发于冬春季：广东省高峰发生于 1 月下旬至 2 月上旬，2 月下旬以来发病呈下降趋势。发病主要集中在经济发达、人口流动频繁的地区。

B. 发病有明显的医院和家庭聚集性，具有人传人特征。初步认为传染源是人。

C. 病前有明确病例接触史的患者其发病均是通过家庭内或探视和医疗护理关系或密闭的公共场所等密切接触而感染发病，以此推测发病主要通过短距离飞沫和密切接触传播。

D. 人群普遍易感，医务人员、退休人员等为高危人群。高年龄组的病死率高。

(6) 潜伏期计算：统计 70 例有明确接触史(接触对象、接触时间均明确)的聚集性病例，推算

出最短潜伏期为 1 天，最长为 12 天，中位数 4.5 天。

问题 9　根据上述潜伏期的描述，请谈谈计算潜伏期有哪些要点？

1）选择单次暴露的病例。

2）病例尽量选择确诊病例或者临床诊断病例，减少误差。

3）病例的发病时间明确。

4）暴露时间、发病时间要精确到什么程度，可视潜伏期的长短而定。

5）环境和物种变化调查：广东地区尤其是珠江三角洲的人们有食用多种动物和饲养宠物的习惯，使动物冠状病毒传播至人类并导致发病成为可能。由于部分病例职业为厨师，提示该病的感染可能与接触动物有关。调查组选取了多种动物，并相应采集动物血清、组织、分泌物和排泄物等。环境标本指病例周围的动物交易市场、养殖场、病家环境；环境样本包括污水、粪便、泥土等。研究人员从这些地区的病人采集包括血清、咽拭子（含漱液）、粪便、呼吸道分泌物等标本。

问题 10　标本采集的种类？标本如何采集、运送、储存与处理？

1）病毒分离标本的采集与运送

A. 采集：①鼻咽拭子；②痰液；③漱口液；④尸检标本。

B. 保存运送：标本采集后应立即冷冻保存，如未能及时接种应置－70℃或以下保存。常用的样品运输液为：pH7.4～7.6 的 Hank's，Eagle's 或水解乳蛋白液。

2）细菌培养标本的采集与运送

A. 采集：最好在抗感染治疗之前采集，可采集咽拭子或痰液。

B. 保存运送：做细菌分离培养的样本密封好常温下 2h 内送检。

3）血清标本采集与运送

A. 采集：须采集病例的急性期和恢复期血清：①尽早采集急性期血样，最迟不晚于发病后 7 天。恢复期血样则在发病后 2～4 周采集。②无菌采集 5ml 血液标本，分离血清，冷冻。③详细登记有关病例的姓名、性别、年龄等基本信息，发病日期、采样日期等。

B. 运送保管：①血清标本应带冰在 24h 内运送至实验室。应分装多管冷冻保存。②标本送至实验室后，病毒分离标本应尽快进行接种分离，48h 内能进行接种的可置于 4℃保存，如未能接种应置－70℃或以下保存。③血清标本在 4℃存放 1 周，长期保存置－20℃或以下。

3. 进一步调查分析　4 月 29 日，广东省召开了流行病学、病原学、动物学等方面的专家座谈，对疾病的病因进一步研究。组成了由疾病控制系统、高校系统、海洋水产部门、农业部门、林业部门、其他有关部门、协作单位和一个专家顾问组的调查小组。

4 月 30 日，小组的第一次会议组织了 40 多位专家，一起讨论研究工作方案、实施方案、个案调查表、研究技术路线等。随后开展了小范围的预调查工作。

随着调查的深入和对疾病认识的提高，鉴于发现病例较多，给现场流行病学工作者提供了较好的利用分析流行病学研究该病流行病学病因的可能。

问题 1　请提出分析流行病学研究的主要目的，以及本研究最好采用何种方法？

A. 对发病因素进行调查，了解引起发病的危险因素，为预防控制疾病的发生和蔓延提供科学决策的依据。分析流行病学研究通常可采用病例对照研究和队列研究两种方法。

B. 本次分析流行病学研究的目的是了解发病的危险因素。对本起疫情，病例对照研究是较好的分析流行病学研究方法。

调查组依据卫生部《传染性非典型肺炎临床诊断标准（试行）》标准，共调查非典型肺炎临床诊断病例 809 例。在病例的邻居中选择与病例年龄相差不超过 5 岁，性别相同，无接触史且无发病者作为对照，共 331 人。采用统一的调查表，由经过统一培训的调查员采用问答方式入户进行调查。主要调查病例组和对照组的一般情况、流行病学史、家庭环境、工作场所环境、个人饮食和卫生情况等。采用单因素和多因素 Logistic 回归分析方法进行比较。

(1) 单因素分析:对病例组和对照组的一般情况、流行病学史、家庭环境、工作场所环境、个人饮食和卫生情况、接种疫苗史、患病史等相关因素,用 Logistic 回归单因素分析比较,结果提示发病前 20 天有外县旅行史、去过医院、接触 SARS 病例/疑似 SARS 病例、工作场所使用中央空调和乘坐电梯与感染 SARS 呈正相关;住宅通风、家庭使用空调、公共场所通风、吸烟、饮酒、饮茶等 6 项与感染 SARS 呈负相关,差异有计学意义($P<0.05$)。

(2) 多因素条件 Logistic 回归分析:采用非条件 Logistic 回归分析法将流行病学史、家庭环境、工作场所环境、个人饮食和卫生情况等调查因素(包括单因素分析中没有统计学意义的因素)进行多因素分析。结果发病前 20d 有外县旅行史(病例为 17.5%,141/805;对照为 8.84%,29/328),去过医院(病例为 57.1%,445/779;对照为 36.0%,118/328),接触过非典型肺炎/疑似病例(病例为 42.1%,336/798;对照为 5.5%,18/328)和有动物接触史(病例为 66.8%,350/524;对照为 44.2%,145/328)与感染非典型肺炎呈正相关。对居住环境、工作环境和生活习惯进行调查分析,结果发现工作场所通风(病例为 72.7%,381/524;对照为 90.2%,211/234)和吸烟(病例为 12.7%,99/778;对照为 19.0%,62/326)与感染非典型肺炎呈负相关(表 32-4)。

表 32-4 多因素 Logistic 回归分析结果

因素	β	S. E.	P 值	OR	95%CI for OR
有外县旅游史	0.603	0.281	0.032	1.828	1.054~3.171
去过医院	0.466	0.207	0.025	1.594	1.062~2.394
接触过 SARS/疑似 SARS 病例	0.509	0.114	0.000	1.664	1.330~2.081
动物接触史	0.424	0.194	0.029	1.529	1.046~2.235
工作场所通风	−0.580	0.157	0.000	0.560	0.412~0.761
吸烟	−0.555	0.266	0.037	0.574	0.341~0.966

问题 2 请评价本次调查中病例对照研究的结果?

与感染 SARS 呈正相关的因素,为危险因素。因此,是否会造成大的暴发流行取决于医院在控制医院内相互传染和访问者感染方面的能力。对疫区进行旅游限制也是必要的。监测和管理的重点应集中在接触过 SARS 病例或到过疫区/医院的可疑 SARS 病例。

与感染 SARS 呈负相关的因素,提示为保护因素。因此,工作场所通风良好,可以减少非典型肺炎病毒空气传播机会,可能是感染非典型肺炎的保护因素,至于吸烟与非典型肺炎感染的关系需进一步研究。

4. 实验室支持与病因推断 由于本病病原已基本确定,针对该新型冠状病毒的特异性检测方法也已初步建立,包括抗体检测和分子生物学检测。非典型肺炎患者在临床症状出现后 20 天左右,血清中即可用 ELISA 和免疫荧光法检测到特异性 IgG 和 IgM 抗体,且与人类冠状病毒无交叉反应。

调查组随机抽取广东省 1~5 月份共 332 份标本进行检测,PCR 检测结果阳性率为 24.10%,其中 1~3 月份的阳性率较高,均达 70%以上。对 1~5 月份共 145 份标本进行血清学检测,结果 IgG 阳性率为 31.72%,其中 1~3 月份的阳性率较高,均达 58%以上(表 32-5)。

表 32-5　不同月份的样本检测结果

月份	PCR 检测结果			血清学检测结果		
	检测份数	阳性份数	阳性率(%)	检测份数	阳性份数	阳性率(%)
1	2	2	100.00	2	2	100.00
2	21	16	76.19	14	11	78.57
3	46	33	71.74	24	14	58.33
4	90	18	20.00	33	10	30.30
5	173	11	6.36	72	9	12.50
合计	332	80	24.10	145	46	31.72

检测河源、佛山、肇庆、中山、东莞、珠海六市首发病例血清中非典型肺炎患者冠状病毒 IgG 抗体,结果均为阳性。另外,野生动物销售人员的 SARS 冠状病毒抗体阳性率明显高于其他健康人群,进一步支持该病可能源于野生动物的假设。

5. 疫情控制与综合评价　疫情发生后,各级政府高度重视,采取一切有效措施控制疫情。

疫情控制:

(1) 组织策略:广东省多次召开有关会议研究部署非典型肺炎防治工作;成立了省政府非典型肺炎防治指挥部;安排专项资金保证防治工作的需要。

(2) 技术策略

1) 加强技术指导:1 月 23 日省卫生厅将《中山市不明原因肺炎调查报告》印发至各医疗卫生单位。要求高度重视,组织学习“调查报告”,掌握“治疗原则”及“预防措施”,对类似病人严加观察和诊治;加强 ICU 建设和管理,一旦发现类似病例,要及时按照治疗原则正确隔离救治病人,严防医治不当引致死亡发生。同时要及时将疫情报当地 CDC,以采取有效预防措施,防止疫情的扩散蔓延;加强正面宣传教育,普及呼吸道感染疾病的防治知识,切实提高群众自我保健知识能力,减少疾病发生。

2 月 3 日粤卫办[2003]5 号《关于做好不明原因肺炎防治工作的通知》,之后陆续下发一系列文件,对指导全省预防控制非典型肺炎发挥巨大作用。

2) 高度重视疫情监测报告工作:2003 年 1 月 23 日粤卫办[2003]2 号文就要求各地级市做好疫情报告工作。2 月 3 日粤卫办[2003]5 号文明确规定:发现不明原因肺炎(UP)病例,暂按《传染病防治法》中乙类传染病的报告时限进行报告。发现聚集性 UP 的县,要实行“零报告”、“日报告”制度。

问题 1　如何进行疫情报告?

A. 任何单位和个人发现传染性非典型肺炎病人或者疑似传染性非典型肺炎病人(以下简称病人或者疑似病人)时,都应当及时向当地疾病预防控制机构报告。

B. 医疗机构及其医务人员、疾病预防控制机构的工作人员发现病人或者疑似病人,必须立即向当地疾病预防控制机构报告。疾病预防控制机构发现疫情或者接到疫情报告,应当立即报告上级疾病预防控制机构和当地卫生行政部门。

C. 卫生行政部门接到报告后应当立即报告本级人民政府,同时报告上级卫生行政部门和国务院卫生行政部门。

D. 任何单位和个人对传染性非典型肺炎疫情,不得隐瞒、缓报、谎报或者授意他人隐瞒、缓报、谎报。

(3) 采取综合性预防控制措施

1）控制传染源的措施：医院实行了首诊负责制，发现非典型肺炎疑似病人立即就地隔离观察、报告。对密切接触者进行小范围在家、在宿舍或在住宿区隔离；学校发现一例病人或疑似病人，则单独房间隔离密切接触者。观察期间不得外出，亲戚朋友不得上门探访，每天自测体温。观察2周无发热、咳嗽等症状者，可恢复上班（上学）。

2）切断传播途径的措施：强调室内通风。经常打开窗户，保持室内空气流通；必须使用空调的地方，应确保空调系统的供风安全。非典型肺炎病人或疑似病人到过的家庭、场所或交通工具等，由当地CDC指导消毒。

问题2 对污染场所、污染物品常用的消毒处理方法与剂量？

见表32-6。

表32-6 污染场所、污染物品的消毒处理方法与剂量

消毒场所	消毒方法	用量	消毒时间
室外污染表面	500～1000mg/L二溴海因溶液喷洒	500ml/m^2	30min
	1000～2000mg/L含氯消毒剂喷洒	500ml/m^2	60～120min
	漂白粉喷撒	20～40g/m^2	2～4h
室内表面	250～500mg/L含氯消毒剂擦拭	适量	
	500～1000mg/L二溴海因溶液喷洒	100～500ml/m^2	30min
	1000～2000mg/L含氯消毒剂喷洒	100～500ml/m^2	60～120min
	2%过氧乙酸气溶胶喷雾	8ml/m^3	60min
	0.3%～0.5%过氧乙酸溶液喷洒	350ml/m^2	60min
室内地面	0.1%过氧乙酸溶液拖地	适量	
	0.3%～0.5%过氧乙酸溶液喷洒	200～350ml/m^2	60min
	1000～2000mg/L含氯消毒剂喷洒	100～500ml/m^2	60～120min
室内空气	紫外线照射	1W/m^3	30～60min
	臭氧消毒	30mg/m^3	30min
	15%过氧乙酸溶液熏蒸	1g/m^3	120min
餐、饮具	蒸煮	100℃	10～30min
	臭氧水冲洗	≥12mg/L	60～90min
	含氯消毒剂浸泡	250～500mg/L	15～30min
	远红外线照射	120～150℃	15～20min
被褥、书籍、电器等	环氧乙烷简易熏蒸	1500mg/L	16min至24h
	0.3%～0.5%过氧乙酸溶液擦拭	适量	
服装、被单	煮沸	100℃	30min
	250～500mg/L含氯消毒剂浸泡	淹没被消毒物品	30min
	0.04%过氧乙酸溶液浸泡	淹没被消毒物品	120min
游泳池水	加入含氯消毒剂	余氯0.5mg/L	30min
	加入二氧化氯	5mg/L	5min
污水	10%～20%漂白粉溶液搅匀	余氯4～6mg/L	30～120min
	30000～50000mg/L含氯消毒液搅匀		
粪便、分泌物	漂白粉干粉搅匀	1∶5	2～6h

续表

消毒场所	消毒方法	用量	消毒时间
	30000～50000mg/L含氯消毒剂	2∶1	2～6h
尿	漂白粉干粉搅匀	3%	2～6h
	10000mg/L含氯消毒剂搅匀	1∶10	2～6h
便器	0.5%过氧乙酸溶液浸泡	浸没便器	30～60min
	5000mg/L含氯消毒剂溶液浸泡	浸没便器	30～60min
手	2%碘酒、0.5%碘伏、0.5%氯己定醇液擦拭	适量	1～2min
	75%乙醇溶液、0.1%苯扎溴铵溶液浸泡	适量	5min
运输工具	2%过氧乙酸气溶胶喷雾	$8ml/m^3$	60min

3）保护易感者的措施：注意个人卫生，勤洗手；尽量减少前往空气流通不畅、人员密集的公共场所；均衡饮食，加强锻炼，充足休息，增强身体的抵抗力。限制大型集会、演出活动和各类演出赛事。

4）加强医院感染控制：①为防制在医院内交叉感染，医院建立了发热门诊、隔离留观室和专门病房。②CDC加强对医院消毒监测的检查指导。③加强医护人员个人防护措施。

问题3　防护用品有哪些？医务人员进入病区穿戴、脱摘防护用品的程序？

A. 防护用品：防护服、防护口罩、防护眼镜或面罩、隔离衣、手套、鞋套。

B. 医务人员进入病区穿戴防护用品程序：①医务人员通过员工专用通道进入清洁区，认真洗手后依次戴工作帽、防护口罩、换工作鞋袜。②在进入半污染区前穿工作服，手部皮肤有破损或疑似有损伤者戴手套进入半污染区。③在进入污染区前，穿防护服或者隔离衣，加戴一次性帽子和一次性外科口罩、防护眼镜、手套、鞋套。

C. 医务人员离开病区脱摘防护用品程序：①医务人员离开污染区前，应先消毒双手，依次脱摘防护镜、外层口罩和工作帽、防护服或者隔离衣、鞋套、手套等物品，分置于专用容器中，再次消毒手，进入半污染区。②离开半污染区进入清洁区前，先洗手与手消毒，脱工作服，洗手和手消毒。③离开清洁区前，洗手与手消毒，摘去防护口罩、帽子，沐浴更衣，并进行口腔、鼻腔及外耳道的清洁。

印发宣传小册子、海报，制作VCD光盘免费发放等方式广泛、深入、正确地宣传非典型肺炎防治知识。

6. 综合分析　经流行病学、临床和实验室调查研究证实，本次疫情为一种新型冠状病毒引起的非典型肺炎疫情暴发。截止到2003年5月30日，广东省累计报告SARS病例1511例，累计发病率1.98/10万，死亡57例，病死率3.77%。调查过程中同时采用了描述流行病学、分析流行病学、实验检测等手段，初步明确了本次暴发疫情的病因，及时妥善地处理了本次疫情，但还有许多问题有待进一步的探索。

（李　鑫）

实习三十三　胃癌的病因学研究

(一) 实习目的

巩固熟悉各种基本流行病学研究方法的基本原理，掌握各种评价指标的计算及其流行病学意义，了解不同研究方法的异同点。

(二) 参考学时

4～8学时。

(三) 实习内容

课题一

2009年，全世界人口为68亿(人口与发展委员会第四十二届会议世界人口趋势报告)，全球约有1100万人被诊断为恶性肿瘤，近700万人死于恶性肿瘤，据预测，到2030年这些数字将会再翻一番。有专家预测，21世纪恶性肿瘤仍将是危害人类健康的主要疾病之一。

在我国随着平均期望寿命的延长和生活环境的变化，恶性肿瘤的发病率及死亡率自20世纪70年代以来一直呈上升趋势。我国某些地区在1991～2000年间的疾病监测数据(见表33-1)显示，在胃癌、肝癌及食管癌始终居高不下的同时，肺癌、结肠直肠癌和乳腺癌等呈显著上升趋势；同时，农村癌症死亡率的上升速度明显高于城市。癌症高发地区多在农村及西部地区，这也是当地农民因病致贫及因病返贫的重要原因。据卫生部统计，2001年我国城市和农村死因顺位中，胃癌均排在第3位，胃癌死亡率分别为17.00/10万，19.22/10万。

表33-1　中国某些地区1991～2000年主要癌症死亡率

城市(1/10万)			农村(1/10万)		
癌症部位	1991	2000	癌症部位	1991	2000
全部	123.92	146.61	全部	101.39	112.57
肺	32.53	42.08	胃	22.55	20.94
胃	19.69	19.64	肝	22.25	26.06
肝	19.63	22.19	食管	16.32	15.24
食管	8.94	9.06	肺	14.29	21.11
结直肠	8.53	11.19	结直肠	5.14	6.04
白血病	3.6	3.82	白血病	3.31	3.18
乳腺	3.11	4.32	宫颈	2.31	1.91
鼻咽	2.17	2.14	乳腺	1.51	2.11
膀胱	1.83	2.26	鼻咽	1.07	1.78
宫颈	1.49	1.08	膀胱	0.81	1.11

全国疾病监测系统1991～2000年死亡监测数据

问题1　请计算2009年全球恶性肿瘤的发病率、死亡率。

2009年全球恶性肿瘤的发病率＝11 000 000/680 000 000×100％＝1.62％；

2009年全球恶性肿瘤的死亡率＝7 000 000/680 000 000×100％＝1.03％。

问题2　能否计算2009年全球恶性肿瘤的病死率。

根据问题1所提供数据，无法计算2009年全球恶性肿瘤的病死率，因为，无法得知2009年全球恶性肿瘤的患病人数。

问题 3　根据材料二,认为“在我国,胃癌对农村居民带来的健康危害要比对城市居民大”的看法是否正确,为什么?

不能,虽然根据材料二提供数据,在 1991 年和 2000 年农村居民的胃癌死亡率均高于城市居民,但是并未经过标准化(年龄、性别等构成),因此无法进行比较;只有将农村和城市的胃癌死亡率进行了标化后,才能比较,并得出正确结论。

课题二

一些国家胃癌的发病率和死亡率呈现快速下降趋势,在澳大利亚,男性胃癌的死亡率从 1950 年的 25.9/10 万下降至 1994 年的 6.7/10 万,同期日本胃癌死亡率下降了近一半,尤其在 20 世纪 70 年代以后下降趋势更明显。与此同时,西方一些发达国家的胃上部癌症(包括胃-食管联结处癌和胃贲门癌)的发病率却在快速上升。

我国胃癌死亡率居全球较高水平。2000 年,胃癌死亡率为 48.6/10 万,其中男性胃癌死亡率为 65.4/10 万,女性为 32.0/10 万,男性和女性胃癌分别居肿瘤相关死因的第 3 位和第 2 位。新中国成立以来,我国在 30 多个城乡地区建立了恶性肿瘤监测登记点,1972～2001 年间,江苏省启东市的四种主要恶性肿瘤的发病率如图 33-1,图 33-2 所示。

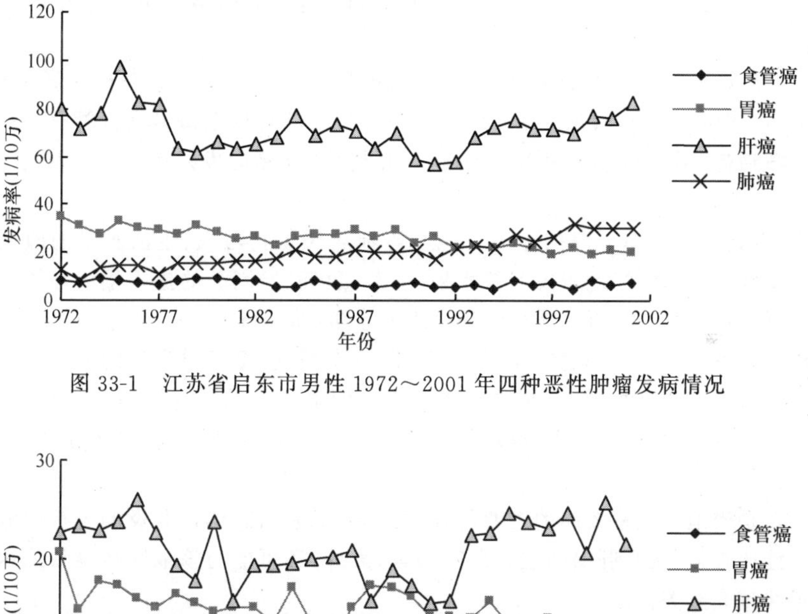

图 33-1　江苏省启东市男性 1972～2001 年四种恶性肿瘤发病情况

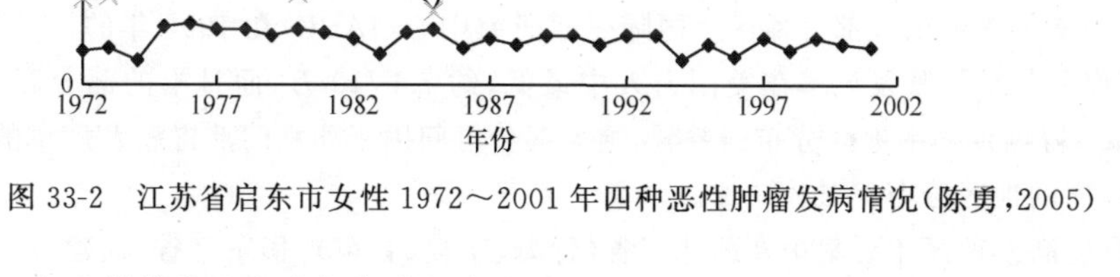

图 33-2　江苏省启东市女性 1972～2001 年四种恶性肿瘤发病情况(陈勇,2005)

问题 1　上述材料属于疾病分布的哪个方面。

上述材料主要从时间分布方面,尤其是在胃癌发病情况的长期趋势方面对胃癌的分布进行了描述。

问题 2　如果想了解某地区当前胃癌的基本分布特征,应该进行哪种流行病学研究;试设计一套研究方案。

采用现况研究；

现况研究设计的一般步骤为：详略

问题3 如果想了解某地区今后50年胃癌发病率和死亡率的变化动态，应该采取哪种流行病学研究方法。

应该进行胃癌的长期监测；一次现况调查无法满足要求。

问题4 请分析疾病监测与一项现况研究有哪些异同点；你认为疾病监测有哪些重要意义；

疾病监测与现况研究的相同点：

两种研究方法都属于描述性研究，都可以为病因探索提供线索。

不同点：

疾病监测是长期、连续、系统地收集疾病的动态分布及其影响因素的资料，经过分析将信息上报和反馈，以便及时采取干预措施并评价其效果。强调“长期、连续、系统地收集资料”，目的是“发现疾病分布规律、发展趋势及其影响因素的变化情况”，最终是为了“通过及时上报和反馈，充分利用疾病监测提供的信息，为控制疾病服务”（即疾病监测的重要意义）。

现况研究是对特定时点或期间疾病（或健康状况）及其有关因素在目标人群中的分布进行描述，进一步通过比较不同特征的暴露与非暴露人群的患病情况或者患病与未患病人群的暴露情况，为病因研究提供线索。

问题5 根据课题二中图10-1，图10-2，你能够得到哪些信息，谈谈你的理解和看法。

从图10-1，图10-2可以看出在1972～2001年间，江苏省启东市男女食管癌、胃癌的发病率均呈明显下降趋势；男女肺癌发病率呈明显上升趋势，肝癌的发病率变化比较缓和却高居第一位。

食管癌、胃癌的发病率下降的原因可能与当地居民饮食习惯、生活水平的改变密切相关。随着经济的发展，近年来，当地居民新鲜水果、蔬菜、鱼虾、奶制品的摄入量明显增加，腌制品和霉变食品的摄入量大大减少以及冰箱的普遍使用等都可能起到了一定程度的作用。

吸烟是肺癌发生的一个确定危险因素，此外，汽车尾气、烹饪时产生的油烟、室内燃煤也是肺癌发生的危险因素。据报道，启东肺癌发病率的明显上升趋势与该地的烟草销售量呈正相关；近几年当地环境污染比较严重，也增加了肺癌的发病率；另外，人口老龄化也是肺癌发病率升高的原因。

肝癌一直是当地发病率较高的主要恶性肿瘤，这可能是病毒性肝炎的流行引起的，病毒性肝炎的传染性比较强，又是肝癌的主要危险因素；另外，还可能与该地区环境致癌因素，当地人群遗传易感性较高有关。

课题三

胃癌呈现明显的地区分布差异，高发区与低发区发病率相差接近10倍。高发地区包括日本、中国和中南部美洲的大部分地区。国际癌症研究中心（IARC）在1996年的一项调查结果显示，男性胃癌的年龄调整发病率在美国白人中最低，约7.5/10万，而日本的部分高发区达到了95.5/10万。胃癌发病率地区分布的差异，绝大部分可归因于非贲门部胃癌发病率的差异，而胃贲门癌发病率的地区分布相对较一致。

我国胃癌高发地区主要集中在西北三省（青海、宁夏、甘肃），华东三省（福建、江苏、山东）以及东北三省（辽宁、吉林、黑龙江）。我国甘肃胃癌死亡率为66.67/10万，广西为5.13/10万，相差近13倍。胃癌死亡率以东部、西北部为最高，往东经由甘肃河西走廊、陕北、宁夏、内蒙古、辽宁，然后沿海南下到胶东半岛及江浙一带，形成我国胃癌的高发地带；而广东、广西等华南地区以及云南、贵州的云贵高原为胃癌低发区。

课题四

1998～2002 年间,我国部分城乡肿瘤登记点恶性肿瘤总发病率和死亡率见表 33-2。数据显示,恶性肿瘤粗发病率最高的是江苏省扬中市(366.7/10 万),其次为山西省阳城县(322.5/10 万),最低的是云南省个旧市(62.1/10 万),江苏省启东市和黑龙江省哈尔滨市介于中间。

表 33-2　中国部分肿瘤登记点 1998～2002 年恶性肿瘤总发病率和死亡率

地区	发病率(1/10 万)			死亡率(1/10 万)		
	粗率	中调率*	世调率**	粗率	中调率*	世调率**
山西阳城县	322.5	254.6	334.6	217.2	179.6	240.3
黑龙江哈尔滨市	190.4	126.4	166.1	130.4	86.2	114.9
江苏扬中市	366.7	222.0	294.4	316.4	185.3	251.7
江苏启东市	221.8	115.6	146.9	190.5	97.1	124.7
云南个旧市	62.1	59.3	78.4	—	—	—

*中国人口调整发病率/死亡率;**世界人口调整发病率/死亡率

(张思维等,2006)

课题五

根据江苏省启东市肿瘤防治网收集的恶性肿瘤登记资料显示,在 1972～2000 年间,启东市共报告 10 613 例胃癌,假设同时期该市人口总数相对较稳定,约为 112 万。表 33-3 为该市胃癌年平均年龄别发病率及世界标准化人口数。

表 33-3　江苏省启东市 1972～2000 年胃癌年平均年龄别发病率及世界标准化人口构成

年龄组(岁)	年龄别发病率	世界标准化人口数	年龄组(岁)	年龄别发病率	世界标准化人口数
0～	0.00	120 000	45～	32.91	60 000
5～	0.00	100 000	50～	54.20	50 000
10～	0.06	90 000	55～	86.45	40 000
15～	0.31	90 000	60～	149.98	40 000
20～	0.81	80 000	65～	186.68	30 000
25～	1.92	80 000	70～	246.49	20 000
30～	5.76	60 000	75～	260.97	10 000
35～	9.40	60 000	80～	243.06	10 000
40～	20.13	60 000			

问题 1　课题三和课题四属于疾病分布的哪个方面;

地区分布。

问题 2　根据课题四,你认为在 1998～2002 年间哪个地区恶性肿瘤的发病危险最高;

通过比较各地区恶性肿瘤的中国人口调整发病率(或者世界人口调整发病率),可以看出,山西阳城县恶性肿瘤的发病危险最高,尽管江苏扬中市恶性肿瘤的粗发病率是最高的。

问题 3　如果相对黑龙江省哈尔滨市和江苏省启东市的恶性肿瘤的死亡情况做比较,应该采用哪个指标。

应该对黑龙江哈尔滨市和江苏启东市的恶性肿瘤中国人口调整死亡率或者世界人口调整死亡率进行比较,可以看出,江苏启东市恶性肿瘤的死亡危险较高。

问题 4　根据课题五,能否计算江苏省启东市在 1972～2000 年间胃癌粗发病率与患病率,以及胃癌的年均粗发病率与患病率分别是多少；

江苏启东市1972～2000年间胃癌粗发病率为：

10 613/1 120 000×100 000/10万＝947.59/10万；

患病率无法计算。

问题5　根据课题五，请计算该市在1972～2000年间胃癌年平均年龄标化发病率。

根据世界标准化人口数，可以计算出江苏启东市1972～2000年间胃癌年平均年龄别期望的胃癌发病数，见表33-3。

江苏启东市1972～2000年间胃癌年平均年龄标化发病率为：

320.81/1 000 000×100 000/10万＝32.08/10万；

在本材料中，利用直接标准化法得到了年龄标化发病率，标准化人口选用的是世界标准化人口的构成，也可以根据情况选择其他标准化人口。

问题6　根据课题五认为“75～80岁组的人群胃癌发病危险最高”的看法是否正确，为什么？

不正确，至少应该在了解个年龄组的性别比例及其他一些基本情况，经过标化后，才能进行比较。

课题六

胃癌发病率存在年龄、性别和种族差异，随着年龄的增加，发病率也随之增加，在50～70岁左右达到高峰，随后快速下降，在50岁以下的人中很少见。男女性别间胃癌发病率存在差异，男性发病率约为女性的2倍；但是在小于40岁的低年龄组中，女性胃癌发病率却超过了男性。男性中以非贲门部胃癌较常见，男女性别比约2∶1；贲门部胃癌有更高的男女性别比，在美国白人中这一比例甚至接近6∶1。

在我国，胃癌发病男女比例为2.06∶1；胃癌死亡率年龄曲线呈累积增长型，死亡率水平随年龄增长而增高，主要集中在55岁以上年龄组。我国胃癌平均死亡年龄为61.94岁（男性平均为62.11岁，女性平均为61.59岁）。

课题七

浙江省嘉兴市某区自2002年起开展居民死因监测报告和慢性非传染性疾病发病的监测报告工作。2004年登记的经临床确诊为肺癌、胃癌以及大肠癌的新发病例数见表33-4。根据当地公安局提供的人口学资料显示，该区总人口数为305 288人，其中男性151 982人，女性153 306人。

表33-4　浙江省嘉兴市某区2004年主要恶性肿瘤发病情况

恶性肿瘤	男性		妇性		合计	
	发病数	发病率	发病数	发病率	发病数	发病率
肺癌	87		30		117	
胃癌	74		19		93	
大肠癌	37		38		75	

问题1　请计算2004年浙江省嘉兴市某区三种恶性肿瘤总发病率和各性别发病率。

各发病率（1/10万）见表33-4。

问题2　如果目前不确定胃癌的发病与性别有关，哪种流行病学研究方法能够较快地检验这一假说；你认为导致胃癌发病性别差异的原因有哪些。

可以采用成组设计病例对照研究的方法，也可以采用个体匹配或者频数匹配设计的病例对照研究，但是一定要注意：不能将性别作为匹配因素进行匹配。因为如果按性别作了匹配，在该研究中将不能再分析性别与胃癌的关系，也不能充分分析性别与其他因素的交互作用了。

导致胃癌的发病危险存在性别差异的原因可能与吸烟、饮酒等生活习惯，社会生活心理各方面压力等在男性女性人群的暴露比例不同有关。

问题3　如何通过流行病学方法来进一步证实你的这一假设，试设计一个研究方案。

队列研究

结合队列研究基本原理进行设计(详略)。

课题八

国内外许多专家都认为，在恶性肿瘤的发病原因中，遗传易感性可能仅占一小部分，多数成人癌症主要是由环境因素引起的，这表明，多数癌症至少在理论上是可以早期预防的。

美国和日本的疾病分布存在很大差异，例如：日本的胃癌死亡率是美国的5倍多，但日本结肠癌的死亡率却仅为美国的1/5。为探索产生这些差异的原因，从而阐明环境因素和遗传因素在这些疾病发生过程中的作用，Haenszel等人于1963年进行了一项移民流行病学研究，对自1890年到1924年间移居美国的日侨，在1959～1962年间恶性肿瘤和心血管疾病的死亡率进行了调查，并与日本本土居民和美国当地白人的死亡率进行了比较，结果见表33-5。

表33-5　1959～1962年间日本本土居民、美籍日侨及美国白人恶性肿瘤及部分心血管疾病死亡率比较*

疾病	男性				女性			
	日本居民	美籍日侨		美国白人	日本居民	美籍日侨		美国白人
		非美国出生	美国出生			非美国出生	美国出生	
全部恶性肿瘤	100	128	78	104	100	91	67	113
食管癌	100	132	51	47	—	—	—	—
胃癌	100	73	38	17	100	55	48	18
肠癌	100	374	288	489	100	218	209	483
直肠癌	100	135	129	140	100	79	53	118
胰腺癌	100	475	167	274	100	349	104	270
肺及支气管癌	100	306	166	316	100	198	129	131
乳腺癌	—	—	—	—	100	166	136	591
宫颈癌	—	—	—	—	100	52	33	48
其他子宫癌	—	—	—	—	100	209	36	330
卵巢癌	—	—	—	—	100	337	102	535
淋巴肉瘤	100	449	130	336	100	262	200	405
白血病	100	314	146	265	100	167	101	237
心血管疾病								
脑血管意外	100	32	24	37	100	40	43	48
冠心病	100	226	165	481	100	196	38	348
高血压病	100	142	128	127	100	218	267	163

*以日本本土居民为100。

问题1　根据上述材料，请分析本研究是如何将人群、地区、时间三个方面结合起来研究疾病分布。

移民流行病学通过观察疾病在移民、移民移入国当地居民及原居地人群间的发病率和死亡率的差异，以从中探索病因，分析遗传因素与环境因素对疾病影响作用的程度。

在本材料中，人群分布：男性与女性；日本居民、美籍日侨与美国白人；地区分布：日本与美国；时间分布：日本居民、移居美国的第一代日侨、在美国出生的第二代美籍日侨；通过比较日本本土居民、第一代美籍日侨、第二代美籍日侨和美国本土白人居民的疾病的死亡率，将人群、地区和时间三个因素结合起来，分析环境因素与遗传因素对疾病的作用，其中包括了对日本本土居民与美国本土白人居民的比较，日本本土居民与美籍日侨的比较，第一代美籍日侨与第二代美籍日侨的比较，美籍日侨与美国本土白人居民的比较等。

问题 2　请以胃癌为例，进行比较分析，能够得出哪些结论；你认为“环境因素在胃癌的发病过程中起较主要作用”这种说法是否正确。

如果遗传因素在某病发病过程中起主要作用，则移民中该病的发病率或死亡率与原籍居民相同（或无显著差异），而与迁入地区本地居民有明显差别，而且在具有共同特征的移民中，该病发病率或死亡率与移民时间的长短、移民各代次间变化不大；如果环境因素在某病发病过程中起主要作用，则移民中该病的发病率或死亡率与原籍居民有明显差异，并且随着移民年限的增加和代次的递增，逐渐接近迁入地区本地居民的水平；如果环境和遗传因素在某病发病过程中均起到重要作用，则移民中该病的发病率或死亡率与原籍居民及迁入地区本地居民均有较明显不同。

课题九

现有的大量流行病学研究表明，饮食因素在胃癌的发生发展过程中具有重要的作用。摄入盐及盐腌食物很可能是胃癌的危险因素，而非淀粉类蔬菜和水果很可能对胃癌的发生具有预防作用；有限的证据提示，红辣椒、加工肉类、烟熏食物、烧烤肉类是危险因素，豆类及豆制品和含硒食物可能是保护因素。

课题十

幽门螺旋杆菌（*H. pylori*, Hp）是 1983 年才被发现并从胃部活检标本中分离出来，之后的大量研究显示，幽门螺旋杆菌感染是几乎所有胃癌发生的必要条件（尤其是胃远端癌症）。

幽门螺旋杆菌可以通过激活体内中性粒细胞的氧化爆发，产生大量的活性氧，引起细胞 DNA 损伤；也可通过降低胃内酸度、降低维生素 C 的浓度和利用率，增加亚硝胺类物质的浓度，引起胃黏膜的损害，并最终导致癌的发生。

幽门螺旋杆菌感染机体后，通常无症状，可通过唾液和排泄物传播。其流行程度随年龄的增加而上升，但在人群中分布差异很大。在美国，20 岁人群中的感染率不足 20%，而 50 岁人群中则达到 50%；在韩国，5 岁组儿童中的感染率为 50%，20 岁人群则不到 10%；而在日本，中年人中幽门螺旋杆菌感染率高达 85%。据报道，我国居民平均感染率为 58.07%，农村地区人群平均感染率为 64.41%，高于城市人群的 48.75%，且呈现明显的家庭聚集性。

课题十一

周立君等人，对海南省某家医院 1992～2004 年间因消化道症状来院做胃镜检查的 5216 人进行 Hp 检测和胃黏膜病理学检查。其中男性 3721 人，女性 1495 人，平均年龄为 46.3 岁（年龄范围为 18～86 岁）。在 5216 人中，共检出 Hp 阳性 2387 人；经病理学诊断确定为三种癌前病变的患者有萎缩性胃炎 1193 人（Hp 阳性 585 人）、肠化生 1095 人（Hp 阳性 551 人）、异型增生 111 人（Hp 阳性 65 人）。

问题 1　如课题九中所述，有的饮食因素可能是胃癌发病的危险因素，有的则可能是保护因素，如果想了解究竟哪些饮食因素与胃癌的发生有关，你认为最好采用哪种流行病学研究方法。

病例对照研究

问题 2　试设计一个研究方案，来探索究竟哪些饮食因素与胃癌的发病有关；在该研究中，

常见的偏倚有哪些，如何对其进行有效的控制。

结合病例对照研究基本原理进行设计（详略）；

病例对照研究中常见偏倚有：选择偏倚、信息偏倚和混杂偏倚。可以分别采取以下措施进行控制：从社区人口或多个医疗机构中选取病例和对照，以尽可能控制选择偏倚；通过选择新发病例、充分利用客观记录资料、统一培训合格的调查员等来降低信息偏倚；通过限制和配比研究对象、分层分析、多因素分析模型等适当控制混杂偏倚。

问题 3　课题十一是一项什么样的流行病学研究；根据该材料，请计算相应指标；

现况研究（横断面调查）；

总 Hp 感染率＝2387/5216×100％＝45.8％；

非癌前病变组 Hp 感染率＝1186/2817×100％＝42.1％；

三种胃癌癌前病变患者 Hp 感染率＝1201/2399×100％＝50.1％；

萎缩性胃炎患者 Hp 感染率＝585/1193×100％＝49.0％；

肠化生患者 Hp 感染率＝551/1095×100％＝50.3％；

异型增生患者 Hp 感染率＝65/111×100％＝58.6％；

该院被调查人群中萎缩性胃炎、肠化生、异型增生的患病率分别为 22.9％、21.0％、2.1％。

问题 4　根据课题十一，在胃癌（癌前病变）的病因探索方面，你能够得到哪些提示；

通过 t 检验或者 χ^2 检验可以看出，与非癌前病变组 Hp 感染率相比，无论萎缩性胃炎患者、肠化生患者、异型增生患者还是三种癌前病变患者的 Hp 感染率都有显著升高，提示 Hp 感染可能与胃癌（癌前病变）的发生有关。

课题十二

为了探讨胃癌与幽门螺杆菌感染的关系，陈诗华等人在 2000～2005 年间对江西省某家医院收治的 54 例胃癌患者（其中男 36 例，女 18 例）和 50 例慢性浅表性胃炎患者进行 Hp 检测。胃癌患者中有 34 例检出 Hp 阳性，慢性浅表性胃炎患者中有 21 例检出 Hp。

问题 1　上述材料属于哪种流行病学研究方法；请列出相应四格表、计算相应效应学指标，并解释其意义。

病例对照研究；（详略）；

问题 2　请在本研究基础上设计一个相似的研究方案，你会做哪些方面的改善。

从病例及对照的选择、是否匹配（以性别、年龄等为匹配因素）、样本量大小等方面展开讨论（详略）。

课题十三

1989 年，马峻岭等人在胃癌高发区山东省某县，采用整群随机抽样方法选择了 14 个自然村，对 35～64 岁的自然人群共计 3387 人，进行胃镜检查和血清学检验，取胃黏膜组织进行病理学诊断和 Hp 检测，在之后随访的 10 年中，对该人群进行了两次胃镜复查。最终有 2469 人完成了本次研究，10 年中共发现 58 例胃癌患者。在 1603 名 Hp 感染阳性者中发生 44 例胃癌。

课题十四

张文明等人，从江苏省某家医院在 1988～1993 年间建立的病理组织库中选取了 943 例非胃癌组织标本，经检测，Hp 阳性为 552 例，随访 5～10 年，采用胃镜或胃钡透对患者进行检测，了解其胃部情况，病例的诊断依据手术或胃镜组织活检确诊。在 943 例观察对象中，男女性别比为 2:1，男性平均年龄为 53.1±10.8 岁，女性平均年龄为 52.1±9.7 岁；在 Hp 感染阳性者和阴性者中，年龄、婚姻、经济状况以及受教育程度等一般情况见表 33-6。

表 33-6 某地 943 例观察对象按 Hp 感染情况分类的一般情况

类别	Hp−	Hp+
性别(男/女)	224/120	380/199
平均年龄(岁)	51.79±11.83	53.26±11.26
职业(工人/农民/干部/其他)	110/750/76/22	116/129/126/32
婚姻(已婚/未婚/离异/丧偶)	247/1/7/27	399/3/12/39
受教育程度(初中/高中以上)	163/119	305/147
人均月收入		
(<500/~1000/~5000/>5000)	115/135/3/1	241/169/42/1
吸烟(吸/不吸)	148/132	258/192
饮酒(是/否)	135/146	235/241
初筛病例情况(1/2/3/4)	121/137/49/57	162/250/71/96

平均随访时间为 5.54 年,在随访期间,共发现 30 例胃癌患者,详细结果见表 33-7。

表 33-7 某地 1988~1998 年间 943 例观察对象的胃癌发病情况

随访时间(年)	Hp−		Hp+	
	观察对象	胃癌	观察对象	胃癌
<5	86	2	134	2
5~10	305	5	418	21
合计	391	7	552	23

问题 1 课题十三与课题十四属于哪种流行病学研究方法,两者又有什么不同。

两者都属于队列研究,前者是前瞻性队列研究,后者是双向性队列研究。

问题 2 在上述两个研究中,应该计算哪种指标,为什么;请分别计算相应效应学指标,并解释其意义;

在课题十三中,最好应计算发病密度,因为在该队列中,由于各种原因造成的失访率较高,该队列相对较不稳定;然而,在该材料中只提供了各组人数,并未提供观察人年数,所以只能用累积发病率来计算 *RR* 和 *AR* 等。

而在课题十四中,可以计算累积发病率,因为该队列稳定。

课题十三:*RR*=1.69,表示幽门螺旋杆菌感染阳性者患胃癌的危险性是阴性者的 1.69 倍;*AR*=1.13%,表示在 Hp 阳性组中完全由于 Hp 感染所致的胃癌的发病率为 1.13%,换句话说,如果在 Hp 阳性组中进行 Hp 根除疗法,该组胃癌的发病率会降低 1.13%。

材料十五:*RR*=2.32;*AR*=2.37%;(解释同上)。

问题 3 如何评价课题十四中 Hp−与 Hp+两组间的可比性(采用哪种统计学检验方法)。

平均年龄,用 t 检验;其他因素,用 χ^2 检验;(详细计算略)。

问题 4 与课题十二所用方法相比,上述材料所用流行病学方法有哪些优势与不足。

与病例对照研究相比,队列研究的优点有:一般不存在回忆偏倚;可以直接获得发病率或死亡率;因果时间顺序明确,可证实病因联系;可以分析一因与多种疾病的关系;有助于了解人群疾病的自然史;一般样本量较大,结果较稳定。不足之处有:不适用于发病率很低的疾病的病因研究;容易产生失访偏倚;耗费人力、物力、财力和时间较多等。

而病例对照研究也有其自身的优点与不足,优点有:特别适用于罕见病的病因研究;相对省力、省钱、省时间，易于组织实施；可以同时对多个因素与某种疾病的联系进行研究；对研究对象多无损害等。不足有：不适用于研究人群暴露比例很低的因素；难以避免选择偏倚和回忆偏倚；不能证实病因联系；不能直接获得发病率或死亡率等。

课题十五

1996 年，周丽雅等人在胃癌高发区的山东省某地整群随机抽取了 1006 名非胃癌成年人(年龄范围在 35～75 岁之间)，其中男性 497 人，女性 509 人，经检测，Hp 感染阳性者 552 人。然后，将 552 名 Hp 阳性者随机分为两组(A 组和 B 组)，A 组给予奥美拉唑、阿莫西林和克拉霉素口服治疗 1 周；同时，B 组给予安慰剂对照。停药 1 个月后，两组共有 503 人接受了 Hp 感染状况复查，A 组 Hp 根除率为 88.89%，B 组无一人转为 Hp 阴性。按照 Hp 感染状况重新进行分组，分为 Hp 阳性组 306 人，Hp 阴性组 246 人，而后进行为期 8 年的随访，期间分别于 1、5、8 年后进行胃镜复查和胃黏膜组织病理检查。

随访期间，共有 31 人因非胃癌的其他原因死亡，8 年后，共有 421 人进行了胃镜复查，复查结果见表 33-8。

表 33-8　1996～2004 年间山东省某地居民胃癌发病情况

Hp 感染情况	观察对象人数	观察人年数	胃癌发病或死亡人数
Hp－	246	1968	1
Hp＋	306	2448	6

问题 1　上述材料采用了哪种流行病学研究方法；请根据上述材料计算相应指标。

实验性研究(社区干预试验)，可以计算根除率(或者治愈率)；实验组 Hp 感染根除率为 88.89%，对照组为 0.00%，则

效果指数＝对照组感染率/实验组感染率

＝100%/11.11%＝9.00；

还可以计算绝对危险度降低(*ARR*)和相对危险度降低(*RRR*)。

队列研究，可以计算累积发病率和发病密度；

累积发病率：Hp－组为 4.07‰，Hp＋组为 19.61‰；

发病密度：Hp－组为 5.08/万人年，Hp＋组为 24.51/万人年；

问题 2　两种研究方法有哪些异同点；

相同点：实验性研究与队列研究都属于前瞻性研究方法，都能够证实病因联系；

不同点：实验性研究需要随机分组，而队列研究是根据暴露情况进行分组；前者给予干预措施，而后者属于观察性研究；前者由于随机分组对可能存在的偏倚进行了较好的控制，因果论证强度较队列研究更高。

课题十六

目前，国内外已有大量研究对幽门螺杆菌与胃癌之间的关系进行了较深入的分析。一些研究显示，近年来发达国家的 Hp 感染率下降趋势与胃癌发病率下降的趋势一致；国际性机构 EUROGAST 在多个地区的不同人群中进行的大规模横断面调查显示，Hp 感染阳性人群胃癌的患病率是未感染人群的 6 倍；多项病例对照研究以及前瞻性队列研究提示，Hp 感染者发生胃癌的危险性增加了 2～3 倍；北京大学第三医院、香港中文大学 Prince Wales 医院在山东省胃癌高发区进行的现场干预研究均证实，根除 Hp 可治疗慢性活动性胃炎的发生并延缓已形成的萎缩和肠化生的进展；香港大学 Queen Mary 医院在福建地区进行的为期近 8 年的随访结果显示，在无癌前病变的患者中根除 Hp 可预防胃癌发生。

但是，也有一些研究的结果却相反，如杨婕等人的一项病例对照研究显示 Hp 阳性者患胃癌的危险性要比 Hp 阴性者降低近 30%。另外一些研究表明 Hp 与胃癌的关系尚不能确定，如余顺章、Aromaa、Suzuki 等人分别做的研究均未得出有显著统计学意义的结果，尚不能认为 Hp 感染与胃癌患病危险性有关。

问题 1　你认为哪种研究设计对幽门螺杆菌与胃癌病因联系的验证能力最强。

上述材料中提到的各种研究设计的因果论证强度依次为：实验性研究；前瞻性队列研究；病例对照研究；横断面研究；生态学研究。

研究的因果论证强度与其设计类型存在密切关系，一个较好的研究设计应该既满足前因后果的时间顺序，还要较好地控制各类偏倚的干扰。一般来说，在因果论证强度上，实验性研究大于观察性研究，有对照的研究大于无对照的研究，以个体为分析单位的研究大于以群组为分析单位（生态学）的研究。

问题 2　根据上述本节所有材料，请你对幽门螺杆菌感染与胃癌之间的病因联系进行推断，并给出充分依据。

因果关系推断标准如下：关联的时间顺序；关联的强度；关联的可重复性；关联的合理性；研究的因果论证强度。

在本节上述材料中，这五方面的内容均有提及。

关联的时间顺序：在上述材料中有队列研究、实验性研究（社区干预试验），这些研究的因果时间顺序明确，符合前因后果的顺序；

关联的强度：各研究效应指标的值（详略）；

关联的可重复性：在不同时间、不同地区的不同人群中进行的许多研究都得到了相同的结论，尽管效应学指标值的大小不尽一致；

关联的合理性：参见课题十；

研究的因果论证强度：实验性研究和前瞻性队列研究的因果论证能力较强。

基于以上证据可以判定幽门螺杆菌感染与胃癌的发生有因果关联。

问题 3　如课题十六所述，当一些研究的结论不一致时，应该采用什么样的方法对该病因联系进行评估与判断。

首先要对各研究的研究方法、目标人群、研究对象（如病例对照研究中病例和对照的选择）、样本量大小等方面做一个系统详细的了解，然后可以对所有探讨幽门螺杆菌感染与胃癌关系的相关研究进行系统综述或 Meta 分析。在“病因与因果推断”一章中，我们知道多个研究的系统综述的因果论证强度要较单一的相应研究更强，所以在现有的研究结论不一致的情况下，可以采取系统综述或 Meta 分析的方法，在现有研究的基础上，寻找最佳证据，这正是循证医学的意义。

（赵亚双　刘宇鹏）

实习三十四　糖尿病的血清流行病学调查分析

(一) 实习目的

掌握糖尿病在人群中的分布形式及其特点，掌握疾病按时间、地区及人群分布的流行病学描述方法，掌握糖尿病的实验室检测原理、方法、步骤。

(二) 参考学时

4 学时。

(三) 实习内容

课题一

2000 年和 2003 年不同国家和地区的糖尿病人口对比情况如图 34-1 所示。

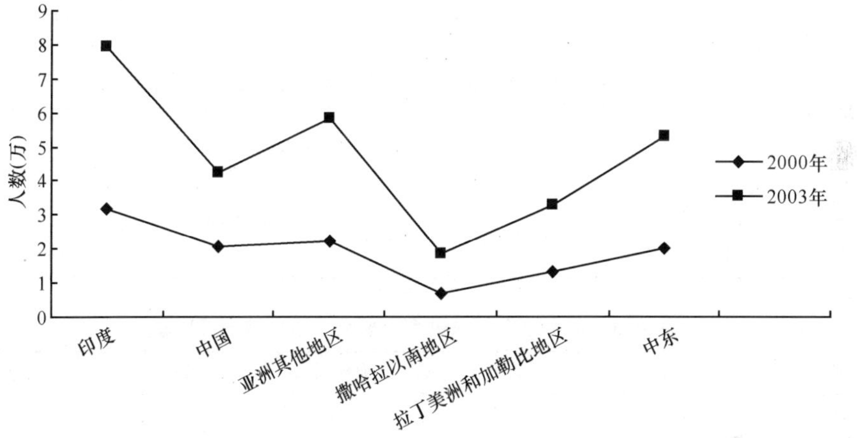

图 34-1　2000 年和 2003 年不同地区糖尿病患者人口对比(SARAH WILD, 2004)

问题　描述 2000 年、2003 年不同地区糖尿病人口变化情况，并分析可能的因素有哪些？

2003 年印度糖尿病患者人数最多，其次为亚洲其他地区、中东、中国、拉丁美洲和加勒比地区撒哈拉以南地区糖尿病患者人数最少，而各个地区的糖尿病患者人数与 2000 年相比均较高。以上地区均是人口较多的发展中国家或贫穷国家，经济水平较低，医疗条件较发达国家差，对糖尿病的预防控制受以上条件的影响。糖尿病新增病例数较多，可能与这些地区的糖尿病诱发因素增多有关，比如:饮食结构不合理、缺乏体育锻炼、污染导致的基因突变等。

课题二

2000 年全球糖尿病患者年龄性别分布如图 34-2 所示。

问题　分析 2000 年糖尿病年龄性别分布特点。

高年龄组糖尿病患者多，女性患者多于男性，从各年龄组饮食习惯、男女性寿命不同等角度分析。

课题三

见表 34-1～表 34-3。

表 34-1　大连大学男大学生 5000m 比赛前后血糖比较($n=8$)(mmol/L)

组别	最大值	最小值	平均值	标准差	变异系数
比赛前	7.1	3.2	5.55	1.13	0.2
比赛后	10.9	7	9.3	1.55	0.17

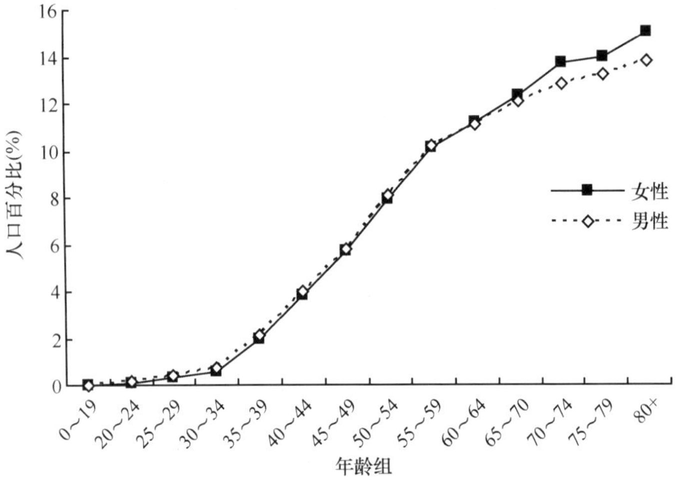

图 34-2 2000 年全球糖尿病患者年龄和性别分布(SARAH WILD, 2004)

表 34-2 不同性别大学生剧烈运动前后血糖浓度比较(mmol/L)

组别	男			女		
	均值	t 值	P 值	均值	t 值	P 值
比赛前	5.41±0.05	20.89	<0.01	5.33±0.51	21.95	<0.01
比赛后	4.28±0.62			4.16±0.73		

表 34-3 进食早餐与未进食早餐大学生血糖含量比较

组别	性别	人数	血糖均值	最低血糖	低血糖症人数
进食早餐	男	132	5.18±0.57	3.24	12
	女	115	5.03±0.38	3.19	23
未进食早餐	男	146	4.174±0.92*	2.26	58
	女	116	4.06±0.86*	2.17	61

*:与相应的进食早餐组比较,$P<0.01$

问题 1 根据课堂血糖测定结果,讨论不同性别学生血糖间差异情况,另外比较不同 BMI 学生血糖是否有差异并做分析。

实验小组成员按性别和 BMI 分组,填写实验结果,计算 χ^2,判断差异。

问题 2 根据表 34-1~表 34-3 分析大学生运动前后、早餐前后血糖变化特点,提出建设性意见。

根据三张表格的数据可以进行 t 检验、χ^2 检验比较组间差异;根据大学生生活特点,结合身边同学的实际情况,比如男生运动量普遍多于女生,部分学生不吃早饭等情况提出建议。

附录 血糖测定方法

(一) 实习目的

通过学习血糖检测方法,熟悉和掌握一些生化指标的检测方法并练习静脉采血技能,有助于慢性病的流行病学调查与研究。

(二) 实验原理

糖尿病的诊断一般根据家族史、患病史、临床体检和实验室的化验结果综合而定,其中血糖浓度的测定最为重要。一些轻症或无症状的糖尿病，主要依据血糖测定而诊断。

本次课主要介绍：

葡萄糖氧化酶(GOD)法测定血糖卫生部临床检验中心血糖测定专题协作组推荐方法。

反应原理：

$$葡萄糖+O_2+H_2O \xrightarrow{葡萄糖氧化酶(GOD)} 葡萄糖酸+H_2O_2$$

$$2H_2O_2+苯酚+4\text{-}氨基安替吡啉 \xrightarrow{过氧化物酶(POD)} 醌亚胺+4H_2O$$

醌亚胺在 480～550nm 波长有最大吸收，所产生颜色的强度与血清中葡萄糖的含量成正比。我们再通过测定标准葡萄糖液和样品的光密度值相比较，根据公式就可计算出血清中葡萄糖的含量。

(三) 试剂与器材

1. 试剂盒(表 34-4)

注意事项：

(1) 缓冲液中含有叠氮钠作为稳定剂，不要吞咽，避免与皮肤及黏膜接触。

(2) 酚试剂是有毒的，切勿吞咽，避免与皮肤接触，如果与皮肤接触，立即用大量水冲洗。

(3) 稳定性和储存：复溶前试剂在 2～8℃保存，可稳定至标签上所写的期限。复溶后，4～8℃可稳定 7 天，室温可稳定 2 天。

表 34-4　试剂盒中工作试剂的配制

瓶号	试剂名称	浓度
(1)	葡萄糖氧化酶(GOD)	1200 U/L
	过氧化物酶(POD)	1200 U/L
(2)	磷酸缓冲液(pH7.0)	100mmol/L
	苯酚	0.1%
	4-氨基安替吡啉	0.77mmol/L
(3)	葡萄糖标准	5.55mmol/L(100mg/dl)

注：将上述(1)和(2)按 1∶1 的比例混合即为工作液。

2. 材料　注射器(2.0ml)一支，离心管(1.5ml)1 个，测定管 3 支/样品等，加样器(1000.0μl、20.0μl)各 1 支，吸头 50.0μl、1000.0μl 数个。

3. 仪器设备　紫外分光光度计，微型离心机(1.5ml 微量离心管用)，恒温水浴箱(37℃)。

4. 标本的采集与处理　样品为血清，加入肝素或 EDTA，空腹采集静脉血 1.0ml，注入于 1.5ml 试管中，置室温凝固后，以 3000r/分的速度离心 10 分钟，分离血清备用。

(四) 操作步骤

见表 34-5。

表 34-5　实验所加试剂和样品量

试剂	空白管(μl)	标准管(μl)	测定管(μl)	试剂	空白管(μl)	标准管(μl)	测定管(μl)
蒸馏水	10.0	—	—	样品	—	—	10.0
葡萄糖标准	—	10.0	—	工作液	3000.0	3000.0	3000.0

将上述液体混合均匀，置 37℃水浴保温 10～15 分钟(避免太阳光直射)。取出后倒入比色杯，在波长 505nm 下，以空白调零，紫外分光光度计分别读取葡萄糖标准液 *A* 值和样品 *A* 值。

(五) 计算公式

浓度以 c 表示：$c=\dfrac{样品\ A\ 值}{葡萄糖标准液\ A\ 值}\times 葡萄糖标准\ c(\text{mmol/L})$

(六) 参考值(空腹)

(1) 血清或血浆的血糖为 3.89～6.11mmol/L(70～110mg/dl)。

(2) 全血为 3.33～6.1mmol/L (60～110mg/dl)。

(七) 注意事项

(1) 如果样品葡萄糖浓度超过 22.2mmol/L(400mg/dl)时,样品量可减半,改为 5μl,标准量不变,重新测定,结果乘以 2。

(2) 试剂应在 2～8℃条件下储存,对于酶试剂要注意防冻。

(3) 测定血糖的血清要用新鲜的,采集后不应超过 2 小时,否则血清葡萄糖被血细胞糖酵解(每小时可降低 7%即 0.28～0.56mmol/L)。

(4) 如果必要可做葡萄糖耐量试验,口服葡萄糖 75g 溶于 300ml 水中,2 小时后采血,其血糖值应恢复到空腹前(空腹血糖增高明显者一般不作此实验)。

(5) 本法也适用于脑脊液葡萄糖测定,但不宜直接用于尿糖测定,因尿中有高浓度的干扰过氧化物酶反应的物质(如尿酸),产生负干扰。有报告预先用离子交换树脂处理尿,除去干扰后再测定。

(周海波　黄桂蓉)

实习三十五　乙型肝炎的血清流行病学调查分析

(一) 实习目的

学会认识乙型肝炎在人群中的分布形式及其特点，掌握疾病按时间、地区及人群分布的流行病学描述方法，掌握乙型肝炎实验室检测原理、方法、步骤。

(二) 实习学时

4 学时。

(三) 参考内容

课题一

某大学 2006～2007 年入学新生共有 6452 人，分别来自全国 20 余个省、市、自治区，平均年龄 19 岁，其中男生 3961 人，女生 2491 人。对新生进行空腹静脉采血，用酶联免疫吸附试验(ELSIA)检测乙型肝炎表面抗体，结果如表 35-1。

表 35-1　某大学入学新生乙型肝炎表面抗体

年度	男生			女生			合计		
	检查数	阳性数	(%)	检查数	阳性数	(%)	检查数	阳性数	(%)
2006	2018	735	36.4	1421	508	35.8	3439	1243	36.1
2007	1943	570	29.3	1070	344	32.2	3013	914	30.3
合计	3961	1305*	20.2	2491	852	34.2	6452	2157*	33.4

* $P<0.05$

(陈晓燕，2008)

问题　请比较不同年度男女生乙肝表面抗体阳性率，根据本次调查结果提出建设性意见。

抗-HBs 阳性率在一定程度上反映了乙肝疫苗接种率。此次研究中 06 级与 07 级学生抗体阳性率差异显著，考虑 06 级和 07 级学生农村生源和城市生源比例可能不同，或者建议考虑 06 级学生是否在学校统一接受乙肝疫苗的接种，06、07 级学生大多数出生在 80 年代中期，1985 年我国乙肝疫苗已经投入临床使用，这也可能是 06、07 级学生抗体水平普遍较高的原因。

课题二

宁夏大学 2008 级新生乙肝感染情况如表 35-2～表 35-4。

表 35-2　宁夏大学 2008 级不同性别新生 HBV 感染情况

组别	总人数	HBsAg 阳性	阳性率(%)
男生	2860	139	4.86
女生	2674	65	2.43
合计	5534	204	3.69

表 35-3　宁夏大学 2008 级不同民族新生 HBsAg 阳性率

民族	总人数	HBsAg 阳性	阳性率(%)
汉族	3136	132	4.21
回族	2210	66	2.99
其他民族	188	6	3.19
合计	5534	204	3.69

表 35-4　宁夏大学 2008 级新生 HBsAb 阳性率

组别	总人数	HBsAb 阳性	阳性率(%)
男性	2860	893	31.22
女性	2674	1142	42.71
合计	5534	2035	36.77

（陈鄙 2009）

问题　描述宁夏大学 2008 级新生乙肝感染总体特点。

进行 χ^2 检验，比较组间差异显著性，分析可能的原因。

课题三

国外报告，乙肝发病率男性高于女性。儿童 HBsAg 流行程度较低，15～34 岁男性 HBsAg 流行程度急剧升高，成人乙肝发病率较儿童为高，但自中年起发病率趋于下降。我国病毒性肝炎的发病率、现患率男性均高于女性，尤以 HBsAg 阳性率更为明显。我国 HBsAg 阳性率男性为 11.33%，女性为 8.23%。抗-HBs 阳性率男性为 27.48%，女性为 28.88%。表 35-5、表 35-6 为鹤壁市 2004～2007 乙肝感染情况。

表 35-5　鹤壁市 2004～2007 不同性别 HBsAg 阳性率统计

年份	男生			女生			合计		
	人数	阳性数	阳性率(%)	人数	阳性数	阳性率(%)	人数	阳性数	阳性率(%)
2004	1523	48	3.15	1644	38	2.31	3167	86	2.72
2005	1747	51	2.92	1837	50	2.72	3584	101	2.82
2006	1941	90	4.64	2132	61	2.86	4073	151	3.71
2007	2686	86	3.20	3418	66	1.93	6104	152	2.49
合计	7897	275	3.48	9031	215	2.38	16928	490	2.89

表 35-6　鹤壁市 2004～2007 年不同年龄 HBsAg 阳性率统计

年龄(岁)	体检人数	阳性数	阳性率(%)
<20	3940	126	3.2
20～	4319	126	2.92
25～	2389	68	2.85
30～	2107	57	2.71
35～	1777	53	2.98
40～	2396	60	2.55
合计	16928	490	2.89

问题　描述鹤壁市 2004～2007 年乙肝分布特征。

与全国平均水平(9.75%)相比，鹤壁市 2004～2007 年总阳性率为 2.89%，可知该市从业人员 HBsAg 阳性率处于一个较低水平，可能与每年坚持对从业人员的健康体检，及时接种乙肝疫苗有关。从性别分布上比较，男性阳性率高于女性，并且有统计学差异，这可能是与其饮酒、吸烟的生活习惯及女性自我防护意识强等因素有关。从年龄分布看，小年龄组 HBsAg 阳性率较高，大年龄组较低，随年龄增加有下降的趋势。20 岁以下年龄组阳性率最高，可能由于年轻人身体状况相对良好，缺乏自我保护意识，并且社会活动较多，与外界接触使感染几率相对增多所致，应作为重点对象加以防治。疫苗注射可有效预防感染，对 HBsAg 阴性者接种乙肝疫苗，以增强免疫力，从而提高从业人员的健康水平，确保公众健康和消费者的利益。

课题四

某大学对 2005～2008 级学生进行乙肝疫苗接种史的调查，检测这些大学生血清中乙型肝炎抗体（抗-HBs）的滴度，并对他们注射乙肝疫苗后免疫效果进行观察分析，为大学生乙肝防治工作提供科学依据。本次研究共检测 2005～2008 级学生 652 人，其中男生 166 人，女生 486 人（表 35-7）。

表 35-7　2005～2008 级 652 例学生抗-HBs 免疫效果情况

年级	男			女			χ^2	P 值
	人数	抗-HBs	阳性率（%）	人数	抗-HBs	阳性率（%）		
大四	69	65	94.20	177	174	98.31		
大三	59	55	93.22	174	167	95.98		
大二	22	20	90.90	109	105	96.33	5.35	<0.05
大一	16	14	87.50	26	25	96.15		
合计	166	154	92.77	486	471	96.91		

表 35-8　乙肝疫苗免疫后不同年份抗-HBs 免疫效果情况

性别	免疫后 1 年		免疫后 2 年		免疫后 3 年		免疫后 4 年	
	人数	抗-HBs(+)	人数	抗-HBs(+)	人数	抗-HBs(+)	人数	抗-HBs(+)
男生	71	68(95.77)	35	33(94.29)	34	31(91.18)	26	23(88.46)
女生	137	134(97.81)	135	127(94.07)	117	107(91.45)	97	88(90.72)
合计	208	202*(97.12)	170	160(94.12)	151	138(91.39)	123	111*(90.24)

* $\chi^2=7.10$ $P=0.01$（免疫后 1 年和初免疫后 4 年的比较）

（谌捷，2011）

问题 1　描述比较 2005～2008 级 652 名男女生抗-HBs 免疫效果差异，以及乙肝疫苗免疫后不同年份抗-HBs 免疫效果差异，表述其分布特点。

根据 χ^2 统计结果比较四个年级间、性别组间是否有组间差异，男生较女生易成为乙肝的易感人群，可能与男生对预防乙肝的保健意识没有女生强，男生社交范围广，卫生意识差，肢体暴露时候多，皮肤损伤机会大有关系。

问题 2　汇总课堂抗-HBs 测定数据，与 2005～2008 级 652 名学生抗-HBs 免疫效果进行比较，描述其差异性特征。

收集信息，制成四格表，计算 χ^2，比较组间差异，分析可能原因。

附录　抗-HBs 检测方法

（一）实验目的

通过对血清流行病学应用的学习，在进行乙型肝炎血清学检测的过程中，学习和了解酶联免疫吸附试验（ELISA）原理、掌握双抗原夹心法检测抗体的操作技术。

（二）实验原理

本次课根据乙型病毒性肝炎的诊断标准及处理原则即 GB 15990－1995 的规定操作。把特异性 HBsAg 与固相载体连接，形成特异性固相抗原，加入受检标本，同时加入酶标记的特异性 HBsAg，在一定温度作用下，当标本中存在抗-HBs 时，便与固相抗原结合，同时也与酶标记 HBsAg结合,形成双抗原夹心式的酶免疫复合物,经洗涤,其中未结合的物质被洗去,再加入酶的相应底物,底物被催化便生成有色产物,测定其产物即可知抗体存在的量。被检抗体的量与酶标记的量为正相关,故可根据呈色的深浅进行定性或定量分析。

(三) 实验方法

1. 仪器与试剂 酶标测定仪,多孔洗板机,单道加样器(100μl),吸头(100μl),37℃恒温培养箱,反应板混合振荡器,试剂盒:乙型肝炎病毒表面抗体诊断试剂盒(ELISA双抗原夹心法),消毒液:0.5%过氧乙酸溶液。

2. 检样 采集静脉血2.0ml,3000r/min,3分钟后取上层血清备用。

3. 操作步骤 取试剂盒96孔板的一列分别设空白对照、阴性对照、阳性对照,另取50.0μl分离好的血清作为验样,为了保证实验的准确性,做3次平行。加样后,除空白空孔外,每孔加50.0μl酶结合物,封板混匀37℃温育30分钟,洗板5次拍干,然后小心去掉封板条。然后所有孔加入显色剂A和显色剂B各50.0μl,再次用封板条封板混匀,37℃,15分钟,最后加入中止液50.0μl,混均,空白校正后,取波长450nm参考波长630nm,酶标仪测定(表35-9)。

表35-9 ELISA法检测抗-HBs实验液体

板布局	阴性血清	阳性血清	检样	酶标记物	底物AB液	中止液
A空白校正	—	—	—	—	50.0μl	50.0μl
B阴性对照	50.0μl	—	—	50.0μl	50.0μl	50.0μl
C阴性对照	50.0μl	—	—	50.0μl	50.0μl	50.0μl
D阳性对照	—	50.0μl	—	50.0μl	50.0μl	50.0μl
E阳性对照	—	50.0μl	—	50.0μl	50.0μl	50.0μl
F样品1	—	—	50.0μl	50.0μl	50.0μl	50.0μl
G样品2	—	—	50.0μl	50.0μl	50.0μl	50.0μl
H样品3	—	—	50.0μl	50.0μl	50.0μl	50.0μl

注意事项:

(1) 试剂盒内的试剂应该在摇匀后使用,弃掉前1~2滴后再投入使用。

(2) 使用阳性对照、阴性对照试剂时应小心谨慎,不要滴在孔外,用后应该及时盖好瓶盖。

(3) 用过的针筒、加样器吸头应投入配置好的过氧乙酸中,投入过程中应避免溅起液体,要做到轻拿轻放。

(四) 结果判定

通过设置各指标的Cut-off值,用检测样品的A值与Cut-off值比较得出定性结果。定性试验国内外为便于统一计算,一律按S/CO方式报告。当S/CO≥1时,判为阳性,当S/CO<1时,判为阴性。S为标本A值,CO即Cut-Off值(阳性判定值),CO=N×2.1(N为阴性对照*平均A值),若阴性对照A值低于0.05作0.05计算,高于0.05按实际A值计算。

(五) 注意事项

实验前先看说明书,并按说明书做好准备。加样姿势要端正不可使液体溅出,不可出现气泡等现象。温育时温度要衡定,最好是湿育。洗涤时注意洗涤要干净而且要控干,控干时防止交叉污染。显色和比色时要严格控制时间。注意质量控制,试剂盒使用前要检查试剂保质期。

(周海波 黄桂蓉)

实习三十六　梅毒的血清流行病学调查分析

（一）实习目的

掌握疾病按时间、地区及人群分布的流行病学描述方法，从传染病流行病学的三个环节入手，学习梅毒在人群中的分布形式及其特征，了解梅毒的病原体，掌握梅毒的实验室常用检测方法的原理与技术。

（二）实习学时

4 学时

（三）实习内容

课题一　梅毒的分布描述

本课题以具体实例从疾病的“三间”分布，即疾病在时间、地区、人群方面的分布研究梅毒的流行特点。

1. 梅毒的时间分布

(1) 长期趋势：黑龙江省 1990～1999 年梅毒疫情调查报告（图 36-1）。

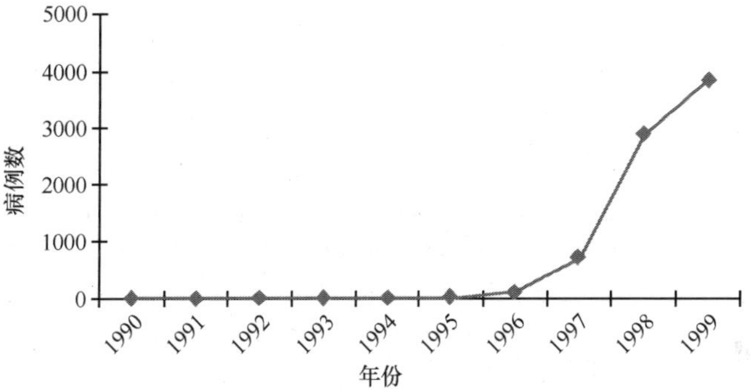

图 36-1　1990～1999 年黑龙江省梅毒发病情况

问题 1　从表中提供的数据结合社会情况分析黑龙江省 1990～1999 年梅毒发病的长期趋势及可能原因有哪些？

黑龙江省梅毒发病的长期趋势具有以下特点：①梅毒发病数逐年增多；②梅毒发病地区增多。其可能原因有社会人口流动性增强，思想观念转换与人群健康意识和道德意识的不协调（表 36-1）。

表 36-1　1993～2002 年福建龙岩市梅毒发病情况

年份	发病率	绝对增长量		发展速度(%)		增长速度(%)	
	(1/10 万)	累计	逐年	定基比	环比	定基比	环比
1993	0.22			100.00	100.00		
1994	2.43	61	61	1116.67	1116.67	1016.67	1016.67
1995	2.37	66	−1	1100.00	98.50	1000.00	−1.5
1996	0.61	11	−49	283.33	25.75	183.33	−74.25
1997	1.72	27	16	550.00	194.11	450.00	94.11
1998	2.69	70	43	1266.67	230.30	1166.67	130.30

续表

年份	发病率	绝对增长量		发展速度(%)		增长速度(%)	
	(1/10万)	累计	逐年	定基比	环比	定基比	环比
1999	3.02	80	10	1433.33	131.58	1333.33	31.58
2000	4.09	111	31	1950.00	136.05	1050.00	36.05
2001	12.46	351	240	5950.00	305.03	5850.00	205.03
2002	11.79	333	−18	5650.00	94.95	5550.00	−5.05

(陈开森等,2003)

问题2 描述龙岩市这8年间梅毒的发病趋势。

龙岩市的梅毒发病率显著增高,提示龙岩市的梅毒进入快速增长阶段,今后,梅毒感染者将可能持续增长。

问题3 试描述1999~2008年四川泸州市梅毒的流行变化趋势。

泸州市梅毒流行呈现下降趋势,中间有波动,2006年以后下降明显,应继续加强监测,加强卫生知识宣传,进一步控制梅毒的危害(图36-2)。

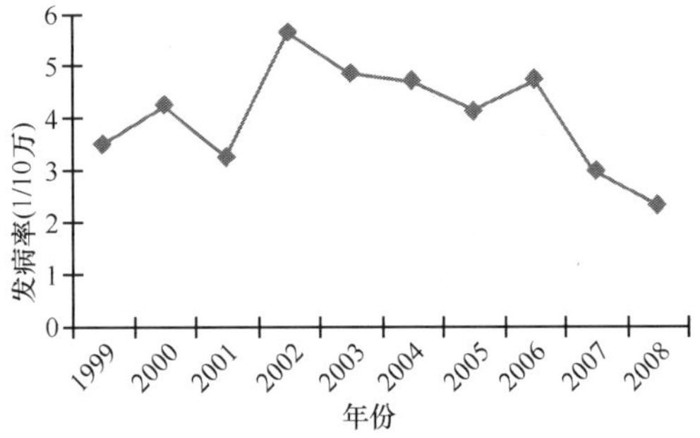

图36-2 1999~2008年四川泸州市梅毒流行趋势

问题4 谈谈你对1991~2006年期间全国梅毒发病变化趋势的看法?

1991~1999年全国淋病发病率上升趋势明显,1999形成发病高峰,达22.78/10万。1991~2006年梅毒报告发病例数持续增长,1999~2006期间总体呈现下降趋势,但2004年出现一个小的发病高峰,2005年后上升明显(图36-3)。

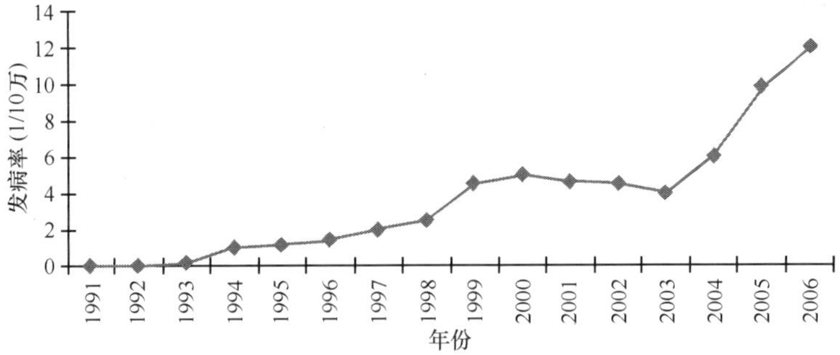

图36-3 1991~2006年梅毒发病率(1/10万)

(2) 季节性:1999~2008年四川泸州市各月份均有梅毒病例报告,春、夏、秋、冬四个季节所占的比例分别为24.21%,25.74%,26.17%,23.88%,无明显的季节分布高峰。而梁慕明在上海市宝山区 2000～2005 年梅毒发病资料数据中描述了梅毒发病的季节性特点(表 36-2)。

表 36-2　上海市宝山区 2000～2005 年梅毒发病资料

年份	例数	P 值	高峰日	高峰期
2000	320	<0.01	7.16	4.14～10.17
2001	438	<0.01	9.5	6.6～12.4
2002	423	<0.01	8.1	4.24～11.8
2003	292	<0.01	6.25	3.8～10.12
2004	260	<0.01	8.12	4.20～12.5
2005	315	<0.01	8.24	5.18～12.1

问题 5　试分析上海市宝山区梅毒发病的季节性特点及原因是什么?

从文献可知,登记掌握的外来流动人口基数成倍增长,外来流动人口的性病发病率始终高于本区常住人口,而流动人口的流动具有季节性的特点,所以这一地区梅毒的发病具有季节性的特点。

2. 梅毒的地区分布　2005 年全国 31 个省(市)均有梅毒病例发生,梅毒发病率位于前 5 位的省(市)份为上海市(50.8/10 万),浙江省(43.11/10 万),福建省(26.09/10 万),广西壮族自治区(26.09/10 万),广东省(21.94/10 万);以上海发病率最高。各地区报告发病率相差很大,发病率较高的长江三角区(上海、浙江、江苏),梅毒发病率在 12/10 万～50/10 万;发病率较低的华中地区(湖南、湖北、河南和江西)和西南地区(四川、云南、贵州、西藏、重庆),梅毒在 0.76/10 万～11/10 万。与 2004 年相比较,全国各省份、直辖市的梅毒发病率增长情况如下:发病率除了上海市下降了 7.03%以外,其他省份均呈现增长趋势,其中重庆(300.00%)、四川(123.40%)、内蒙古(114.75%)等省份增长了 1 倍。

问题 6　试分析梅毒存在地区分布差异的可能原因?

梅毒地区分布差异的可能原因有:当地经济发展水平、人口流动性、人文素质水平以及健康教育发展程度等因素。

3. 梅毒的人群分布

(1) 性别和年龄分布:见表 36-3。

表 36-3　福建省 2006 年梅毒患者不同年龄别及性别梅毒发病数与发病率(1/10 万)分布

年龄	性别			年龄	性别		
	男	女	构成比		男	女	构成比
0～	220(89.14)	157(65.63)	3.8	30～	1164(38.98)	1791(57.10)	29.9
1～	36(1.67)	32(1.83)	0.7	40～	890(37.47)	792(33.01)	17.0
10～	4(0.24)	12(0.81)	0.2	50～	641(30.12)	411(19.60)	10.6
15～	43(2.12)	63(3.22)	1.1	60～	826(48.28)	279(15.24)	11.2
20～	664(24.36)	1873(68.72)	25.6	合计	4488(25.25)	5410(30.78)	100.0

问题 7　试分析梅毒发病率年龄分布差异及性别差异的原因?

从人群分布看,72.5%的病例是 20～49 岁的青壮年,性别上女性多于男性,表明梅毒主要在性和生殖活跃期的青壮年中流行,这与人群文化水平低,缺乏卫生保健知识,参与卖淫嫖娼等有关,胎传梅毒在婴幼儿中占 94.5% ,应大力提倡婚前检查,做好孕产妇围产期及产前梅毒的筛查和防治工作，这将减少婴幼儿胎传梅毒的发生，阻断母婴梅毒的传播极为重要(表 36-4)。

表 36-4 广东省 2004～2008 年梅毒报告的年龄构成比情况例(%)

年龄	0～85 岁及以上		20～45 岁		60～80 岁	
	男	女	男	女	男	女
2004	3.804	4.060	2.557(67.22)	3.299(81.26)	440(11.57)	139(3.42)
2005	7.501	72.84	4.617(61.55)	5.845(80.24)	1074(14.32)	262(3.60)
2006	10.363	10.472	5.115(59.01)	8.090(77.25)	1513(14.60)	490(4.68)
2007	12.498	12.814	6.795(54.08)	9.599(74.91)	2132(17.59)	687(5.36)
2008	16.153	15.445	8.370(51.82)	11.299(79.16)	2915(18.05)	970(6.28)

问题 8 试描述广东省 2004～2008 年梅毒的年龄构成情况及其原因?

2004～2008 年梅毒报告的年龄分布均以 20～45 岁为主,但每年呈递减趋势。60 ～80 岁年龄组的梅毒报告数构成比在逐年递增,女性在 20～45 岁年龄段的构成比明显高于男性,而在 60～80 岁年龄段中，男性远远高于女性。可以看出,老年病例所占的比例在逐渐增多,尤其是老年男性,所占的构成比是老年女性的 3 倍。由此看出,随着物质生活的丰富和社会对性解放观念的认可,老年人的性需求也在某种程度上得到满足,同时,老年人性病的患病率也在升高。

(2) 职业及特殊人群分布

1) 了解梅毒在不同人群中的分布特征:见表 36-5。

表 36-5 驻马店市 1997～2006 年梅毒职业分布(1/10 万)

职业	梅毒	构成比	职业	梅毒	构成比
幼托儿童	3	0.83	农民	177	49.17
散居儿童	15	4.17	渔民	1	0.28
学生	1	0.28	干部	9	2.50
教师	4	1.11	离退	13	3.61
餐饮	2	0.56	家庭待业	21	5.83
公共场所	1	0.28	不详	10	2.78
商业服务	19	5.28	其他	25	6.94
医务	1	0.28	合计	360	100.00
工人	41	11.39			

问题 9 试分析梅毒在农民和工人中高于其他人群的原因?

职业分布为农民、工人远高于其他职业人群，这可能与男性社交面广、暴露机会多、青壮年正处于性活跃期及农民、工人的文化素质相对较低，缺乏必要的自我防护知识和防护意识有关。

2) 天津市 2006 年吸毒人群、女性商业性工作者人群和性病门诊就诊者三类高危人群 HIV 和梅毒的感染状况,结果见表 36-6。

表 36-6 吸毒人群、女商业性工作者人群、性病门诊就诊者梅毒感染情况

人群类别	检测数 n	梅毒	
		阳性数	阳性率/%
吸毒人群	449	11	2.45
女商业性工作者	449	25	5.57
性病门诊就诊者	8826	1076	12.19

问题 10　试分析性病门诊就诊者梅毒感染率被高估的原因？

专业门诊就诊人群有其患病的范围特点，所以在性病门诊的就诊者存在梅毒感染率高估的情况。

3) 2005～2007 年浙江年丽水出入境人员中不同人群梅毒感染率比较：见表 36-7。

表 36-7　2005～2007 年浙江丽水出入境人员中不同人群梅毒感染率比较

职业类别	检测人数	感染例数	检出率(%)
劳务人员	10426	105	1.01
旅游探亲	6415	66	1.03
留学人员	166	0	0.00
移民	345	2	0.57
商务人员	477	10	2.10
入境人员	1019	28	2.75

问题 11　试分析浙江丽水出入境人员中不同职业人群梅毒感染率不同的原因？

丽水出入境人员梅毒疫情严重，主要原因可能有：①丽水青田是全国著名侨乡，大多数家庭都有成员在国外，夫妻长期分居国内外，发生非婚性行为的概率较高；②流行病学调查显示，多数患者承认有多性伴史，很多女性患者认为其丈夫有多性伴的可能性；③出入境人员以文化层次低的劳务人员为主，性病防治知识缺乏。

4. 种族　为了探讨静脉吸毒人群梅毒新发感染的危险因素及流行发展趋势，从 2002 年开始在吸毒情况严重的四川省凉山彝族自治州，开展社区为基础的静脉吸毒人群前瞻性队列研究，现将两年随访结果报道如表 36-8。

表 36-8　四川省西昌市静脉吸毒人群梅毒新发感染率的单因素分析

影响因素		梅毒(n=219)		
		阳转例数/总人数	*RR* 值(95%*CI*)	*P* 值
性别	男	11/184	1.00	0.0014
	女	8/35	4.42(1.78～10.99)	
年龄	28	11/98	1.00	0.2056
	28	8/121	0.56(0.22～1.38)	
民族	汉族	15/167	1.00	0.7980
	少数民族	4/52	0.86(0.29～2.61)	
文化程度	初中以下	4/75	1.00	0.2309
	初中或以上	15/144	1.96(0.65～5.91)	
工作	无	11/132	1.00	0.8181
	有	8/87	1.11(0.45～2.77)	
婚姻状况	结婚或同居	11/65	1.00	0.0647
	其他	8/134	0.42(0.46～1.05)	
住自己的房子	否	12/145	1.00	0.7504
	是	7/73	1.16(0.46～2.95)	
参加美沙酮治疗	否	17/197	1.00	0.9853
	是	2/22	1.01(0.23～4.39)	

问题 12 试通过上表分析民族与梅毒的血清抗体阳转有无关系?

通过上表可以看出民族与梅毒的血清抗体阳转没有关系。

课题二 梅毒三间分布综合分析

(1) 为了解福建省漳州市近年来梅毒患者群的分布规律,为今后梅毒的管理防治工作提供依据,进而为全国防治梅毒提供一些科学依据。对 1999～2007 年的梅毒登记资料进行回顾性调查分析。结果见表 36-9～表 36-12。

表 36-9 漳州市各年度梅毒患者职业和性别分布

年份	农民	工人	干部	学生与儿童	女	男	合计
1999	42	16	2	5	33	32	65
2000	44	13	2	0	30	29	59
2001	42	16	3	0	37	24	61
2002	149	15	11	11	75	111	16
2003	336	22	7	8	182	191	373
2004	506	49	68	19	256	386	642
2005	338	32	36	17	174	249	423
2006	410	45	54	37	200	346	546
2007	343	33	44	33	254	290	544
合计	2301	241	227	130	1241	1958	2899

表 36-10 漳州市梅毒患者同职业人群的类型和性别分布

类型	农民	工人	干部	学生与儿童	女	男	合计
隐性梅毒	2095	220	208	—	1111	1412	2523
显性梅毒	206	21	19	3	94	155	249
胎传梅毒	—	—	—	127	36	91	127
合计	2301	241	227	130	1241	1658	2899

表 36-11 男性同职业人群的年龄分布

类型	农民	工人	干部	学生及儿童	合计
＞50	483	27	122	—	632
18～50	764	119	50	—	933
＜18	—	—	—	93	93
合计	1247	146	172	93	1658

表 36-12 女性同职业人群的年龄分布

类型	农民	工人	干部	学生及儿童	合计
＞50	221	10	28	—	261
18～50	833	85	27	—	945
＜18	—	—	—	37	37
合计	1054	95	55	37	1241

问题1 请试分析梅毒发病的年代，职业，年龄及性别特点。

梅毒是我国目前重点防治的性传播疾病之一。2002年以前，梅毒患者较少，这可能与人们就诊意识不强，诊疗水平较低，未执行疫情网络直报等导致漏诊、漏报有关。从2004年起梅毒患者增加明显，这可能与加强健康教育，有关对梅毒的危害和临床表现逐渐有了深刻的认识，到正规医院就诊增多，诊疗水平提高和执行了疫情网络直报等因素有关。从职业分布来看，主要是农民。这可能与中国人口以农民为主，农民文化素质偏低，接受健康教育机会少，性健康意识差和抵御能力弱等有关。提示农民是梅毒的高危人群，防治应以农民为主，加强该群的健康性行为的教育，如推广使用避孕套。从年龄分布来看，以18～50岁这年龄段为主，占64.8%，梅毒患病以青壮年农民、工人最高，是梅毒发生的高危人群。这可能与此年龄段性生活相对活跃，自我平衡能力差，开放的性行为，接触感染源的机会多等因素有关。梅毒以性接触传染为主，少部分可由胎盘、产道、输血等非性接触或间接接触而感染。母婴传播的梅毒近年来有逐年上升的趋势，学生及儿童的梅毒患者基本上是胎传梅毒，这表明婚前和产前梅毒的筛查是非常必要的，可以早发现，早处理，避免先天梅毒婴儿的出生。梅毒患者中多数是隐性梅毒，隐性梅毒无症状，常不引起重视，但其社会危害性更大，常因忽视防护更易通过性接触、输血，母婴传播等传染给别人，这在防治梅毒的工作中尤为重要。建议扩大各类人群的梅毒筛查，以减少其对社会的危害。

(2) 通辽市位于内蒙古自治区的东部，属边远少数民族地区，人们的防病意识相对缺乏。近年来，随着经济的发展，人口流动性的增加，各种性传播疾病在各地悄然流行。为了解梅毒在通辽地区不同人群中的分布特征和流行趋势，找出防治工作中的薄弱环节，为制定有效的防治对策提供依据，现将通辽市1996～2007年梅毒的疫情资料进行分析。结果见表36-13～表36-16。

表36-13 1996～2007年通辽地区梅毒发病率(%)

性别	1996	1997	1998	1999	2000	2001	2002	2003	2004	2005	2006	2007
男性	0.20	1.70	4.45	5.16	3.31	1.40	0.83	0.45	0.46	0.00	0.38	1.49
女性	0.07	1.17	2.70	4.53	2.91	1.33	0.99	0.53	0.40	0.34	0.65	1.55
合计	0.14	1.43	3.58	4.85	3.09	1.37	0.91	0.48	0.42	0.17	0.51	1.52

表36-14 1996～2007年通辽地区各期梅毒的发病构成(%)

类别	1996	1997	1998	1999	2000	2001	2002	2003	2004	2005	2006	2007
一期	50.0	74.4	78.9	62.4	75.1	57.1	50.0	93.3	100.0	60.0	0	12.5
二期	50.0	25.6	21.1	36.2	22.9	23.8	46.4	6.7	0	40.0	0	10.4
胎传	0	0	0	1.4	1.0	2.4	3.6	0	0	0	0	0
隐性	0	0	0	0	1.0	16.7	0	0	0	0	100.0	77.1

表36-15 各期梅毒的性别、年龄和职业发病构成(%)

类别		一期	二期	隐性	胎传	合计
性别	男	58.50	50.70	46.77	80.00	55.46
	女	41.50	49.30	53.23	20.00	44.54
年龄(岁)	<10	0	0	0	100.00	0.88
	15～	0.56	1.41	1.61	0	0.88
	20～	33.15	33.10	19.35	0	31.34
	30～	43.18	41.55	35.48	0	41.55

续表

类别		一期	二期	隐性	胎传	合计
年龄(岁)	40～	16.43	14.08	29.03	0	17.08
	50～	6.69	9.86	14.52	0	8.24
职业	工人	13.09	17.61	12.90	0	14.08
	农民	7.24	13.38	17.74	0	9.86
	干部	5.57	4.93	12.90	0	6.16
	司机	11.70	14.08	4.83	0	11.44
	个体	44.85	32.39	14.52	0	38.03
	学生	0	0	3.23	0	0.35
	无业	14.75	17.61	29.03	0	16.90
	其他	2.79	0	4.84	100.00	3.17

表 36-16 各期梅毒的文话程度、婚姻状态构成(%)

类别		一期	二期	隐性	胎传	合计
文化程度	大专	7.24	4.22	9.68	0	6.69
	中学	88.02	86.62	61.29	0	83.98
	小学	3.06	6.33	9.68	0	4.58
	其他	1.67	2.82	19.35	100	4.75
婚姻状态	已婚	76.32	71.13	75.81	0	74.30
	未婚	23.68	28.87	24.19	100	25.70
传播途径	非婚	64.35	55.63	46.77	0	59.68
	配偶	15.04	20.42	16.13	0	16.37
	间接	0	0	0	0	0
	母婴	0	0	0	100	0.88
	不详	20.61	23.94	37.10	0	23.06

(布仁巴图,2009)

问题 2 请分析梅毒发病的时间,性别,年龄,职业,文化程度的特点。

由表 36-13 可知,自 1996 年开始梅毒的发病率呈逐年上升的趋势,1999 年达到高峰,较 1996 年上升了 34.6 倍;2000 年开始呈逐年下降的趋势,2005 年接近于 1996 年的发病水平;2006 年起又有上升的趋势。1996～2001 年男性的发病率高于女性,2002 年以后均为女性发病率高于男性(2005 年除外)。1996～2005 年,梅毒病例以Ⅰ期和Ⅱ期为主,其中Ⅰ期梅毒多于Ⅱ期;2006～2007 年以隐性梅毒为主。图表显示,除隐性梅毒外,其他各期的发病构成均为男性高于女性,Ⅰ期和Ⅱ期以 20 岁～、30 岁～组为高发年龄段,隐性梅毒以 30 岁～组发病最高,40 岁～组次之,胎传梅毒都在 10 岁以下组。Ⅰ期和Ⅱ期梅毒发病居前三位的职业分别是个体、无业、工人,隐性梅毒居前三位的是无业、农民、个体,学生中存在隐性梅毒。总的看来,发病年龄集中在 20～39 岁,以中学文化程度、已婚者、个体、无业者、工人为主。

附录 梅毒的检测方法

(一) 实验目的

通过对梅毒实验室检测方法的学习,了解和掌握某些传染病的快速筛查方法在流行病学调查中应用的重要作用。

(二) 实验原理

梅毒的病原体是梅毒螺旋体，它属于密螺旋属中不能培养的螺旋体。检验梅毒螺旋体的方法有直接镜检和血清学试验，血清学试验包括密螺旋体抗体吸收试验、VDRL 法试验和梅毒螺旋体血凝试验(TPHA)等方法。

根据《中华人民共和国传染病防治法》及《中华人民共和国传染病防治法实施办法》特制定梅毒诊断标准及处理原则 GB 15974—1995 血浆反应素环状卡片 TRUST 试验-(定量法)此试验是 VDRL 试验的一种改良方法。优点是试剂及对照血清已标准化，费用低。此法操作简单，肉眼即可读出结果。螺旋体体内的心磷脂、卵磷脂及胆固醇具有抗原性，可诱发机体产生(心磷脂或卵磷脂)反应素，该反应素可与从动物中提取的心磷脂(VDRL)抗原在体外发生抗原抗体反应。将 VDRL 抗原吸附于活性炭颗粒表面，当遇到梅毒血清抗体(IgG、IgM)时，在物理的摇动、碰撞下，微粒便相互黏附而形成肉眼可见的黑色凝集颗粒，其结果便是阳性(+)。本试验适用于一期梅毒(阳性率 75%～85%)及二期梅毒(阳性率 100%)诊断。也适用于疗效观察，判定复发及再感染的监测，由于操作简便，出结果快，亦适用于普查、婚检、产前检查及其他健康检查等。

(三) 试剂与器材

(1) 试剂盒：梅毒快速血浆反应素诊断试剂上海科华生物技术有限公司

(2) 0.85%氯化钠溶液

(3) 采集静脉血 2.0ml，分离血清或血浆备用。

(4) 加样器(100μl)、吸头(100μl)。

(四) 操作步骤

(1) A 行除第 1 孔外，所有孔中均加入 50μl 生理盐水。

(2) 在第 1 孔、第 2 孔中分别加入 50μl 待检样本。

(3) 用加样器在第 2 孔混合后，吸出 50μl 至第 3 孔内，再混匀，依次作倍比稀释至第 6 孔，混匀后弃去 50μl。

(4) 第 7 孔用作阳性对照，加入 50μl 阳性血清。

(5) 在板中每一孔加入 50μl 的甲苯胺红抗原悬液，注意如从高浓度至低浓度加入，应更换吸头。

(6) 按每分钟 100 转摇动 8～10 分钟，置室温，肉眼可观察结果(表 36-17)。

表 36-17　添加试剂和稀释倍数

孔号	1	2	3	4	5	6	7	8
稀释倍数		1∶2	1∶4	1∶8	1∶16	1∶32		
生理盐水(50μl)	—	50μl	50μl	50μl	50μl	50μl		
样品 (50μl)	50μl	50μl	50μl	50μl	50μl	50μl		
阳性血清(50μl)							50μl	
阴性血清(50μl)								50μl
抗原悬液(50μl)	50μl	50μl	50μl	50μl	50μl	50μl	50μl	50μl

按每分钟 100 转速度，摇动卡片 8～10 分钟，置室温，肉眼观察结果。

(五) 结果判定

以出现凝集颗粒判为阳性，当凝集达到 100%时可判＋＋＋＋，当凝集达到 75%时可判＋＋＋，当凝集达到 50%时可判＋＋，当凝集达到 25%时可判＋，当凝集＜25%或无凝集现象时可判±或－。活动性梅毒抗体滴度在≥1∶8 以上才有诊断意义。

(六) 注意事项

本试验在 23～29℃环境下进行。TRUST 试剂使用前应充分摇匀。此方法主要用于梅毒的筛选和治疗效果的观察,初诊病人抗体滴度如果<1∶8 时应同时作特异性抗体试验证实或考虑其他疾病。作为治疗效果观察时,恢复期病人第一年内每 3 个月复查一次,以后每半年复查一次观察抗体,随访 2～3 年。

(七) 实验报告

实验报告应写明实验目的、原理、试剂与实验仪器、实验方法,并且能根据实验结果进行判定和分析。

注意:运用这一方法的检测结果的报告方式应为:经血清学试验可作出诊断报告:“检出梅毒螺旋体”。

(八) 课后讨论

根据流行病学研究方法,结合传染病流行病学关于传染源、传播途径和易感人群的描述,讨论分析以下事例(图 36-4)。

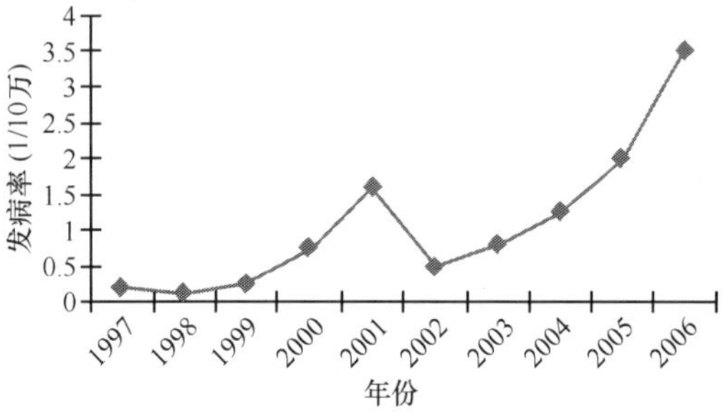

图 36-4　贵州铜仁地区 1997～2006 年梅毒流行趋势图

近年来我国梅毒流行呈上升趋势。为了解梅毒在贵州铜仁地区的流行情况并制订有效的防治措施,我们对铜仁地区 1997～2006 年 10 年间的梅毒疫情及流行因素进行了分析。结果见表 36-18～表 36-20。

表 36-18　贵州铜仁地区 1997～2006 年梅毒病例性别、年龄构成比和发病率

年龄组	病例数			构成比(%)	发病率(1/10 万)
	男	女	合计		
0～	9	4	13	3.19	0.34
5～	0	0	0	0	0
10～	1		1	0.25	0.03
15～	4	7	11	2.7	0.42
20～	24	30	54	13.27	2.35
25～	40	54	94	23.1	2.87
30～	32	39	71	17.44	2.28
35～	35	33	68	16.71	2.82
40～	19	14	33	8.11	1.85
45～	9	12	21	5.16	0.9
50～	12	4	16	3.93	0.85

续表

年龄组	病例数			构成比（%）	发病率（1/10 万）
	男	女	合计		
55～	4	4	8	1.97	0.49
60～	3	1	4	0.98	0.32
65～	7	6	13	3.19	0.56
合计	199	208	407	100	1.1

表 36-19 贵州铜仁地区 1997～2006 年梅毒病例职业分布

职业	病例数	构成比（%）	职业	病例数	构成比（%）
儿童	13	3.19	农民	148	36.36
学生	1	0.25	干部	43	10.57
教师	9	2.21	退休人员	6	1.47
餐饮	2	0.49	家务及待业	57	14.01
商业服务	27	6.63	不详	64	15.73
医务	4	0.98	合计	407	100.00
工人	21	5.16			

表 36-20 贵州铜仁地区 1997～2006 年梅毒病例地区分布

县(市、特区)名	病例数	构成比(%)	发病率(1/10 万)
铜仁市	141	34.64	4.30
江口	17	4.18	0.80
玉屏	8	1.97	0.59
石阡	55	13.51	1.51
思南	42	10.32	0.69
印江	47	11.55	1.19
德江	25	6.14	0.58
沿河	28	6.88	0.52
松桃	40	9.83	0.65
万山特区	4	0.98	0.64
合计	407	100	1.10

问题 试描述 1997～2006 年铜仁地区梅毒流行特征，并结合当今社会背景综合分析、归纳梅毒的流行因素。

梅毒疫情呈逐年上升趋势，年平均发病率为 1.10/10 万；病例主要集中在青壮年性活跃人群，年龄以 20～49 岁为主，占总病例数的 78.62%；女性增长幅度较男性大，男女发病率比为 0.89∶1。发病以农民、家务待业及职业不详者为主，占总病例数的 66.10%；因这类人群近 10 年来在社会上人员流动性大，文化素质、经济状况较差，梅毒易染入该类群体并蔓延。报告的梅毒病例以地级所在地铜仁市最高，发病率为 4.30/10 万，可能与近年来城市化人口加快、铜仁市人口密度增大、商业性服务等公共娱乐场所增多、安全性行为知识较缺乏等因素有关。

（王 永 周海波）

实习三十七　突发公共卫生事件的预防与控制

突发公共卫生事件(public health emergency)是当前全球社会共同面临的严峻挑战，突发公共卫生事件应急管理能力建设已成为各国公共卫生工作的一项重要任务。在2003年我国“非典”暴发流行后，我国对加强突发公共卫生事件的应急管理工作做出了一系列的重大部署，出台了《突发公共卫生事件应急条例》等法律性文件。

突发公共卫生事件是指突然发生的包括传染病、群体性不明原因疾病、食品安全和职业危害、动物疫情以及其他严重影响公众健康和生命安全的事件。突发公共卫生事件直接关系到公众健康和社会安全，主要包括重大传染病疫情、危害严重的中毒事件、影响公共安全的放射性物质泄漏事件、自然灾害引发的疫情和中毒事件、群体性不明原因疾病，以及其他严重影响公众健康的事件等。

(一) 突发公共卫生事件的特征

1. 突发性　发生突然或发病迅速，发生的时间和地点具有不可预测性，事先难以预测和防范，政府需要做出及时有效的反应和处理，否则会造成巨大的损失。

2. 社会性　突发公共卫生事件是针对某些特定的人群，具有对公众的危害，而不是针对某个人的。当今现代化的运输系统越来越发达，突发公共卫生事件也可能迅速的跨越不同大洲、国界，在不同种族之间传播，造成全球性的损失。

3. 紧迫性　突发公共卫生事件直接关系到公众的生命和健康，与人民的利益密切相关。事件一旦爆发涉及政治、经济、社会等各个层面，影响人民的正常生活和社会秩序。所以突发公共卫生事件需要及时得到有效的控制和处理，以达到减轻对人民的损害对社会秩序和国家安全的危害。

4. 复杂性　突发公共卫生事件表现各异，难以用简单的处理模式来框定，每一起突发事件的发生原因，损害程度、致害物质的寻找和最终的处理措施都不尽相同，需要根据具体情况具体分析，从而采取有效的应对措施。

(二) 突发公共卫生事件的分级

根据突发公共卫生事件性质、危害程度、涉及范围，突发公共卫生事件可划分为特别重大(Ⅰ级)、重大(Ⅱ级)、较大(Ⅲ级)和一般(Ⅳ级)四级。

1. 特别重大事件(Ⅰ级)

(1) 一次事件伤亡100人以上，且危重人员多，或者核事故和突发放射事件、化学品泄漏事故导致大量人员伤亡，事件发生地省级人民政府或有关部门请求国家在医疗卫生救援工作上给予支持的突发公共卫生事件。

(2) 跨省(区、市)的有特别严重人员伤亡的突发公共卫生事件。

(3) 国务院及其有关部门确定的其他需要开展医疗卫生救援工作的特别重大突发公共卫生事件。

特别重大突发公共卫生事件(Ⅰ级)主要包括：

1) 肺鼠疫、肺炭疽在大、中城市发生并有扩散趋势，或肺鼠疫、肺炭疽疫情波及2个以上的省份，并有进一步扩散趋势。

2) 发生传染性非典型肺炎、人感染高致病性禽流感病例，并有扩散趋势。

3) 涉及多个省份的群体性不明原因疾病，并有扩散趋势。

4) 发生新传染病或我国尚未发现的传染病发生或传入，并有扩散趋势，或发现我国已消灭的传染病重新流行。

5）发生烈性病菌株、毒株、致病因子等丢失事件。

6）周边以及与我国通航的国家和地区发生特大传染病疫情，并出现输入性病例，严重危及我国公共卫生安全的事件。

7）国务院卫生行政部门认定的其他特别重大突发公共卫生事件。

2. 重大事件（Ⅱ级）

（1）一次事件伤亡 50 人以上、99 人以下，其中，死亡和危重病例超过 5 例的突发公共卫生事件。

（2）跨市（地）的有严重人员伤亡的突发公共卫生事件。

（3）省级人民政府及其有关部门确定的其他需要开展医疗卫生救援工作的重大突发公共卫生事件。

重大事件（Ⅱ级）主要包括：

1）在一个县（市）行政区域内，一个平均潜伏期内（6 天）发生 5 例以上肺鼠疫、肺炭疽病例；或者相关联的疫情波及 2 个以上的县（市）。

2）发生传染性非典型肺炎、人感染高致病性禽流感疑似病例。

3）腺鼠疫发生流行，在一个市（地）行政区域内，一个平均潜伏期内多点连续发病 20 例以上，或流行范围波及 2 个以上市（地）。

4）霍乱在一个市（地）行政区域内流行，1 周内发病 30 例以上，或波及 2 个以上市（地），有扩散趋势。

5）乙类、丙类传染病波及 2 个以上县（市），1 周内发病水平超过前 5 年同期平均发病水平 2 倍以上。

6）我国尚未发现的传染病发生或传入，尚未造成扩散。

7）发生群体性不明原因疾病，扩散到县（市）以外的地区。

8）发生重大医源性感染事件。

9）预防接种或群体预防性服药出现人员死亡。

10）一次食物中毒人数超过 100 人并出现死亡病例，或出现 10 例以上死亡病例。

11）一次发生急性职业中毒 50 人以上，或死亡 5 人以上。

12）境内外隐匿运输、邮寄烈性生物病原体、生物毒素造成我境内人员感染或死亡的。

13）省级以上人民政府卫生行政部门认定的其他重大突发公共卫生事件。

3. 较大事件（Ⅲ级）

（1）一次伤亡 30 人以上、49 人以下，其中，死亡和危重病例超过 3 例的突发公共卫生事件。

（2）市（地）级人民政府及其有关部门确定的其他需要开展医疗卫生救援工作的重大突发公共卫生事件。

较大突发公共卫生事件（Ⅲ级）主要包括：

（1）发生肺鼠疫、肺炭疽病例，一个平均潜伏期内病例数未超过 5 例，流行范围在一个县（市）行政区域以内。

（2）腺鼠疫发生流行，在一个县（市）行政区域内，一个平均潜伏期内连续发病 10 例以上，或波及 2 个以上县（市）。

（3）霍乱在一个县（市）行政区域内发生，1 周内发病 10～29 例，或波及 2 个以上县（市），或市（地）级以上城市的市区首次发生。

（4）一周内在一个县（市）行政区域内，乙、丙类传染病发病水平超过前 5 年同期平均发病水平 1 倍以上。

(5) 在一个县(市)行政区域内发现群体性不明原因疾病。

(6) 一次食物中毒人数超过 100 人,或出现死亡病例。预防接种或群体预防性服药出现群体心因性反应或不良反应。

(7) 一次发生急性职业中毒 10～49 人,或死亡 4 人以下。市(地)级以上人民政府卫生行政部门认定的其他较大突发公共卫生事件。

4. 一般事件(Ⅳ级)

(1) 一次事件伤亡 10 人以上、29 人以下,其中,死亡和危重病例超过 1 例的突发公共卫生事件。

(2) 县级人民政府及其有关部门确定的其他需要开展医疗卫生救援工作的一般突发公共卫生事件。

一般突发公共卫生事件(Ⅳ级)包括:

1) 腺鼠疫在一个县(市)行政区域内发生,一个平均潜伏期内病例数未超过 10 例。

2) 霍乱在一个县(市)行政区域内发生,1 周内发病 9 例以下。

3) 一次食物中毒人数 30～99 人,未出现死亡病例。一次发生急性职业中毒 9 人以下,未出现死亡病例。一般突发公共卫生事件(Ⅳ级)

4) 县级以上人民政府卫生行政部门认定的其他一般突发公共卫生事件。

(三) 近年来国内外发生的突发性公共卫生事件

1.“瘦肉精”事件 瘦肉精(clenbuterol),是一类动物用药的统称。在我国,通常所说的“瘦肉精”是指克伦特罗。将瘦肉精添加于饲料中,可以增加动物的瘦肉量、减少饲料使用、使肉品提早上市、降低成本。盐酸克伦特罗属于非蛋白质激素,耐热,使用后会在猪体组织中形成残留,尤其是在猪的肝脏等内脏 残留较高,食用后直接危害人体健康。其主要危害是:出现肌肉震颤、心慌、战栗、头疼、呕吐等症状,特别是对高血压、心脏病、甲亢和前列腺肥大等疾病患者危害更大,严重的可导致死亡。1998 年春,香港发生瘦肉精中毒事件后,国家出入境检验检疫部门开始在供港猪生产中禁用。在 1999 年,农业部在全国范围内开展盐酸克伦特罗等违禁兽药饲料的专项查处,并出台农牧发[1999]1 号文件,明确规定禁止生产和使用“瘦肉精”的规定。但在之后的十余年的时间里,“瘦肉精”还是屡禁不止。2011 年 3 月,双汇的“瘦肉精”事件又一次将“瘦肉精”推向了公众的视野。

2. 三鹿奶粉事件 三聚氰胺(melamine),学名三氨三嗪,又名“蛋白精”一种很常见的塑料化工原料。不可用于食品加工或食品添加物。长期摄取三聚氰胺可能造成生殖能力损害、膀胱或肾结石、膀胱癌等。2008 年 9 月 8 日甘肃岷县 14 名婴儿同时患有肾结石病症,引起外界关注。至 9 月 11 日甘肃全省共发现 59 例肾结石患儿,部分患儿已发展为肾功能不全,同时已死亡 1 人,这些婴儿均食用了三鹿 18 元左右价位的奶粉,而且在多省相继有类似事件发生。经调查发现三鹿牌部分批次奶粉中含有三聚氰胺,是不法分子为增加原料奶或奶粉的蛋白含量而人为加入的。2011 年卫生部等五部门联合发布公告,规定了我国食品中的三聚氰胺限量值。同时废止 2008 年制定的关于乳与乳制品中三聚氰胺临时管理限量值规定。根据这一公告,我国婴儿配方食品中三聚氰胺的限量值为 1mg/kg,其他食品中三聚氰胺的限量值为 2.5mg/kg,高于上述限量的食品一律不得销售。

3. 二噁英事件 二噁英(dioxin),是一种无色无味、毒性严重的脂溶性物质,自然界的微生物和水解作用对二噁英的分子结构影响较小,因此,环境中的二噁英很难自然降解消除。它包括 210 种化合物。它的毒性十分大,是砒霜的 900 倍,二噁英除了具有致癌毒性以外,还具有生殖毒性和遗传毒性。国际癌症研究中心已将其列为人类一级致癌物。自 20 世纪,70 年代,人们逐渐认识二噁英,之后在意大利、德国、比利时、荷兰等国均发生了不同程度的二噁英污染事件和中毒事件。给社会和经济发展带来了无法弥补的巨大损失。

(四)我国的应急管理体系

从改革开放以来,我国的卫生事业有了长足的发展,卫生队伍建设,服务体系的完善和科技水平都取得了相当的成就。我国已经建立起比较完善的纵横两个方向的卫生管理体系,其中横向为行政管理,纵向为业务管理。2006年颁布的《突发公共卫生事件应急预案》中规定,卫生部依照职责和预案的规定,在国务院统一领导下,负责组织、协调全国突发公共卫生事件应急处理工作,并根据突发公共卫生事件应急处理工作的实际需要,提出成立全国突发公共卫生事件应急指挥部。国务院卫生行政部门设立卫生应急办公室(突发公共卫生事件应急指挥中心),负责全国突发公共卫生事件应急处理的日常管理工作。我国公共卫生管理体系的决策系统是国务院办公厅下设的国务院应急指挥机构,负责突发公共事件的应急管理工作,必要时派出国务院工作组指导有关工作。执行系统包括国务院下属的23个部位、20个局。医疗机构、疾病预防控制机构、卫生监督机构、出入境检验检疫机构是突发公共卫生事件应急处理的专业技术机构。应急处理专业技术机构要结合本单位职责开展专业技术人员处理突发公共卫生事件能力培训,提高快速应对能力和技术水平,在发生突发公共卫生事件时,要服从卫生行政部门的统一指挥和安排,开展应急处理工作。应急预案体系对其工作内容做了比较完备的规划:共分6大分项,突发公共事件总体应急预案、突发公共事件专项应急预案、突发公共事件部门应急预案、突发公共事件地方应急预案、企事业单位根据有关法律法规制定的应急预案、举办大型会展和文化体育等重大活动,主办单位应当制订应急预案。从法律层面上看,我国有《公共卫生突发事件应急条例》、《中华人民共和国传染病防治法》等11部相关的法律法规。具体的操作中我国的公共卫生管理体系,主要采取分级处理,对于不同级别的突发公共卫生事件有相应的报告和处理制度和措施。

(五)突发公共卫生事件的预防与控制

1. 突发公共卫生事件的监测、预警与报告

(1) 监测:我国的疾病预防控制机构负责疾病监测与报告。2000年已启动国家卫生信息网建设。2003年1月启动救灾防病与突发公共卫生事件报告管理信息系统。我国已形成从下(街道、乡镇)到上(中国疾病预防控制中心)的疾病监测和报告网络,并初步建立了相应的信息管理系统。国家建立统一的突发公共卫生事件监测、预警与报告网络体系。各级医疗、疾病预防控制、卫生监督和出入境检疫机构负责开展突发公共卫生事件的日常监测工作。省级人民政府卫生行政部门按照国家统一规定和要求,结合实际,组织开展重点传染病和突发公共卫生事件的主动监测。国务院卫生行政部门和地方各级人民政府卫生行政部门主要负责对监测工作的管理和监督,保证监测质量。

(2) 预警:各级人民政府卫生行政部门根据医疗机构、疾病预防控制机构、卫生监督机构提供的监测信息,及时分析数据从而判断疾病的发病趋势,如数据显示某医院或某社区突然出现某种疾病的异常群体发病或某种散发疾病的急剧上升,有关授权人就可在分析后发出预警,确保能在第一时间内及时识别突发公共卫生事件。按照公共卫生事件的发生、发展规律和特点,及时分析其对公众身心健康的危害程度、可能的发展趋势,及时做出预警。

(3) 报告:任何单位和个人都有权向国务院卫生行政部门和地方各级人民政府及其有关部门报告突发公共卫生事件及其隐患,也有权向上级政府部门举报不履行或者不按照规定履行突发公共卫生事件应急处理职责的部门、单位及个人。

县级以上各级人民政府卫生行政部门指定的突发公共卫生事件监测机构、各级各类医疗卫生机构、卫生行政部门、县级以上地方人民政府和检验检疫机构、食品药品监督管理机构、环境保护监测机构、教育机构等有关单位为突发公共卫生事件的责任报告单位。执行职务的各级各类医疗卫生机构的医疗卫生人员、个体开业医生为突发公共卫生事件的责任报告人。

突发公共卫生事件责任报告单位要按照有关规定及时、准确地报告突发公共卫生事件及其处置情况。

2. 突发公共卫生事件的应急反应措施

（1）各级人民政府

1）组织协调有关部门参与突发公共卫生事件的处理。

2）根据突发公共卫生事件处理需要，调集本行政区域内各类人员、物资、交通工具和相关设施、设备参加应急处理工作。涉及危险化学品管理和运输安全的，有关部门要严格执行相关规定，防止事故发生。

3）划定控制区域：甲类、乙类传染病暴发、流行时，县级以上地方人民政府报经上一级地方人民政府决定，可以宣布疫区范围；经省、自治区、直辖市人民政府决定，可以对本行政区域内甲类传染病疫区实施封锁；封锁大、中城市的疫区或者封锁跨省（区、市）的疫区，以及封锁疫区导致中断干线交通或者封锁国境的，由国务院决定。对重大食物中毒和职业中毒事故，根据污染食品扩散和职业危害因素波及的范围，划定控制区域。

4）疫情控制措施：当地人民政府可以在本行政区域内采取限制或者停止集市、集会、影剧院演出，以及其他人群聚集的活动；停工、停业、停课；封闭或者封存被传染病病原体污染的公共饮用水源、食品以及相关物品等紧急措施；临时征用房屋、交通工具以及相关设施和设备。

5）流动人口管理：对流动人口采取预防工作，落实控制措施，对传染病病人、疑似病人采取就地隔离、就地观察、就地治疗的措施，对密切接触者根据情况采取集中或居家医学观察。

6）实施交通卫生检疫：组织铁路、交通、民航、质检等部门在交通站点和出入境口岸设置临时交通卫生检疫站，对出入境、进出疫区和运行中的交通工具及其乘运人员和物资、宿主动物进行检疫查验，对病人、疑似病人及其密切接触者实施临时隔离、留验和向地方卫生行政部门指定的机构移交。

7）信息发布：突发公共卫生事件发生后，有关部门要按照有关规定作好信息发布工作，信息发布要及时主动、准确把握，实事求是，正确引导舆论，注重社会效果。

8）开展群防群治：街道、乡（镇）以及居委会、村委会协助卫生行政部门和其他部门、医疗机构，做好疫情信息的收集、报告、人员分散隔离及公共卫生措施的实施工作。

9）维护社会稳定：组织有关部门保障商品供应，平抑物价，防止哄抢；严厉打击造谣传谣、哄抬物价、囤积居奇、制假售假等违法犯罪和扰乱社会治安的行为。

（2）卫生行政部门

1）组织医疗机构、疾病预防控制机构和卫生监督机构开展突发公共卫生事件的调查与处理。

2）组织突发公共卫生事件专家咨询委员会对突发公共卫生事件进行评估，提出启动突发公共卫生事件应急处理的级别。

3）应急控制措施：根据需要组织开展应急疫苗接种、预防服药。

4）督导检查：国务院卫生行政部门组织对全国或重点地区的突发公共卫生事件应急处理工作进行督导和检查。省、市（地）级以及县级卫生行政部门负责对本行政区域内的应急处理工作进行督察和指导。

5）发布信息与通报：国务院卫生行政部门或经授权的省、自治区、直辖市人民政府卫生行政部门及时向社会发布突发公共卫生事件的信息或公告。国务院卫生行政部门及时向国务院各有关部门和各省、自治区、直辖市卫生行政部门以及军队有关部门通报突发公共卫生事件情况。

对涉及跨境的疫情线索，由国务院卫生行政部门向有关国家和地区通报情况。

6）制订技术标准和规范：国务院卫生行政部门对新发现的突发传染病、不明原因的群体性疾病、重大中毒事件，组织力量制订技术标准和规范，及时组织全国培训。地方各级卫生行政部门开展相应的培训工作。

7）普及卫生知识。针对事件性质，有针对性地开展卫生知识宣教，提高公众健康意识和自我防护能力，消除公众心理障碍，开展心理危机干预工作。

8）进行事件评估：组织专家对突发公共卫生事件的处理情况进行综合评估，包括事件概况、现场调查处理概况、病人救治情况、所采取的措施、效果评价等。

（3）医疗机构

1）开展病人接诊、收治和转运工作，实行重症和普通病人分开管理，对疑似病人及时排除或确诊。

2）协助疾控机构人员开展标本的采集、流行病学调查工作。

3）做好医院内现场控制、消毒隔离、个人防护、医疗垃圾和污水处理工作，防止院内交叉感染和污染。

4）做好传染病和中毒病人的报告。对因突发公共卫生事件而引起身体伤害的病人，任何医疗机构不得拒绝接诊。

5）对群体性不明原因疾病和新发传染病做好病例分析与总结，积累诊断治疗的经验。重大中毒事件，按照现场救援、病人转运、后续治疗相结合的原则进行处置。

6）开展科研与国际交流：开展与突发事件相关的诊断试剂、药品、防护用品等方面的研究。开展国际合作，加快病源查寻和病因诊断。

（4）疾病预防控制机构

1）突发公共卫生事件信息报告：国家、省、市（地）、县级疾控机构负责突发公共卫生事件的信息收集、报告与分析工作。

2）开展流行病学调查：疾控机构人员到达现场后，尽快制订流行病学调查计划和方案，地方专业技术人员按照计划和方案，开展对突发事件累及人群的发病情况、分布特点进行调查分析，提出并实施有针对性的预防控制措施；对传染病病人、疑似病人、病原携带者及其密切接触者进行追踪调查，查明传播链，并向相关地方疾病预防控制机构通报情况。

3）实验室检测：中国疾病预防控制中心和省级疾病预防控制机构指定的专业技术机构在地方专业机构的配合下，按有关技术规范采集足量、足够的标本，分送省级和国家应急处理功能网络实验室检测，查找致病原因。

4）开展科研与国际交流：开展与突发事件相关的诊断试剂、疫苗、消毒方法、医疗卫生防护用品等方面的研究。开展国际合作，加快病源查寻和病因诊断。

5）制订技术标准和规范：中国疾病预防控制中心协助卫生行政部门制订全国新发现的突发传染病、不明原因的群体性疾病、重大中毒事件的技术标准和规范。

6）开展技术培训：中国疾病预防控制中心具体负责全国省级疾病预防控制中心突发公共卫生事件应急处理专业技术人员的应急培训。各省级疾病预防控制中心负责县级以上疾病预防控制机构专业技术人员的培训工作。

（5）卫生监督机构

1）在卫生行政部门的领导下，开展对医疗机构、疾病预防控制机构突发公共卫生事件应急处理各项措施落实情况的督导、检查。

2）围绕突发公共卫生事件应急处理工作，开展食品卫生、环境卫生、职业卫生等的卫生监督和执法稽查。

3）协助卫生行政部门依据《突发公共卫生事件应急条例》和有关法律法规，调查处理突发公共卫生事件应急工作中的违法行为。

（6）出入境检验检疫机构

1）突发公共卫生事件发生时，调动出入境检验检疫机构技术力量，配合当地卫生行政部门做好口岸的应急处理工作。

2）及时上报口岸突发公共卫生事件信息和情况变化。

（7）非事件发生地区的应急反应措施

未发生突发公共卫生事件的地区应根据其他地区发生事件的性质、特点、发生区域和发展趋势，分析本地区受波及的可能性和程度，重点做好以下工作：

1）密切保持与事件发生地区的联系，及时获取相关信息。

2）组织做好本行政区域应急处理所需的人员与物资准备。

3）加强相关疾病与健康监测和报告工作，必要时，建立专门报告制度。

4）开展重点人群、重点场所和重点环节的监测和预防控制工作，防患于未然。

5）开展防治知识宣传和健康教育，提高公众自我保护意识和能力。

6）根据上级人民政府及其有关部门的决定，开展交通卫生检疫等。

（六）突发公共卫生事件应急处置的保障

1. 技术保障

（1）信息系统：突发公共卫生事件应急决策指挥系统的信息、技术平台，承担突发公共卫生事件及相关信息收集、处理、分析、发布和传递等工作，采取分级负责的方式实施。要在充分利用现有资源的基础上建设医疗救治信息网络，实现卫生行政部门、医疗救治机构与疾病预防控制机构之间的信息共享。

（2）疾病预防控制体系：加快疾病预防控制机构和基层预防保健组织建设，强化医疗卫生机构疾病预防控制的责任；建立功能完善、反应迅速、运转协调的突发公共卫生事件应急机制；健全覆盖城乡、灵敏高效、快速畅通的疫情信息网络；改善疾病预防控制机构基础设施和实验室设备条件；加强疾病控制专业队伍建设，提高流行病学调查、现场处置和实验室检测检验能力。

（3）应急医疗救治体系：根据我国的国情，逐步在全国范围内建成包括急救机构、传染病救治机构和化学中毒与核辐射救治基地在内的，符合国情、覆盖城乡、功能完善、反应灵敏、运转协调、持续发展的医疗救治体系。

（4）卫生执法监督体系：国家建立统一的卫生执法监督体系。各级卫生行政部门要明确职能，落实责任，规范执法监督行为，加强卫生执法监督队伍建设。对卫生监督人员实行资格准入制度和在岗培训制度，全面提高卫生执法监督的能力和水平。

（5）应急卫生救治队伍：按照“平战结合、因地制宜，分类管理、分级负责，统一管理、协调运转”的原则建立突发公共卫生事件应急救治队伍，并加强管理和培训。

（6）演练：“统一规划、分类实施、分级负责、突出重点、适应需求”的原则，采取定期和不定期相结合的形式，组织开展突发公共卫生事件的应急演练。

（7）科研和国际交流：有计划地开展应对突发公共卫生事件相关的防治科学研究，包括现场流行病学调查方法、实验室病因检测技术、药物治疗、疫苗和应急反应装备、中医药及中西医结合防治等，尤其是开展新发、罕见传染病快速诊断方法、诊断试剂以及相关的疫苗研究，做到技术上有所储备。同时，开展应对突发公共卫生事件应急处理技术的国际交流与合作，引进国外的先进技术、装备和方法，提高我国应对突发公共卫生事件的整体水平。

2. 物资、经费保障

(1) 物资储备:处理突发公共卫生事件的相关部门应做好物资和生产能力储备。发生突发公共卫生事件时,根据工作需要调用储备物资,并且使用后要及时补充。

(2) 经费保障:对突发公共卫生事件应急处理的经费主要来自财政补助政策和突发公共卫生事件应急处理经费。对边远贫困地区突发公共卫生事件应急工作给予经费支持。地方各级人民政府应积极通过国际、国内等多渠道筹集资金,用于突发公共卫生事件应急处理工作。

(3) 通信与交通保障:各级应急医疗卫生救治队伍要根据实际工作需要配备通信设备和交通工具,并确保运转正常。

(4) 法律保障:我国已经颁布了包括《突发公共卫生事件应急预案》在内的 11 向法律法规,各级单位应根据法律、法规严格履行职责,实行责任制。对履行职责不力,造成工作损失的,要追究有关当事人的责任。

(5) 社会公众的宣传教育:利用广播、影视、报刊、互联网、手册等多种形式对社会公众广泛开展突发公共卫生事件应急知识的普及教育,宣传卫生科普知识,指导群众以科学的行为和方式对待突发公共卫生事件。要充分发挥有关社会团体在普及卫生应急知识和卫生科普知识方面的作用,积极调动公众的积极性参与公共卫生的预防和控制工作。

(姜　珊　闻　颖)

主要参考资料

布仁巴图，王丽梅，郭树武等.2009.通辽地区1996～2007年梅毒流行特征。中国艾滋病性病，15:70～71
曹卡加，吴一龙，刘奕龙等.2008.广州市2000～2002年肺癌发病率与死亡率分析.中国肿瘤，17(4):281～283
陈开森，郑禄祥，曾水生.2004.龙岩市近10年梅毒流行趋势分析，中国公共卫生，20:42
陈晓燕.2008.2452名大学生乙肝表面抗原携带情况调查.浙江预防医学，20(9):17～18
杜晓燕.2007.卫生化学实验.北京:人民卫生出版社
段广才.2000.流行病学实习指导.北京:人民卫生出版社
方积乾.2003.卫生统计学.第5版.北京:人民卫生出版社
纪小霞，林永玲，黄慧萌.2008.漳州市梅毒人群的分布调查.检验医学与临床，5:1262
季成叶.2007.儿童少年卫生学.第6版.北京:人民卫生出版社
季成叶.2010.现代儿童少年卫生学.北京:人民卫生出版社
李德明，杨永禄，周安雄等.2008.甲肝疫苗程序免疫10年流行病学效果观察.现代预防医学，135:1038～1040
李立明.2007.流行病学.第6版.北京:人民卫生出版社
梁友信.2000.劳动卫生与职业病学.第4版.北京:人民卫生出版社
刘月华，张殿鸿，张慧丽等.2001.黑龙江省1990～1999年梅毒疫情调查报告，中国公共卫生管理，17:153～154
孟卫红，刘开喜.2009.2004～2007年鹤壁市从业人员乙肝病毒携带情况分析.中国预防医学杂志，10(9):848～849
施美菊，梁慕明.2007.2000～2005年上海市宝山区性病流行病学分析.中国预防医学杂志，8:447～449
孙长颢.2007.营养与食品卫生学.第6版.北京:人民卫生出版社
汪健翔，汤一苇，钱婉华等.1988.上海市1988年甲型肝炎暴发的血清流行病学研究.复旦学报(医学版)，15(5):374～379
王心如.2003.毒理学实验方法与技术.北京:人民卫生出版社
吴晓明，林汉生.2008.1991～2006年全国淋病与梅毒的流行特征分析，现代预防医学，35:3051～3052
杨克敌.2007.环境卫生学.第6版.北京:人民卫生出版社
杨克敌.2007.环境卫生学实习指导.第6版.北京:人民卫生出版社
尹潞，秦光明，阮玉华等.2006.四川省吸毒人群艾滋病病毒和梅毒新发感染的队列研究，中华流行病学杂志，27:293～297
于守洋，刘志诚.1989.营养与食品卫生监督检验方法指南.北京:人民卫生出版社
郁庆福.1993.卫生微生物学.第2版.北京:人民卫生出版社
张朝武.2007.卫生微生物学.第4版.北京:人民卫生出版社
张晓萍，王印坤，史影等.2007.北京市中关村地区急性冠心病事件病死率的流行病学研究.中国初级卫生保健，21(4):61～63